ポケットマスター臨床検査知識の整理

臨床免疫学

臨床検査技師国家試験出題基準対応

新臨床検査技師教育研究会 編
細井英司・坊池義浩 著

医歯薬出版株式会社

■編　集

新臨床検査技師教育研究会

■執　筆

細井《ほそい》　英司《えいじ》　徳島大学名誉教授

徳島大学医学部保健学科非常勤講師

坊池《ぼういけ》　義浩《よしひろ》　神戸学院大学栄養学部准教授

発刊の序

　臨床検査技師になるためには，幅広い領域についての知識を短期間のうちに習得することが求められている．またその内容は，医学・検査技術の進歩に伴い常に新しくなっている．さらに，学生生活を締めくくり実社会に出ていくための関門となる国家試験はきわめて難関で，臨床検査技師を目指す学生の負担は大きい．

　本書は，膨大な量の知識を獲得しなければならない学生に対し，効率的に学習を進めるために，そして少しでも勉強に役立つよう，学校での授業の理解を深め，平素の学習と国家試験対策に利用できるように配慮してつくられた．国家試験出題基準をベースに構成され，臨床検査技師教育に造詣の深い教師陣により，知っておかなければならない必須の知識がまとめられている．

　「学習の目標」では，国家試験出題基準に収載されている用語を中心に，その領域におけるキーワードを掲載し，「まとめ」では，知識の整理を促すようわかりやすく簡潔に解説することを心掛けた．一通り概要がつかめたら，○×式問題の「セルフ・チェックA」で理解度を確認し，要点が理解できたら，今度は国家試験と同じ出題形式の「セルフ・チェックB」に挑戦してもらいたい．間違えた問題は，確実に知識が定着するまで「まとめ」を何度も振り返ることで確かな知識を得ることができる．「コラム」には国家試験の出題傾向やトピックスが紹介されているので，気分転換を兼ねて目を通すことをおすすめする．

　持ち運びしやすい大きさを意識して作られているので，電車やバスの中などでも活用していただきたい．本書を何度も開き階段を追って学習を進めることにより，自信をもって国家試験に臨むことができるようになるだろう．

最後に，臨床検査技師を目指す学生の皆さんが無事に国家試験に合格され，臨床検査技師としてさまざまな世界で活躍されることを心から祈っております．

新臨床検査技師教育研究会

序

ポケットマスター臨床検査知識の整理シリーズに『臨床免疫学』が加わりました．本書は前の臨床検査知識の整理『臨床免疫学』，最新臨床検査学講座『免疫検査学』の内容に最新のデータを加え，「令和3年度臨床検査技師国家試験出題基準」に準拠して，免疫・輸血・移植における基礎・疾患・検査のポイントを読者が理解しやすいように全面改訂を行いました．臨床検査技師国家試験出題基準は「大項目」，「中項目」，さらに中項目の内容を例示した「小項目」に分類されています．本書では「大項目」を「章」でまとめ，国家試験出題範囲での重要事項を各章にまとめています．

臨床免疫学（病因・生体防御検査学）は，「免疫検査学」と「輸血・移植検査学」の2つの専門的分野で構成されています．「免疫検査学」の1章「生体防御の仕組み」では，体内に侵入した微生物や異物を排除する免疫系のしくみ，2章「抗原抗体反応における分析法」，3章「免疫と疾患の関わり」，4章「免疫検査の基礎知識と技術」および5章「免疫機能検査」では免疫学の基礎，免疫学的疾患とその検査法などをまとめています．一方，「輸血・移植検査学」は6章「輸血の基礎知識」，7章「輸血検査」，8章「輸血管理」，9章「移植免疫と検査」および10章「母児不適合妊娠」で構成され，輸血医療における基礎・臨床，血液型から交差適合試験・輸血副作用など，さらにHLA抗原などの抗原検査と移植・拒絶反応に関する基礎知識と検査法などをまとめています．

臨床検査の現場では，「免疫検査」と「輸血・移植検査」は独立しており，それぞれ専門的知識と検査技術の理解が必要です．

最後になりますが，本書は基本事項を中心に専門分野の知識，各検査法の原理や手順を表や図にまとめ，理解する上で分かりやすく解説しています．また，各項目における重要事項については「セルフ・チェックA」で確認でき，さらに国家試験出題形式に準じた問題を用意しています．ぜひ，本書を臨床検査技師国家試験の対策の一つの参考書として活用して頂き，さらに卒後においても知識の確認など幅広く利用して頂きたいと思います．

令和３年４月

編者を代表して　細井英司

本書の使い方

1　国家試験出題基準に掲載されている項目をベースに，項目ごとに「学習の目標」「まとめ」「セルフ・チェックA（○×式）」「セルフ・チェックB〔国家試験出題形式：A問題（五肢択一式），X2問題（五肢択二式）〕」を設けています．“国試傾向”や“トピックス”などは「コラム」で紹介しています．

2　「学習の目標」にはチェック欄を設けました．理解度の確認に利用してください．

3　重要事項・語句は赤字で表示しました．赤いシートを利用すると文字が隠れ，記憶の定着に活用できます．

4　「セルフ・チェックA／B」の問題の解答は赤字で示しました．赤いシートで正解が見えないようにして問題に取り組むことができます．不正解だったものは「まとめ」や問題の解説を見直しましょう．

5　初めから順番に取り組む必要はありません．苦手な項目や重点的に学習したい項目から取り組んでください．

授業の予習・復習に

授業の前に「学習の目標」と「まとめ」に目を通し，復習で「まとめ」と「セルフ・チェックA／B」に取り組むと，授業および教科書の要点がつかめ，内容をより理解しやすくなります．

定期試験や国家試験対策に

間違えた問題や自信がない項目は，「まとめ」の見出しなどに印をつけて，何度も見直して弱点を克服しましょう．

目　次

執筆分担
1，2，5～7章　細井英司
3，4，8～10章　坊池義浩

1　生体防御の仕組み

A　免疫系による生体防御

学習の目標

- □ 自己・非自己の識別
- □ 免疫系の特徴，種類，異物排除

1 自己・非自己の識別

自身の生体構成成分を自己(self)，生体外の異物(抗原)を非自己(non-self)とよぶ．免疫系は，体外から侵入した異物(抗原)を認識し，自己と非自己を識別する．

2 免疫系の特徴，種類，異物排除

1．免疫系の特徴

①自己と非自己を識別する免疫系システムをもつ．

②体内に侵入した異物(抗原)を非自己として識別し，それらを排除することで個体を守る．

③免疫は，自己には応答しない．これを自己寛容あるいは免疫寛容という．

2．免疫系の種類(図1-1)

(1) 自然免疫(先天性免疫)

①異物(抗原)が体内に侵入後，初めて作動する免疫システムである．

②すべての抗原が対象であり，抗原特異性がない(非特異的)．

③侵入抗原に対する免疫記憶をもたない．

④作用の発現時間が早い．

⑤マクロファージ，樹状細胞，好中球，NK細胞などの血液細胞が関与する．

(2) 獲得免疫（後天性免疫）

①自然免疫を突破した異物（抗原）に対して後天的に作動する免疫システムである．

②特定の抗原が対象であり，抗原特異性がある（特異的）．

③侵入抗原に対する免疫記憶をもつ．

④さまざまな侵入抗原に対応するための多様性をもつ．

⑤作用の発現時間は遅い．

⑥T細胞が関与する細胞性免疫とB細胞が関与する液性免疫をもつ．

3．異物排除

①自然免疫と獲得免疫を組み合わせることで，体内に侵入した異物（抗原）を排除する．

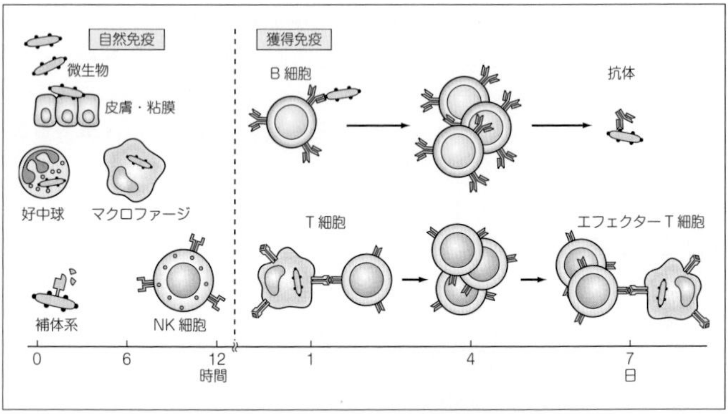

図1-1　自然免疫と獲得免疫の概略

微生物が皮膚・粘膜のバリアを突破して体内に侵入すると，まず自然免疫が働く．リンパ球による特異性の高い獲得免疫が機能するには数日かかる．

（窪田哲朗：最新臨床検査学講座　免疫検査学（窪田哲朗・他編），p.2，医歯薬出版，2017）

セルフ・チェック

A 次の文章で正しいものに○，誤っているものに×をつけよ．

	○	×
1. 免疫系は体外からの侵入抗原を認識し，自己と非自己を識別できる．	□	□
2. 免疫系には自然免疫と獲得免疫がある．	□	□
3. 自然免疫はマクロファージなどの免疫細胞が関与する．	□	□
4. 獲得免疫はT細胞とB細胞が関与する．	□	□
5. 自然免疫は抗原特異性をもつ．	□	□

B

1．自然免疫で正しいのはどれか．**2つ選べ．**

- □ ① 抗原特異性をもつ．
- □ ② 侵入抗原に対する免疫記憶をもつ．
- □ ③ マクロファージなどの血液細胞が関与する．
- □ ④ 先天性免疫ともよばれる．
- □ ⑤ 液性免疫の免疫反応をもつ．

2．獲得免疫で正しいのはどれか．**2つ選べ．**

- □ ① 先天的に作動する免疫システムである．
- □ ② 特定抗原が対象で，抗原特異性がない．
- □ ③ 侵入抗原に対する免疫記憶をもたない．
- □ ④ さまざまな侵入抗原に対応するための多様性をもつ．
- □ ⑤ 細胞性免疫と液性免疫の両方の免疫反応をもつ．

A 1-○，2-○，3-○（樹状細胞，好中球，NK細胞なども関与する），4-○，5-×（獲得免疫が特異抗原性をもつ）

B 1-③と④（①抗原特異性はない，②免疫記憶をもたない，⑤液性免疫をもたない），2-④と⑤（①後天的に作動する，②抗原特異性がある，③免疫記憶をもつ）

B　免疫担当器官，組織，細胞

学習の目標

- □ 第一次リンパ器官
- □ 第二次リンパ器官
- □ 分化
- □ T細胞
- □ B細胞
- □ 食細胞
- □ 抗原提示細胞
- □ NK細胞
- □ NKT細胞
- □ 顆粒球

1　第一次リンパ器官，第二次リンパ器官，分化

免疫系のリンパ器官は，免疫担当細胞が分化・成熟する第一次リンパ器官と，免疫応答が起こる第二次リンパ器官に分けられる．

1．第一次リンパ器官

中枢リンパ器官ともよばれ，免疫担当細胞が発生・分化・成熟する．本器官には骨髄と胸腺がある．

(1) 骨髄（bone marrow）

①造血幹細胞が存在し，この造血幹細胞が赤血球，血小板，顆粒球，単球，樹状細胞，リンパ球などの血液細胞に分化する．

②リンパ球のうち，B細胞は骨髄で分化・成熟する．

(2) 胸腺（thymus）

①胸腔に存在し，思春期の初めごろ（10歳前後）で最大（約40 g）となるが，その後退縮し，高齢者では多くの部分が脂肪と線維組織に置き換わる．

②T細胞は，未熟な段階で骨髄から胸腺に入って分化・成熟が進むが，この段階で自己の主要組織適合抗原遺伝子複合体（major histocompatibility complex：MHC）分子を認識できるT細胞だけが選択的に成熟する（positive selection）．

2．第二次リンパ器官

末梢リンパ器官ともよばれ，侵入してきた異物（抗原）に対して特異的免疫応答が起こる．本器官には，リンパ節，脾臓，皮膚・粘膜の

リンパ組織などがある．

(1) リンパ節

①豆形をした小体で，皮質，傍皮質，髄質からなり，全身で500個程度ある．

②多数のリンパ球，樹状細胞，マクロファージなどが存在する．皮質にはB細胞が多く，濾胞を形成し，その周りには樹状細胞やマクロファージも多数存在する．T細胞は傍皮質に多い．

③リンパ節は全身に広がっているリンパ管とつながっており，リンパ管より侵入した異物（抗原）に対する免疫応答の場である．

(2) 脾臓

①脾臓は血液が充満して赤くみえる赤脾髄と，リンパ球（T細胞，B細胞）が豊富なリンパ組織からなる白脾髄に分けられる．

②赤脾髄ではマクロファージにより，老化赤血球，オプソニン化された細菌，その他の異物が取り込まれ，処理される．

③白脾髄では血行性に到達した異物（抗原）に対して免疫応答が起こる．

(3) 皮膚・粘膜のリンパ組織

皮膚と粘膜は，異物（抗原）が侵入する門戸であり，皮膚・粘膜関連リンパ組織により生体防御機構が働いている．

①皮膚は物理的バリアとして働いており，上皮細胞からなる表皮，結合組織からなる真皮，主として脂肪細胞からなる皮下組織からなる．

②表皮には樹状細胞の一つであるランゲルハンス細胞や上皮間T細胞，真皮にはリンパ球，マクロファージ，樹状細胞，肥満細胞が存在し，体外からの抗原侵入に備えている．

③呼吸器，消化管，泌尿・生殖器の表面は粘膜上皮，基底膜，粘膜固有層，粘膜筋板，粘膜下組織（粘膜下層）からなる粘膜におおわれている．

オプソニン化

オプソニン化とは，微生物などの抗原に抗体や補体などのオプソニンが結合することで，その抗原が食細胞（好中球やマクロファージ）に取り込まれやすくなる現象．

代表的なオプソニンとしてIgG抗体や補体C3bがある．

④粘膜固有層にはリンパ球，マクロファージ，樹状細胞，肥満細胞などの細胞が散在している．また，T細胞，B細胞，形質細胞などが集積した粘膜付属リンパ組織（mucosa-associated lymphoid tissue：MALT）が存在し，抗原の侵入に備えている．

⑤MALTには扁桃，小腸のパイエル板，虫垂などがある．

⑥小腸では絨毛の未発達領域であるパイエル板に存在するM細胞が腸管内の異物を取り込み，粘膜下側の樹状細胞，マクロファージやリンパ球に抗原情報を提示している．

3．分化（図1-2）

骨髄中の造血幹細胞は自己複製能と分化多能性をもつ細胞であり，造血因子やサイトカインなどの刺激によって，骨髄系前駆細胞あるいはリンパ系前駆細胞に分化し，その後分化・成熟が進み，すべての血液細胞が生まれる．

①骨髄系前駆細胞からは赤血球，白血球（好中球，好酸球，好塩基球，単球，マクロファージ），肥満細胞，血小板などが分化する．

②リンパ系前駆細胞からはリンパ球（T細胞，B細胞，NK細胞，NKT細胞）が分化する．

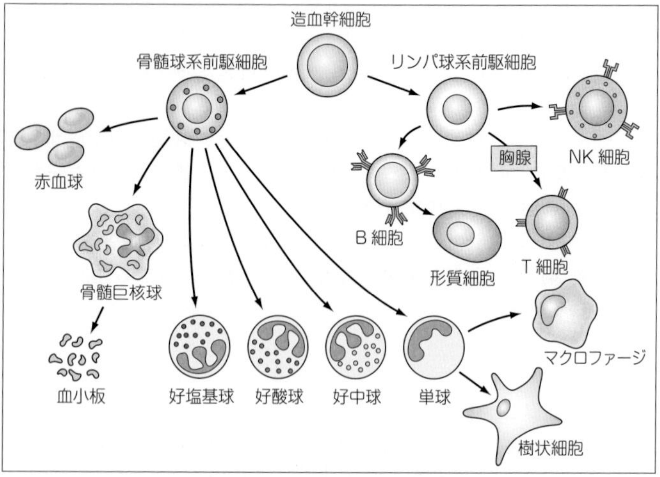

図1-2　血液中の細胞の分化

（窪田哲朗：最新臨床検査学講座　免疫検査学（窪田哲朗・他編）．p.6，医歯薬出版，2017を一部改変）

2 T細胞

骨髄の造血幹細胞から分化し，未熟なリンパ球系前駆細胞の段階で胸腺へ移動し，自己MHC分子を認識できるT細胞だけが選択的に成熟する（positive selection）.

①健常者末梢血中リンパ球の70～80％を占める.

②T細胞はヘルパーT細胞（Th1とTh2）と細胞傷害性T細胞（cytotoxic T lymphocyte：CTL），調節性T細胞（Treg）やTh17細胞などに分けられる.

③T細胞は細胞表面抗原として，CD3とT細胞抗原受容体（T cell receptor：TCR）を発現し，CD4抗原陽性のヘルパーT細胞，CD8抗原陽性の細胞傷害性T細胞（CTL）がある.

a）ヘルパーT細胞はMHCクラスII分子とともに提示された抗原を認識し，その他のT細胞，B細胞やマクロファージに情報を伝えて免疫応答を調節する.

b）細胞傷害性T細胞（CTL）はMHCクラスI分子とともに提示された抗原を認識し，ウイルス感染細胞，腫瘍細胞や移植細胞を破壊する.

c）健常人血中リンパ球のCD4/CD8比の基準値は0.6～2.9（検査施設により若干異なる）.

④T細胞膜表面マーカーとしてヒツジ赤血球レセプター（Eレセプター：CD2）をもつので，ヒツジ赤血球と結合してEロゼットを形成する.

⑤Th1細胞の産生するサイトカインであるIL-2（インターロイキン-2）は細胞傷害性T細胞（CTL），インターフェロンγ（IFN-γ）はマクロファージを活性化して異物の傷害性を高める（細胞性免疫）.

⑥Th2細胞の産生するサイトカインIL-4，5，6，10，13はB細胞の増殖，形質細胞への分化と抗体産生を高める（液性免疫）.

⑦調節性T細胞（Treg）はCD4陽性の制御性T細胞であり，IL-10，TGF-βなどの抑制性サイトカインを産生してTh細胞による免疫反応を抑制する.

⑧Th17細胞はヘルパーT細胞のサブセットの一つであり，IL-17などのサイトカインを産生し，炎症や組織傷害を誘導する.

3 B細胞

骨髄の造血幹細胞から分化・成熟し，第二次リンパ器官においてTh2細胞からのサイトカインの補助を受けて分化・増加し，抗体を産生する形質細胞に分化する（液性免疫）．また，一部はメモリーB細胞に分化する．

①健常者末梢血中リンパ球の5～15%を占める．

②B細胞は細胞表面にB細胞抗原レセプター（B cell receptor：BCR）が存在し，抗原特異的受容体として働き，抗原結合によって活性化する．さらに，B細胞は抗原とBCRの複合体を細胞内に取り込み，分解した抗原ペプチドをT細胞に提示する．

③B細胞は抗原提示細胞である．

④B細胞膜上にはCD19，20，IgG-Fcレセプター，C3bレセプターなどが発現している．

a）IgG-Fcレセプター：EAロゼット形成（抗ウシ赤血球IgG感作ウシ赤血球と結合）．

b）C3bレセプター：EACロゼット形成（抗ヒツジ赤血球IgM感作ヒツジ赤血球・補体複合体と結合する）．

⑤未熟なB細胞は表面免疫グロブリンとしてIgMのみをもち，成熟B細胞はIgMとIgDを発現している．

4 食細胞と抗原提示細胞

食細胞には単球，マクロファージ，樹状細胞，好中球があり，体内に侵入してきた外来抗原を食作用により取り込み分解する．食細胞のうち単球，マクロファージ，樹状細胞は分解した抗原ペプチドをMHCクラスII分子とともにヘルパーT細胞に提示する抗原提示細胞（antigen presenting cell：APC）である．

①末梢血の単球は，健常者末梢血白血球の3～6%を占め，組織に入ると成熟してマクロファージになるが，一部は樹状細胞に分化する．

②単球とマクロファージはIL-1を産生する．

③マクロファージは第二次リンパ器官に多く存在し，生体内の局在組織や分化過程の違いによって，肺胞マクロファージ，腹腔マクロファージ，肝臓のクッパー細胞，脳のミクログリア，破骨細胞

などとよばれる（同系統の細胞である）.

④樹状細胞は多数の長い突起をもった大きい細胞であり，抗原を貪食処理してT細胞に抗原提示する機能がある．末梢血やリンパ組織などに存在するが，いくつかのサブセットがある.

a）形質細胞様樹状細胞：ウイルス感染により抗ウイルス性のI型インターフェロンを産生する.

b）ランゲルハンス細胞：皮膚表皮に存在し，皮膚に侵入してきた抗原をリンパ節に運ぶほか，IgEレセプターを発現して，アトピー性皮膚炎の病態に深くかかわっている.

⑤好中球は末梢血中で最も多く，感染・炎症部位に遊走し，異物を取り込み処理する食作用をもつが，抗原提示はできない.

⑥B細胞は抗原提示細胞の一つである.

5 NK細胞とNKT細胞

1．NK細胞

NK細胞は細胞傷害性顆粒を細胞質内にもつ大型のリンパ球の一つであり，末梢血中の全リンパ球の約10％を占め，自然免疫に重要な役割を担っている.

①NK細胞はウイルス感染細胞や腫瘍細胞を非特異的に傷害する.

②細胞傷害性顆粒のパーフォリンが細胞膜に穴をあけ，グランザイムが標的細胞質に入りアポトーシスを誘導する.

③NK細胞にあるFasリガンドが，標的細胞表面のFasと結合することによりアポトーシスを誘導する.

④NK細胞は表面のFc受容体を介する抗体依存性細胞傷害（ADCC）により細胞を傷害する.

2．NKT細胞

NKT細胞は胸腺外で分化し，T細胞とNK細胞の両細胞の特徴をもつT細胞の一亜群であり，腫瘍免疫に重要な役割を果たしている.

①T細胞レセプター（T cell receptor：TCR）とNK細胞に典型的なNK1.1などの分子マーカーを発現している.

②抗原提示細胞のCD1d分子上に結合した糖脂質抗原を認識する（CD1d拘束性）.

③NKT細胞はIFN-γ，IL-4を産生し，NK細胞などを活性化させる.

6 顆粒球

細胞質内に特殊顆粒とアズール顆粒をもつ細胞であり，顆粒の染色性の違いによって好中球，好酸球，好塩基球に分けることができる．

(1) 好中球

①顆粒球のなかで最も多い細胞であり，末梢血白血球の50～70％を占める．

②細胞内に特殊顆粒とアズール顆粒をもつ．

③さまざまな遊走因子によって，感染，炎症部位に遊走し，異物を取り込み，破壊する．

(2) 好酸球

①エオジンなどの酸性色素で赤く染まる顆粒をもつ．

②アレルギー性疾患や寄生虫感染によって増加する．

(3) 好塩基球

①塩基性色素で暗紫色に染まる大型顆粒（好塩基性顆粒）をもつ．

②肥満細胞と同様，IgEレセプター（FcεRI）を発現しており，IgEとの結合によって脱顆粒が起こり，ケミカルメディエータ（ヒスタミン，ロイコトリエンなど）が放出され，免疫反応が起こる（Ⅰ型アレルギーに関与）．

セルフ・チェック

A 次の文章で正しいものに○，誤っているものに×をつけよ．

○ ×

1. 第一次リンパ器官は免疫担当細胞が分化・成熟し，第二次リンパ器官では免疫応答が起こる． □ □
2. 脾臓の白脾髄では老化した赤血球がマクロファージにより破壊される． □ □
3. 粘膜固有層にはリンパ球，マクロファージ，樹状細胞，肥満細胞などの細胞が散在している． □ □
4. T細胞は細胞表面抗原として，CD3とT細胞抗原受容体（TCR）を発現している． □ □
5. 樹状細胞，B細胞，マクロファージは抗原提示能力をもつ抗原提示細胞である． □ □
6. T細胞は骨髄で分化・成熟する． □ □
7. B細胞の細胞表面にはCD19とCD20抗原が発現している． □ □
8. B細胞は抗体を産生する形質細胞に分化する． □ □
9. B細胞は細胞表面にB細胞抗原受容体（BCR）を発現している． □ □
10. B細胞膜上にはIgG-Fcレセプターが存在する． □ □
11. クッパー細胞は肝臓の類洞内に存在するマクロファージで抗原提示細胞である． □ □
12. ヘルパーT細胞はCD8陽性のTh1とTh2がある． □ □
13. ヘルパーT細胞はMHCクラスII抗原とともに提示された抗原を認識する． □ □
14. キラーT細胞はMHCクラスI抗原とともに提示され抗原を認識する． □ □
15. 調節性T細胞（Treg）はCD4陽性で，Th1とTh2の免疫反応を抑制する． □ □

A 1-○，2-×（赤脾髄），3-○，4-○，5-○，6-×（胸腺），7-○，8-○，9-○，10-○，11-○，12-×（CD4陽性），13-○，14-○，15-○

16. MHCクラスⅡ抗原はT細胞を含め，ほとんどすべての有核細胞と血小板に発現する. □ □
17. MHCクラスⅠ抗原の発現は通常，樹状細胞，マクロファージ，B細胞などの抗原提示細胞に限られる. □ □
18. 細胞傷害性T細胞はCD4抗原が陽性である. □ □
19. 健常人の末梢血中のT細胞はB細胞よりも多い. □ □
20. T細胞とB細胞は特異的免疫反応に関与する. □ □
21. NK細胞は末梢血リンパ球の約10%を占め，獲得免疫に関与する. □ □
22. NKT細胞はT細胞とNK細胞の両細胞の特徴をもつT細胞の一亜群である. □ □
23. 好塩基球は肥満細胞と同様にIgEレセプターを発現し，Ⅰ型アレルギーに関与する. □ □

B

1．正しいのはどれか．2つ選べ．

□ ① マクロファージは抗原情報をキラーT細胞に伝える．
□ ② B細胞は抗原提示細胞である．
□ ③ キラーT細胞にはTh1とTh2がある．
□ ④ キラーT細胞はウイルスに感染した自己細胞を攻撃する．
□ ⑤ ヘルパーT細胞はMHCクラスⅠ抗原と反応する．

2．正しいのはどれか．

□ ① マクロファージは抗原提示機能をもたない．
□ ② NK細胞は抗体産生する．
□ ③ キラーT細胞は貪食能をもつ．
□ ④ 好中球は免疫グロブリンを産生する．
□ ⑤ ヘルパーT細胞はインターロイキン2を産生する．

16-×（MHCクラスⅠ抗原），17-×（MHCクラスⅡ抗原），18-×（CD8抗原），19-○，20-○，21-×（自然免疫に関与），22-○，23-○

B 1-②と④（①ヘルパーT細胞に伝える，③ヘルパーT細胞，⑤MHCクラスⅡ抗原），2-⑤（①抗原提示機能をもつ，②抗体産生しない，③貪食能をもたないが，細胞傷害能をもつ，④B細胞が分化した形質細胞が抗体を産生する）

3．抗原提示細胞はどれか．**2つ選べ．**

- □ ① 肥満細胞
- □ ② 好中球
- □ ③ 単　球
- □ ④ 樹状細胞
- □ ⑤ T細胞

4．免疫に関与する細胞について正しいのはどれか．**2つ選べ．**

- □ ① マクロファージはインターロイキン2（IL-2）を産生する．
- □ ② 形質細胞はTリンパ球が分化したものである．
- □ ③ 樹状細胞は抗原提示をする機能をもつ．
- □ ④ NK細胞は非特異的にウイルス感染細胞を傷害する．
- □ ⑤ Bリンパ球は胸腺で分化・成熟する．

5．正しい組合せはどれか．

- □ ① T細胞 ——— IgG Fcレセプター
- □ ② B細胞 ——— 遅延型アレルギー
- □ ③ T細胞 ——— 表面免疫グロブリン
- □ ④ 樹状細胞 —— 抗原提示
- □ ⑤ NK細胞 ——— C3bレセプター

6．T細胞について正しいのはどれか．

- □ ① 即時型アレルギーに関与する．
- □ ② 細胞傷害性T細胞はCD4抗原陽性である．
- □ ③ 移植された非自己細胞を攻撃する．
- □ ④ 健常成人の末梢血中ではB細胞よりも少ない．
- □ ⑤ キラーT細胞はMHCクラスII抗原と反応する．

7．細胞傷害性T細胞が関与する反応はどれか．**2つ選べ．**

- □ ① ABO不適合輸血後の急性溶血反応
- □ ② アナフィラキシー
- □ ③ 自己免疫性溶血性貧血
- □ ④ 移植片対宿主反応（GVHR）
- □ ⑤ 癌細胞への細胞傷害

3-③と④，**4-**③と④（①インターロイキン1，②Bリンパ球，⑤骨髄），**5-**④（①B細胞，②T細胞，③，⑤B細胞），**6-**③（①遅延型アレルギー，②CD8，④多い，⑤クラスI抗原），**7-**④と⑤（①，②，③液性免疫反応が関与）

8．T細胞について**誤っている**のはどれか．

- □ ① 健常成人血中CD4/CD8比は0.5以下である．
- □ ② 移植細胞やウイルス感染細胞を傷害する．
- □ ③ マクロファージの殺菌作用を促進する．
- □ ④ 遅延型アレルギーに関与する．
- □ ⑤ 細胞膜表面にヒツジ赤血球レセプターを有する．

9．B細胞について正しいのはどれか．**2つ選べ**．

- □ ① リンパ節傍皮質の細胞である．
- □ ② 細胞表面に免疫グロブリンをもつ．
- □ ③ 肝臓のクッパー細胞は同系統の細胞である．
- □ ④ 細胞膜上にCD19抗原が発現している．
- □ ⑤ 胸腺皮質の細胞である．

8-①〔①基準値：0.6～2.9（検査施設により異なる）〕，9-②と④（①T細胞，③大型の貪食能を持つ網内系細胞，⑤T細胞）

C　免疫の成立と調節

学習の目標

- □ 液性免疫応答
- □ 細胞性免疫応答
- □ CD抗原
- □ 細胞表面マーカー
- □ シグナル伝達
- □ 抗体産生調節
- □ 主要組織適合抗原遺伝子複合体（MHC）
- □ サイトカイン
- □ 細胞接着因子
- □ 一次・二次免疫応答
- □ 免疫寛容（トレランス）

1 液性免疫応答

抗原提示を受けたヘルパーT細胞（Th2細胞）はIL-4，5，6などを産生してB細胞を活性化し，形質細胞に分化させ，抗体（IgG，IgM，IgA，IgEなど）を産生させて異物を処理する液性免疫に重要な役割を果たす．

2 細胞性免疫応答

抗原提示を受けたヘルパーT細胞（Th1細胞）はIL-2，IFN-γを産生する．IL-2は細胞傷害性T細胞（CTL）の細胞傷害性を高め，IFN-γはマクロファージを活性化して異物の傷害性を高める細胞性免疫に重要な役割を果たす．

3 CD抗原，細胞表面マーカー，シグナル伝達

①免疫細胞膜表面には多くの機能性蛋白や糖蛋白などの抗原が存在し，細胞の分化段階で発現の変化がみられる．

②抗原は特異的モノクローナル抗体によって，国際的に統一分類されており，この分類をCD（cluster of differentiation）分類，分類された抗原をCD抗原とよび，現在350種以上のCD抗原が認証

されている．

③CD抗原の解析により，細胞の由来・分化度や免疫機能などを区別・決定することが可能であり，細胞表面マーカーともよばれている．

④抗原受容体としての役割をもつCD抗原は，対応抗原によるシグナルを細胞内へ伝達するシグナル伝達機構に関与している．

⑤代表的なCD分類として，リンパ球系（T細胞，B細胞など）・骨髄球系・単球・血小板・血管内皮などの細胞にCD抗原が証明されている（**表1-1**）．

4 抗体産生調節（図1-3）

①抗原提示細胞（antigen presenting cell：APC）よりMHCクラスII分子とともに抗原提示を受けたヘルパーT細胞（Th2細胞）は，CD28からの副刺激を受けCD40リガンド（CD40L，CD154）を発現する．B細胞上のCD40を介してB細胞に刺激シグナルを伝えるととともに，サイトカイン（IL-4，5，6）を産生して，B細胞の活性化・増殖と抗体産生細胞である形質細胞（plasma cells）への分化を促す．

②APCには，樹状細胞，マクロファージ，B細胞が存在し，体内に侵入した抗原を取り込んで，ヘルパーT細胞に抗原情報を伝える．

a）B細胞は，生体内に侵入した細菌やウイルスなどの抗原をB細胞抗原レセプター（BCR）で認識し，その情報をヘルパーT細胞に抗原提示する．

③液性免疫反応の調節には，Th1細胞とTh2細胞のバランスが重要である．

a）Th1細胞の産生するIL-2はB細胞を増殖させ，抗体産生に働く．

b）Th1細胞の産生するIFN-γはTh2細胞の増殖を抑制する．Th2細胞の産生するIL-4とIL-10はTh1細胞のリンホカイン産生を抑制する．

表1-1　主なCD抗原

CD	主な細胞分布，機能
〈T細胞関連〉	
CD2	T細胞，NK細胞，ヒツジ赤血球レセプター，LFA-3（CD58）のリガンド
CD3	T細胞，T細胞レセプターと複合体を形成
CD4	ヘルパーT細胞，MHCクラスⅡレセプター，HIVレセプター
CD8	細胞傷害性T細胞，MHCクラスⅠレセプター
CD25	T細胞，B細胞，NK細胞，マクロファージ，IL-2レセプターα鎖
CD28	T細胞の一部，B7-1（CD80）およびB7-2（CD86）のレセプター
CD122	T細胞，B細胞，NK細胞，マクロファージ，IL-2レセプターβ鎖
CD132	T細胞，B細胞，NK細胞，マクロファージ，IL-2，-4，-7，-9，-15レセプター共通γ鎖
〈B細胞関連〉	
CD19	B細胞
CD20	B細胞
CD21	B細胞，C3dレセプター（CR2），EBVレセプター
CD23	活性化B細胞，マクロファージ，好酸球，血小板，IgEのFcレセプター（FcεR）
〈その他〉	
CD11a	白血球，CD18と会合してLFA-1を形成
CD11b	顆粒球，マクロファージ，NK細胞，CD18と会合してMac-1（CR3）を形成
CD11c	単球，顆粒球，NK細胞，CD18と会合してp150（CR4）を形成
CD18	白血球，Ⅰ-CAM-1と結合，LFA-1のβ鎖
CD34	幹細胞
CD35	顆粒球，単球，NK細胞，B細胞，赤血球，C3bレセプター（CR1）
CD38	形質細胞，活性化T細胞，活性化B細胞，NK細胞，単球
CD40	B細胞，単球，樹状細胞，CD154のリガンド
CD41	血小板，巨核球，GPⅡb，GPⅡb/Ⅲa複合体として存在
CD45 (RA，RB，RO)	白血球，白血球共通抗原（leukocyte common antigen；LCA），チロシンキナーゼ
CD46	有核細胞，C3bを分解，麻疹ウイルスレセプター
CD54	内皮細胞，リンパ球，単球，Ⅰ-CAM-1，LFA-1のリガンド
CD55	各種細胞，decay-accelerating factor
CD56	NK細胞，NCAM
CD58	広範な分布を示す，LFA-3，CD2のリガンド
CD59	赤血球を含む多くの細胞，MACの形成を阻害
CD62E	E-selectin（ELAM-1）：活性化内皮細胞
CD62L	L-selectin（LECAM-1）：T・B細胞，単球，NK細胞，好中球，好酸球
CD62P	P-selectin（GMP-140）：活性化血小板，活性化内皮細胞
CD80	B細胞，樹状細胞，マクロファージ，B7-1，CD28のリガンド
CD86	B細胞，樹状細胞，マクロファージ，B7-2，CD28のリガンド
CD95	各種細胞，活性化白血球，Fas，CD178のリガンド
CD106	内皮細胞，VCAM-1
CD152	活性化T細胞，CD80およびCD86のリガンド，CTLA-4
CD154	活性化T細胞，CD40リガンド
CD178	各種細胞，Fasリガンド

（窪田哲朗・他編：付表．最新臨床検査学講座 免疫検査学．医歯薬出版，2017）

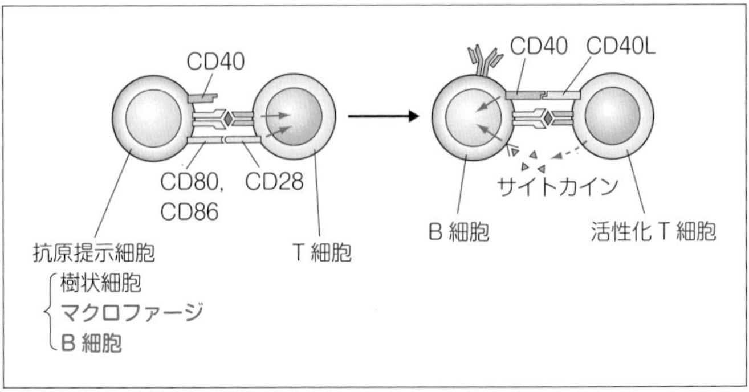

図1-3　T細胞とB細胞の相互作用

共刺激分子を発現している抗原提示細胞によって抗原提示を受けたT細胞は，活性化してCD40Lを発現し，種々のサイトカインを産生する．CD40からの刺激やサイトカインの刺激を受けたB細胞は，増殖，分化，クラススイッチなどを起こす．
（窪田哲朗：最新臨床検査学講座 免疫検査学（窪田哲朗・他編）．p.42，医歯薬出版，2017）

5 主要組織適合抗原遺伝子複合体（major histocompatibility complex：MHC）

MHC分子はほとんどの脊椎動物に存在するが，ヒトのMHCはヒト白血球抗原（human leukocyte antigen：HLA），マウスのMHCはH-2（histocompatibility-2）とよばれる〔p.222 白血球抗原（HLA）と分類の項を参照〕．

①ヒトのMHC分子は，主要組織適合抗原遺伝子複合体とよばれる遺伝子群によってコードされ，第6染色体の短腕部に並んでいる．

②MHC分子は細胞内の蛋白質の断片を細胞表面に提示する働きをもつ（抗原提示）．

③MHC分子は細胞表面に発現する膜蛋白質であり，MHCクラスI分子（HLA-A，B，C）とMHCクラスII分子（HLA-DR，DQ，DP）があり，個体によりMHC分子に違いが認められるため，自己と非自己を区別する目印となる．

a）MHCクラスI分子はα鎖とβ_2-ミクログロブリン，MHCクラスII分子はα鎖とβ鎖が非共有結合したヘテロダイマー（2量体）で形成されている．

b）MHCクラスI分子は赤血球を除くほとんどすべての有核細

胞と血小板の表面に発現しており，内因性抗原蛋白のペプチド断片と結合し，CD8$^+$細胞傷害性T細胞に抗原提示する．

c）MHCクラスII分子は，通常，樹状細胞，マクロファージ，B細胞などの抗原提示細胞の表面に発現し，細胞外から取り込まれた外来性抗原蛋白のペプチド断片と結合し，CD4$^+$ヘルパーT細胞に抗原提示する．

④T細胞が自己のMHC分子とともに提示された抗原ペプチドとのみ反応することをMHC拘束とよぶ（CD4$^+$T細胞はMHCクラスII分子に提示された抗原，CD8$^+$T細胞はMHCクラスI分子に提示された抗原のみを認識する）．

6 サイトカインとそのレセプター（表1-2）

サイトカインは刺激を受けた白血球などの細胞から産生される分子量約1～3万程度の糖蛋白質であり，それぞれに対する特異的レセプターに結合し，細胞内のシグナル伝達を引き起こす．

①糖蛋白質の生理活性物質である．

②きわめて微量で効果を発揮するが，半減期は短い．

③レセプターを介して標的細胞に結合し，効果を示す．

④1つのサイトカインが複数の細胞から産生される．

⑤異なるサイトカインが同一の活性を示す．

⑥サイトカインはネットワークを形成し，相互に調節・制御を行っている（**図1-4**）．

⑦サイトカインの多くは多様な機能をもち，複数の標的細胞を活性化し，サイトカイン産生の促進，細胞の分化や増殖，炎症反応を誘導したりする．

⑧サイトカインの作用機構には次の3機構がある．

a）autocrine機構：産生細胞自体に作用する．

b）paracrine機構：サイトカイン産生細胞の近傍に存在する細胞に作用する．

c）endocrine機構：ある種の安定したサイトカインでは，血流などを介して遠くの細胞に作用する．

⑨主なサイトカインとしてインターロイキン（IL），インターフェロン（IFN），腫瘍壊死因子（TNF），コロニー刺激因子（CSF）などがある．

表1-2　主なサイトカイン

サイトカイン	主な産生細胞
interleukin 1 (IL-1α，IL-1β)	単球，マクロファージ，血管内皮細胞
interleukin 2 (IL-2)	T細胞
interleukin 3 (IL-3)	T細胞
interleukin 4 (IL-4)	$CD4^+$T細胞 (Th2)
interleukin 5 (IL-5)	$CD4^+$T細胞 (Th2)
interleukin 6 (IL-6)	T・B細胞，マクロファージ，血管内皮・線維芽・グリア・腎メサンギウム細胞
interleukin 7 (IL-7)	骨髄・胸腺ストローマ細胞，脾・腎細胞
interleukin 8 (IL-8)	マクロファージ，好中球，線維芽細胞，血管内皮細胞
interleukin 10 (IL-10)	T細胞 (調節性)，マクロファージ
interleukin 12 (IL-12)	マクロファージ，樹状細胞
interleukin 13 (IL-13)	T細胞 (Th2)
interleukin 17 (IL-17)	$CD4^+$T細胞 (Th17)
interleukin 22 (IL-22)	$CD4^+$T細胞 (Th17)
stem cell factor (SCF)	骨髄ストローマ細胞
GM-colony stimulating factor (GM-CSF)	血管内皮細胞，線維芽細胞，T細胞
G-colony stimulating factor (G-CSF)	血管内皮細胞，線維芽細胞，マクロファージ
M-colony stimulating factor (M-CSF)	血管内皮細胞，線維芽細胞，マクロファージ
erythropoietin (EPO)	腎の尿細管近傍の間質細胞
interferon-α (IFN-α)	マクロファージ，形質細胞様樹状細胞
interferon-β (IFN-β)	線維芽細胞
interferon-γ (IFN-γ)	T細胞 (Th1，$CD8^+$T細胞)，NK細胞
tumor necrosis factor-α (TNF-α，TNF)	単球，マクロファージ，T細胞
tumor necrosis factor-β (TNF-β，lymphotoxin)	T細胞
transforming growth factor-β (TGF-β)	T細胞，マクロファージ

（窪田哲朗・他編：付表．最新臨床検査学講座 免疫検査学．医歯薬出版，2017）

主な機能
NK細胞・血管内皮細胞の活性化，発熱，傾眠，急性期反応性蛋白質の誘導
T・B・NK細胞の増殖，調節性T細胞の分化誘導，活性化T細胞のアポトーシス
造血幹細胞の分化
免疫グロブリンのIgEへのクラススイッチ，Th0細胞のTh2細胞への分化，T・肥満細胞の増殖，IFN-γによるマクロファージの活性化抑制
B細胞の分化・増殖，好酸球の分化・増殖
B細胞の抗体産生細胞への分化，骨髄腫細胞の増殖，急性期反応性蛋白質の誘導
B前駆細胞の分化・増殖，T細胞の分化・増殖，単球の活性化
好中球・T細胞・好塩基球遊走能亢進（ケモカイン活性）
IFN-γ産生の抑制，マクロファージ活性抑制
Th0細胞のTh1細胞への分化，NK細胞の活性化とIFN-γ産生
免疫グロブリンのIgEへのクラススイッチ
組織の細胞を刺激してケモカインや炎症性サイトカインを産生させ，好中球の遊走を促す．
抗菌ペプチドの産生を促進するなどして，上皮細胞の防御機能を増強させる．
造血幹細胞の増殖
好中球・好酸球・マクロファージの分化・増殖，巨核球の分化
好中球前駆細胞の分化・増殖，好中球機能亢進，造血幹細胞・好中球の末梢血への動員
単球/マクロファージの分化
赤芽球系前駆細胞の分化・増殖
ウイルス増殖抑制，NK細胞活性化
ウイルス増殖抑制，NK細胞活性化
NK・マクロファージ活性化，Th1細胞の分化，MHCクラスⅡの発現増強，IgGへのクラススイッチ
血管内皮細胞・好中球の活性化，発熱，急性期反応性蛋白質の誘導，アポトーシスの誘導
好中球の活性化
各種細胞（上皮，血管内皮，リンパ球）の増殖抑制，線維芽細胞のコラーゲン産生促進，IgAへのクラススイッチ

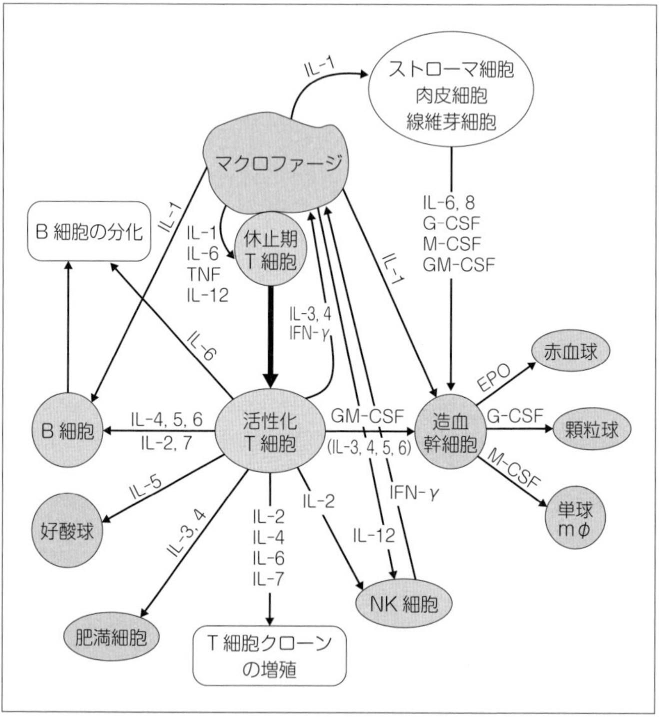

図1-4　サイトカインネットワーク

（新臨床検査技師教育研究会編：臨床検査知識の整理 臨床免疫学．p.16，医歯薬出版，2004）

⑩炎症の発生にかかわるサイトカインを炎症サイトカインとよび，IL-1，IL-6，IL-8，TNF-αなどがある．

⑪白血球の遊走をもたらすサイトカインをケモカインとよぶ．

7 細胞接着因子（表1-3）

細胞接着因子（cell adhesion molecules）は細胞膜上に存在する．細胞間あるいは細胞と細胞外基質などの接着に関係する分子であり，接着する相手分子（リガンド）との間には特異性がある．それぞれが結合することによって，そのシグナルを細胞内に伝え，細胞の活性

表1-3　主な接着分子

接着分子	分布	リガンド
〈免疫グロブリンスーパーファミリー〉		
CD2	T細胞全般	CD58 (LFA-3)
CD4	Th細胞	MHCクラスⅡ，HIV
CD8	Tc細胞	MHCクラスⅠ
CD28	T細胞	CD80，CD86
CTLA-4 (CD152)	活性化T細胞	CD80，CD86
CD80 (B7-1)	B細胞，樹状細胞，マクロファージ	CD28，CTLA-4
CD86 (B7-2)	B細胞，樹状細胞，マクロファージ	CD28，CTLA-4
ICAM-1	リンパ球，単球，内皮	LFA-1，Mac-1
VCAM-1	活性化血管内皮	VLA-4
〈インテグリンファミリー〉		
〈VLA/β_1サブファミリー〉		
VLA-1，2，3	広範	コラーゲン，ラミニン，フィブロネクチン
VLA4	リンパ球，単球	フィブロネクチン，VCAM-1
〈β_2サブファミリー〉		
LFA-1	骨髄由来細胞，リンパ球	ICAM-1，2
Mac-1 (CR3)	骨髄由来細胞	iC3b，フィブロネクチン，ICAM−1
p150 (CR4)	骨髄由来細胞	iC3b，フィブロネクチン
〈β_3サブファミリー〉		
GP Ⅱb/Ⅲa	血小板	フィブリノゲン，フィブロネクチン，ビトロネクチン，フォンヴィレブランド因子
〈セレクチンファミリー〉		
L-セレクチン	好中球，単球，リンパ球	GlyCAM-1，MadCAM-1，CD34などの糖蛋白質上のsialyl-Lewis X
P-セレクチン	血小板，血管内皮細胞	PSGL-1などの糖蛋白質上のsialyl-Lewis X
E-セレクチン	血管内皮細胞	さまざまな糖蛋白質上のsialyl-Lewis X

（窪田哲朗・他編：付表．最新臨床検査学講座 免疫検査学．医歯薬出版，2017）

化，遊走，組織の形態形成などに重要な働きをしている．細胞接着因子は，その構造により免疫グロブリンスーパーファミリー，インテグリンファミリー，セレクチンファミリーなどに分類される．

①免疫グロブリンスーパーファミリー分子群：細胞外に免疫グロブリンと相同性のあるドメインをもっており，主としてリンパ球や血管内皮細胞に発現している．

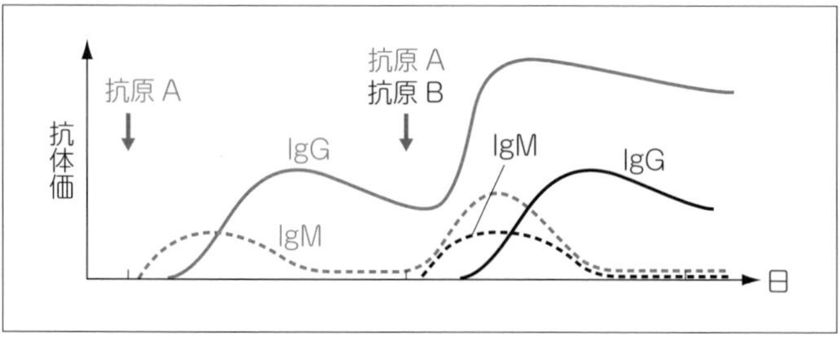

図1-5　一次免疫応答と二次免疫応答
（窪田哲朗：最新臨床検査学講座 免疫検査学（窪田哲朗・他編）．p.39，医歯薬出版，2017）

②インテグリンファミリー分子群：異なるα鎖とβ鎖が共有結合したヘテロダイマーを形成しており，細胞外基質の分子と結合するものが多い．
③セレクチンファミリー分子群：糖鎖リガンドに結合するドメインを最外側に有し，白血球が血管内皮細胞上をローリングする際に重要な役割を果たしている．

8 一次・二次免疫応答

生体内に侵入した抗原を非自己と認識し，その抗原を排除する免疫機構における液性免疫応答では抗体が関与する．この免疫応答には一次応答と二次応答がある（**図1-5**）．

1．一次免疫応答（primary immune response）

①生体に初めて抗原が侵入すると，2～3日後にB細胞が形質細胞に分化し，初期抗体としてIgMクラスの抗体が産生される．その後，約1週間後にIgGクラスの抗体が産生され，IgG抗体の増加に伴ってIgM抗体産生が減少し，その後大部分がIgG抗体によって占められるようになる．この免疫応答を一次免疫応答という．
②IgM抗体は半減期が短い．
③抗原刺激を受けたT細胞とB細胞の一部は免疫記憶細胞となり，二次免疫応答に関与する．

2．二次免疫応答（secondary immune response）

①同一抗原の再刺激を受けると，生体は一次免疫応答より早く，さ

らに強い免疫応答を示す．この免疫応答は，一次免疫応答で産生された免疫記憶細胞がすばやく反応するためで，この免疫応答を二次免疫応答という．

②抗体の推移は，抗原の再刺激後，IgM抗体がほとんど産生されないか，産生されても一次免疫応答と同程度である．しかし，IgG抗体は一次免疫応答よりも早く産生され，抗体価も高い．

③IgGは半減期が長く，抗体価は長期間持続し，減衰期も長い．

④一次免疫応答での抗原刺激とは異なる抗原が生体内に侵入した場合は，その抗原に対しての一次免疫応答が起こる．

⑤予防接種や感染防御の概念は，二次免疫応答の原理に基づいている．

9 免疫寛容（トレランス）

特定抗原に対して特異的な免疫応答が起こらない状態，あるいは低下した状態を免疫寛容（トレランス）という．また，免疫寛容を誘導する抗原をトレロゲンという．免疫寛容には，中枢性寛容と末梢性寛容がある．

①生体は，自己と非自己を識別する仕組みをもっているため，自己抗原に対して免疫反応を起こさない．これを自己寛容あるいは免疫寛容という．

②免疫寛容が破綻すると，自己と非自己を識別できなくなり，自己抗原に対して免疫反応を起こし，自己免疫疾患が起こると考えられる．

③中枢性寛容は，自己反応性TおよびB細胞クローン（T細胞は胸腺，B細胞は骨髄で成熟）が除去され（negative selection），自己成分に対して寛容になる状態である．

④末梢性寛容は，アネルギー（不応答），プログラム細胞死（アポトーシスなど），制御性T細胞（Treg）による抑制機構などにより，中枢性寛容で処理されずに末梢で成熟した自己反応性T細胞クローンが，排除または不活化された状態をいう．

セルフ・チェック

A　次の文章で正しいものに○，誤っているものに×をつけよ．

○ ×

1. Th1細胞からインターロイキン1（IL-1）が産生される．　□ □
2. Th1細胞とNK細胞はインターフェロンγ（IFN-γ）を産生する．　□ □
3. Th2細胞はインターロイキン4（IL-4）を産生する．　□ □
4. 単球とマクロファージはTNF-αを産生する．　□ □
5. IFN-γは炎症性サイトカインである．　□ □
6. 細胞膜抗原は特異的なモノクローナル抗体によってCD抗原分類されている．　□ □
7. CD抗原は抗原受容体としての役割をもち，シグナル伝達機構に関与している．　□ □
8. ヒトのMHC分子は，主要組織適合抗原遺伝子複合体とよばれる遺伝子群によってコードされている．　□ □
9. MHCクラスI分子はα鎖とβ鎖が非共有結合した2量体で形成されている．　□ □
10. MHCクラスI分子は，樹状細胞，マクロファージ，B細胞などの抗原提示細胞の表面に発現している．　□ □
11. MHCクラスI分子はHLA-DR，DQ，DPである．　□ □
12. サイトカインのautocrine機構はサイトカイン産生細胞の近傍に存在する細胞に作用する．　□ □
13. インテグリンファミリー分子群（細胞接着因子）は白血球と血管内皮細胞との接着に重要である．　□ □

A　1-×（マクロファージ），2-○，3-○，4-○，5-×（IL-1，IL-6，IL-8，TNF-αなどが炎症性サイトカイン），6-○，7-○，8-○，9-×（α鎖とβ鎖が非共有結合した2量体で形成されているのはMHCクラスII分子．MHCクラスI分子はα鎖とβ_2−ミクログロブリンが非共有結合），10-○（これらの細胞はMHCクラスII分子も発現している），11-×（MHCクラスII分子がHLA-DR，DQ，DP，MHCクラスI分子はHLA-A，B，C），12-×（paracrine機構），13-×（セレクチンファミリー分子群）

14. 一次免疫応答では初期抗体としてIgMが産生され，遅れてIgGが産生される． □ □
15. 一次免疫応答でのIgM抗体は半減期が長い． □ □
16. IgG抗体は一次反応よりも二次反応の方が高値である． □ □
17. 二次免疫応答ではIgMは産生される． □ □
18. 二次免疫応答では一次免疫応答に比べてIgG抗体が早く出現する． □ □
19. 二次免疫応答で産生されるIgGの減衰期は短い． □ □
20. 二次免疫応答の原理が予防接種や感染防御の概念になっている． □ □
21. 急性感染症の早期診断では病原体に対するIgGが重要である． □ □
22. 特定抗原に特異的な免疫応答が起こらない状態が免疫寛容（トレランス）である． □ □
23. 免疫寛容を誘導する抗原をトレロゲンという． □ □
24. 免疫寛容には，中枢性寛容と末梢性寛容がある． □ □
25. 免疫寛容が破綻すると自己と非自己が識別できず，自己免疫疾患が起こると考えられる． □ □

B

1．正しいのはどれか．**2つ選べ．**

- □ ① 単球・マクロファージは，異物を貪食することができる．
- □ ② 初感染ではIgM抗体よりもIgG抗体の産生が早い．
- □ ③ B細胞は形質細胞に分化・成熟し，抗体を産生する．
- □ ④ 細胞内寄生性病原体の防御反応にはB細胞が関与する．
- □ ⑤ 白血球の食作用には補体は関係がない．

14-○，15-×（短い），16-○，17-○（産生はされるが，少ない），18-○，19-×（長い），20-○，21-×（IgM），22-○，23-○，24-○，25-○

B 1-①と③（②IgMが早い，④T細胞，⑤補体C3bがオプソニンとして関与）

2．正しいのはどれか．**2つ選べ．**

- □ ① 細胞性免疫に関与するのはT細胞である．
- □ ② 健常成人の末梢血中ではB細胞の方がT細胞より多い．
- □ ③ B細胞のみが免疫記憶細胞になる．
- □ ④ T細胞は骨髄に由来する．
- □ ⑤ リンパ球はサイトカインの調整を受ける．

3．ヒトB細胞について正しいのはどれか．

- □ ① Fcレセプター陽性である．
- □ ② Eロゼットを形成する．
- □ ③ CD8抗原を発現している．
- □ ④ ファブリキウス嚢で成熟する．
- □ ⑤ リンパ節副皮質領域に多く局在する．

4．ヘルパーT細胞について**誤っている**のはどれか．

- □ ① CD8抗原が陽性である．
- □ ② 細胞性免疫に関与する．
- □ ③ MHCクラスII抗原と反応する．
- □ ④ インターロイキン2を産生する．
- □ ⑤ Th1とTh2がある．

5．T細胞の抗原レセプターで**誤っている**のはどれか．

- □ ① α鎖，β鎖からなるドメイン構造を有する．
- □ ② クラススイッチが起こる．
- □ ③ 可溶性のペプチドを抗原とする．
- □ ④ 遺伝子の再構成が起こる．
- □ ⑤ MHC拘束を受ける．

6．HLAクラスII抗原で正しいのはどれか．**2つ選べ．**

- □ ① 検査に分離したT細胞を用いる．
- □ ② β_2-ミクログロブリンがある．
- □ ③ 遺伝子は第6染色体に存在する．
- □ ④ ヘルパーT細胞への抗原提示に重要な役割をもつ．
- □ ⑤ 血小板に発現する．

2-①と⑤（②T細胞>B細胞，③T細胞とB細胞，④T細胞は胸腺），**3-**①（②T細胞の性質，③キラーT細胞，④ヒトB細胞は骨髄で成熟する，⑤Tリンパ球），**4-**①（CD4抗原が陽性），**5-**②（抗体のクラススイッチは成熟B細胞の段階で起こる），**6-**③と④（①B細胞，②⑤HLAクラスI抗原）

7．HLAクラスⅠ抗原について**誤っている**のはどれか．
- □ ① 造血幹細胞移植（骨髄移植など）の拒絶反応に関係する．
- □ ② α鎖とβ_2-ミクログロブリンは構成成分である．
- □ ③ 特異抗原としてHLA-DRが存在する．
- □ ④ 被検検体に全リンパ球を用いることができる．
- □ ⑤ リンパ球に存在する．

8．サイトカインについて**誤っている**のはどれか．
- □ ① 異なるサイトカインが同一の生理活性を示す．
- □ ② きわめて微量で効果を発揮する．
- □ ③ 複数の作用を示す．
- □ ④ インターロイキン1（IL-1）は炎症性サイトカインである．
- □ ⑤ 生物活性作用をもったリン脂質である．

9．サイトカインについて**誤っている**のはどれか．
- □ ① 血中半減期が長い．
- □ ② サイトカイン産生細胞に作用する．
- □ ③ 1種類のサイトカインが複数の機能を発揮する．
- □ ④ 1種類のサイトカインが複数の細胞系から産生される．
- □ ⑤ サイトカインはネットワークを形成して作用する．

10．免疫反応について正しいのはどれか．**2つ選べ**．
- □ ① 一次免疫応答と異なる抗原を投与すると二次免疫応答が起こる．
- □ ② IgG抗体は一次免疫応答よりも二次免疫応答の方が高値である．
- □ ③ 抗原刺激を受けた数時間後にIgM抗体が出現する．
- □ ④ 二次免疫応答の理論は予防接種の概念になっている．
- □ ⑤ IgM抗体は二次免疫応答では出現しない．

7-③（HLA-A，B，Cが存在），8-⑤（糖蛋白質の生理活性物質），9-①（短い），10-②と④（①一次免疫応答が起こる，③2～3日後，⑤出現するが，産生されても一次免疫応答と同程度）

11. サイトカインで**誤っている**のはどれか.
- □ ① インターロイキン1(IL-1)はNK細胞を活性化する.
- □ ② インターロイキン2(IL-2)はT細胞を増殖させる.
- □ ③ インターロイキン6(IL-6)は急性期蛋白質を誘導する.
- □ ④ インターフェロンα (INF-α)はウイルスを増殖させる.
- □ ⑤ インターフェロンγ (INF-γ)はマクロファージを活性化する.

12. 炎症性サイトカインはどれか. **2つ選べ.**
- □ ① インターロイキン2(IL-2)
- □ ② インターロイキン6(IL-6)
- □ ③ インターロイキン10(IL-10)
- □ ④ 腫瘍壊死因子α (TNF-α)
- □ ⑤ インターロイキン4(IL-4)

13. ヘルパーT細胞のうちTh1細胞が産生するサイトカインはどれか. **2つ選べ.**
- □ ① インターロイキン2(IL-2)
- □ ② インターロイキン4(IL-4)
- □ ③ インターロイキン5(IL-5)
- □ ④ インターロイキン13(IL-13)
- □ ⑤ インターフェロンγ (INF-γ)

14. 自己寛容について**誤っている**のはどれか.
- □ ① 自己構成成分に免疫応答を示す.
- □ ② 特定抗原に対して特異的な免疫反応の欠如あるいは抑制状態である.
- □ ③ MHC拘束性のあるT細胞が胸腺でつくられる.
- □ ④ 免疫寛容の破綻により自己免疫疾患が起こる.
- □ ⑤ 自己寛容には中枢性寛容がある.

11-④(ウイルス増殖を抑制), 12-②と④(その他にIL-1, IL-8がある), 13-①と⑤(②, ③, ④Th2細胞が産生), 14-①(示さない)

D 抗 原

学習の目標

- □ 免疫原性
- □ 反応原性
- □ エピトープ
- □ 反応価
- □ 抗原分子の種類

1 免疫原性，反応原性

抗原が生体に免疫応答を引き起こす能力を免疫原性(生体内抗原性)，また免疫応答によってつくられた抗体や感作リンパ球と特異的に反応する能力を反応原性(試験管内抗原性)という．

免疫原性は，抗原の大きさが重要であり(おおむね分子量1万以上)，分子量の小さい化合物やペプチドは単独では免疫応答を起こすことができない．

2 エピトープ，反応価

抗原分子が抗体によって認識される構造をエピトープまたは抗原決定基という．また，抗体と反応する決定基の数を反応価という．

①蛋白抗原の抗原特異性は，アミノ酸基の組み合わせや立体構造により決まる．

②細菌，ウイルスや赤血球などは多数の抗原決定基をもつ．

③抗原決定基を1つしかもたない抗原を単純ハプテン(一価抗原)という．

3 抗原分子の種類

1．抗原機能による分類(表1-4)

(1) 完全抗原

生体に免疫応答を引き起こす免疫原性と抗体や感作リンパ球と特異

表1-4　抗原機能による分類

抗原の種類	抗体産生	試験管内反応	
		抗原抗体反応	沈降反応
完全抗原	＋	＋	＋
不完全抗原（ハプテン）			
複合ハプテン	－	＋	＋
単純ハプテン	－	＋	－

的に反応する反応原性をもつ抗原．

①分子量の大きい（約1万以上）の蛋白質や微生物，赤血球，その他の細菌などで，単独でも抗体産生を誘導できるものを完全抗原という．

a）T細胞（または胸腺）依存性抗原：B細胞の抗体産生においてT細胞を必要とする抗原（大部分の蛋白質など）．

b）T細胞（または胸腺）非依存性抗原：B細胞の抗体産生においてT細胞を必要としない抗原〔多糖，糖脂質，核酸，グラム陰性菌の内毒素（エンドトキシン），リポ多糖体（LPS），デキストランなど〕．

(2) 不完全抗原

生体に免疫応答を引き起こす免疫原性をもたず，抗体や感作リンパ球と特異的に反応する反応原性のみをもつ抗原．

①抗原単独では免疫原性がないが，免疫原性の強い蛋白質など（キャリア）を結合させることによって抗体を産生させ，産生させた抗体と単独で結合できる抗原を不完全抗原（ハプテン）という．

②ハプテンには複合ハプテンと単純ハプテンがある．

a）複合ハプテン：試験管内抗原抗体反応を肉眼で確認できる（カルジオリピン，二価抗原など）．

b）単純ハプテン：抗体と特異的に反応するが，抗原抗体反応を肉眼で確認できない〔DNP（ジニトロフェニル）基，TNP（トリニトロフェニル）基，ステロイド核をもつホルモンなど〕．

2．抗原由来による分類

抗原をその由来から分類すると天然抗原と人工抗原に分けられる．

(1) 天然抗原

蛋白質，多糖体，脂質や核酸がある．蛋白質と多糖体は抗原性をもち，その抗原性は蛋白質が強い．

①蛋白質(抗原性あり):微生物, HLA, アルブミン, 細菌毒素, 酵素, ホルモンなど.
②多糖体(抗原性あり):フォルスマン抗原, 血液型物質など.
③脂質(ハプテン):カルジオリピン(リン脂質)など.
④核酸(ハプテン):DNAなど.

(2) 人工抗原

合成抗原ともいわれ, 人工的に作成された抗原であり, 通常ハプテンである.

3. 種属間の存在形式による分類

(1) 同種抗原(アロ抗原)

同種動物間において遺伝的に異なる形質が発現した抗原〔例:血液型抗原, MHC抗原, HLA抗原, アロタイプ(Gm, Am, Km抗原など)〕.

(2) 異種抗原

異種動物間に存在する抗原であり, 大部分の抗原がこれに属する〔例:ヒトと微生物, ウサギと卵白アルブミンなど〕.

(3) 異好抗原

異なる種間でも共通して保持されている共通抗原〔例:フォルスマン抗原(ヒツジ赤血球とモルモット臓器間に存在する共通抗原)やポールバンネル(Paul-Bunnell)抗原(EBウイルスとヒツジ赤血球にみられる共通抗原)など〕.

(4) 自己抗原

自己の生体構成成分であり, 自己に対して抗原性を発揮する抗原〔例:DNA(核抗原), RNP(可溶性核抗原), 水晶体蛋白(臓器特異抗原, 隔絶抗原), ミトコンドリア抗原(細胞質抗原)など〕.

(5) 種特異抗原

ある種の動物や細胞に存在するが, 他種にはない抗原〔例:ヒトIgGをウサギに免疫して作成した抗ヒトIgG抗体は, ヒトIgG(抗原)のみに反応し, ウマやヤギなどの他の動物IgGとは反応することができない〕.

(6) 臓器特異性抗原

種に関係なく臓器だけに存在する共通抗原〔例:ブタやヒツジなどの異種動物で作製したニワトリの水晶体蛋白に対する抗体は, ニワトリ以外の動物の水晶体蛋白とも反応することができる〕.

(7) 隔絶抗原

発生過程で免疫担当細胞と接触することのできない部位に存在するため, 免疫寛容が成立しておらず, 組織障害により抗原が免疫担当細胞と接触することで免疫応答が起こる〔例：水晶体，精子など〕.

4．その他の抗原

(1) 潜在抗原

抗原分子が構造上表面に出ておらず，免疫担当細胞が認識できないため免疫寛容が成立していない抗原であり，分子構造の変化によりそれらが露出することで免疫応答が起こる〔例：赤血球のT抗原など〕.

(2) アレルゲン

アレルギー反応を引き起こす抗原〔例：花粉，真菌，ダニ，室内塵，食物など〕.

セルフ・チェック

A 次の文章で正しいものに○，誤っているものに×をつけよ.

	○	×
1. 抗原が生体に免疫応答を引き起こす能力が反応原性（試験管内抗原性）である.	□	□
2. 抗体や感作リンパ球と特異的に反応する能力が免疫原性（生体内抗原性）である.	□	□
3. 免疫原性は抗原の大きさが重要であり，分子量がおおむね1万以上必要である.	□	□
4. 抗原決定基をパラトープという.	□	□
5. 抗体と反応する決定基の数を抗原の反応価という.	□	□
6. 抗原決定基を1つしかもたない抗原を単純ハプテン（一価抗原）という.	□	□
7. 完全抗原は抗原単独では免疫原性がないが，対応抗体とは反応する.	□	□
8. 不完全抗原は抗原単独でも免疫原性と対応抗体との反応する能力をもつ.	□	□

A 1-×〔免疫原性（生体内抗原性）〕，2-×〔反応原性（試験管内抗原性）〕，3-○，4-×（エピトープ），5-○，6-○，7-×（不完全抗原），8-×（完全抗原）

9. 大部分の蛋白はT細胞（胸腺）依存性抗原で，抗体産生にT細胞を必要とする. □ □
10. エンドトキシンはT細胞（胸腺）依存性抗原である. □ □
11. リポ多糖体（LPS）はT細胞（胸腺）非依存性抗原である. □ □
12. ハプテンは不完全抗原である. □ □
13. カルジオリピンは完全抗原である. □ □
14. 血小板は不完全抗原である. □ □
15. 同種動物間で遺伝的に異なるものが同種抗原である. □ □
16. 赤血球膜上のABO抗原，Gm抗原，HLA抗原は同種抗原である. □ □
17. 種を超えて存在する共通抗原は異好抗原である. □ □
18. フォルスマン抗原は異種抗原である. □ □
19. 自己の生体組織や細胞構成成分は自己抗原である. □ □
20. DNAは自己抗原である. □ □
21. DNAは核抗原である. □ □
22. 異種動物間に存在するものが異好抗原である. □ □
23. 種に関係なく臓器だけに存在する共通抗原が臓器特異抗原である. □ □
24. ある種の動物や細胞に存在するが，他種にはない抗原が種特異抗原である. □ □
25. 水晶体蛋白は同種抗原である. □ □
26. ミトコンドリアは細胞質抗原である. □ □

9-○，10-×〔T細胞（胸腺）非依存性抗原〕，11-○，12-○，13-×（不完全抗原），14-×（完全抗原），15-○，16-○，17-○，18-×（異好抗原），19-○，20-○，21-○，22-×（異種抗原），23-○，24-○，25-×（隔絶抗原・臓器特異性抗原），26-○（自己抗原でもある）

B

1．抗原について正しいのはどれか．
- □ ① 不完全抗原は抗原単独でも抗体をつくることができる．
- □ ② 担体結合ハプテンによりつくられた抗体はハプテンと抗原抗体反応を起こさない．
- □ ③ すべての抗原は抗体をつくるために胸腺由来細胞を必要とする．
- □ ④ 抗体産生に抗原の分子量の大きさは関係しない．
- □ ⑤ 不完全抗原は試験管内で単独で抗体と結合できる．

2．正しいのはどれか．**2つ選べ．**
- □ ① 不完全抗原は抗体産生能力のみをもつ．
- □ ② 抗体が特異的に認識する抗原部分を抗原決定基という．
- □ ③ 蛋白抗原の抗原特異性はアミノ酸基の組み合わせで決まる．
- □ ④ 抗体と反応する決定基の数を反応価という．
- □ ⑤ 免疫原性は抗原の大きさに関係しない．

3．免疫同種抗体を産生させる抗原はどれか．**2つ選べ．**
- □ ① 血液型抗原
- □ ② 卵白アルブミン
- □ ③ 二本鎖DNA
- □ ④ HLA抗原
- □ ⑤ フォルスマン抗原

4．単独で免疫した場合に抗体が産生されにくいのはどれか．
- □ ① アルブミン
- □ ② コラーゲン
- □ ③ グロブリン
- □ ④ サイロキシン
- □ ⑤ ヘモグロビン

B　1-⑤（①単独では免疫原性がないため抗体を産生できない，②抗原抗体反応を起こす，③胸腺非依存性抗原であれば必要ない，④一定以上の分子量の大きさが必要．通常約1万以上），2-②と④（①抗原抗体反応のみをもつ，③アミノ酸の立体構造によって決まる），3-①と④，4-④（分子量776.87と小さいので単独で抗体をつくれない）

5．抗原についての組合せで正しいのはどれか．**2つ選べ．**

- □ ① 不完全抗原 ―― 赤血球
- □ ② 自己抗原 ――― HLA
- □ ③ 同種抗原 ――― Gm
- □ ④ 細胞質抗原 ―― ミトコンドリア
- □ ⑤ 完全抗原 ――― カルジオリピン

6．抗原について正しい組合せはどれか．**2つ選べ．**

- □ ① 自己抗原 ――― フォルスマン抗原
- □ ② 異好抗原 ――― 水晶体蛋白
- □ ③ 完全抗原 ――― 蛋　白
- □ ④ 不完全抗原 ―― ハプテン
- □ ⑤ 核抗原 ―――― ミトコンドリア

5-③と④（①完全抗原，②同種抗原，⑤不完全抗原），6-③と④（①異好抗原，②自己抗原・臓器特異性抗原・隔絶抗原，⑤細胞質抗原・自己抗原）

E　抗体(免疫グロブリン)

学習の目標

- □ 免疫グロブリンの構造と機能
- □ 抗体分子の種類，性状，役割，抗原性
- □ ポリクローナル抗体
- □ モノクローナル抗体

1 免疫グロブリンの構造と機能

免疫グロブリンは，生体における免疫応答によりB細胞が活性化・分化した形質細胞によって産生される．液性免液による生体防御として重要な役割をもち，基本構造や機能の違いから5つのクラス(IgG，IgM，IgA，IgD，IgE)に分類される．

1．構造(図1-6)

①免疫グロブリン(immunoglobulin：Ig)の基本構造であるIgGは，2本のH鎖(heavy chain：重鎖)と2本のL鎖(light chain：軽鎖)が互いにジスルフィド結合(S-S結合)した4本のポリペプチドで形成されたY字型の構造をとっている．

a)H鎖はγ鎖，α鎖，μ鎖，δ鎖，ε鎖の5種類，L鎖はκ鎖とλ鎖の2種類がある．H鎖およびL鎖は，それぞれ1種類の鎖をもった1分子の抗体となる(IgG：γ鎖，IgA：α鎖，IgM：μ鎖，IgD：δ鎖，IgE：ε鎖)．

b)H鎖のN末端側には可変部(V_H)，C末端側にはIgG，IgA，IgDでは3つ(C_H1～C_H3)，IgM，IgEでは4つ(C_H1～C_H4)のドメインからなる定常部(constant region：C領域)がある．

c)L鎖のN末端側にはアミノ酸配列の変化がある可変部(variable region：V領域)，C末端側には定常部がある．

d)可変部のなかで，特に多様性に富む3カ所の領域を超可変部(hyper variable region)とよぶ．この領域のアミノ酸変化が抗原抗体結合部位を構成しており，抗体の特異性を決定して

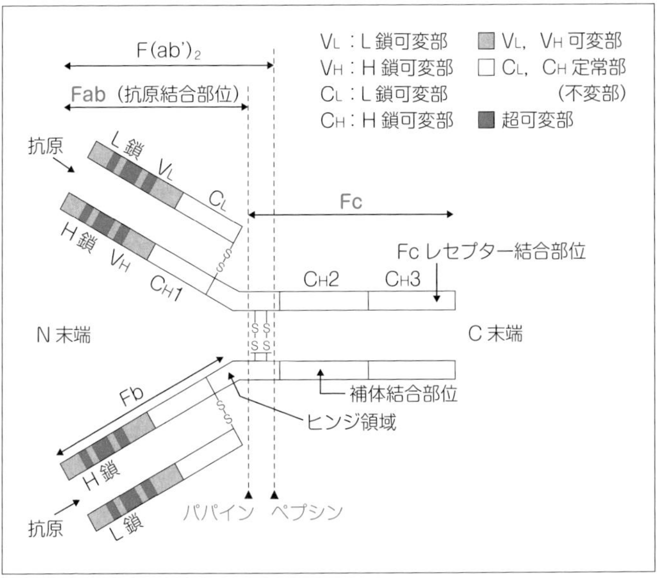

図1-6　IgGの基本構造

いる（抗原認識部位の構造をパラトープとよぶ）.

e）抗原認識にかかわる部分をFab部分（antigen binding fragment），Y字型の定常部の下部をFc部分（crystallizable fragment）とよぶ．Fc部分は，補体活性化やADCCの誘導に関与する．

f）IgGは，通常蛋白分解酵素であるパパイン処理でヒンジ部のN末端側が切断され，2つのFab部と1つのFc部に分けられる．一方，ペプシン処理ではヒンジ部のC末端側が切断され，2つのFab部がS-S結合でつながった1つのF(ab')$_2$部とFc部分が生じる．

2．機能

抗体の主な機能としては，中和作用（微生物感染力と毒素），オプソニン化，補体活性化，抗体依存性細胞傷害（antibody dependent cellular cytotoxicity：ADCC）の誘導がある．

(1) 中和作用（微生物感染力と毒素）

多くの微生物や毒素に抗体が結合することによって，微生物の感染力が阻止され，毒素を失活させる．この能力をもつ抗体を中和抗体という．

(2) オプソニン化

抗体が，微生物や異物などの抗原に結合しておおうことをオプソニン化とよぶ．抗原に結合した抗体のFc部をマクロファージなどの貪食細胞が認識して，抗原が取り込まれやすくなる現象である．

(3) 補体活性化

IgG1，IgG2，IgG3やIgM抗体による免疫複合体は，補体系の古典経路を活性化する．

(4) 抗体依存性細胞傷害(ADCC)の誘導

FcγRⅢレセプターをもったNK細胞が，ウイルス感染細胞などの標的細胞に結合した抗体のFc部分と結合することで顆粒(パーフォリンやグランザイム)が放出され，直接的に細胞を傷害する．また，好酸球はIgEのFcに特異的なFcεRⅠを発現しており，顆粒を放出してIgEが結合している寄生虫を攻撃する．

2 抗体分子の種類，性状，役割，抗原性(表1-5)

免疫グロブリンには5つのクラス(IgG，IgM，IgA，IgD，IgE)があり，血中濃度はIgG＞IgA＞IgM＞IgD＞IgEである．

1．IgG

①血液中に単量体で存在し，分子量は約15万である．

②免疫グロブリンの約70～80%を占め，血液中で800～1,800 mg/dLと最も含有濃度が高く，血中半減期が長い(21日程度)．

③胎盤通過性があり，新生児の感染防御に関与する(母児免疫)．

④IgGには4つのサブクラスがあり，IgG1，IgG3は強い補体結合性，IgG2は弱補体結合性をもつが，IgG4は補体結合性をもたない．

⑤抗原に結合した1分子のIgGでは，補体を活性化できない．近接した2分子が必要である(補体の古典経路を活性化する)．

⑥毒素やウイルスに結合し，その生物活性を中和する作用をもつ．

⑦IgGのFc部分に結合するIgG-FcrRⅢを介したNK細胞の抗体依存性細胞傷害(ADCC)に関与する．

⑧IgGのFc部分に結合するIgG-FcrRⅢを介した食細胞の取り込みを促進する(オプソニン化)．

表1-5　免疫グロブリンの種類と性状

クラス	H鎖クラス	サブクラス	およその分子量	血清中濃度（mg/dL）	特徴的な機能
IgG	γ	IgG1 IgG2 IgG3 IgG4	15万	800～1,800	血清中の主要抗体，胎盤通過性（＋）．IgG1，IgG2，IgG3は補体古典経路活性化能（＋）．血清中の半減期が長い（約3週間）
IgA	α	IgA1 IgA2	17万 （分泌型は40万）	100～400	粘膜表面の局所免疫の主要抗体で，唾液，涙液，鼻汁，初乳，呼吸器・消化管・生殖器の粘液中などに含まれている．粘膜表面ではJ鎖を介して2量体を形成
IgM	μ		90万	60～200	感染後最も早く出現する．補体の古典経路活性化能（＋）．J鎖を介して5量体を形成．血清中の半減期が短い（約5日）．IgGに比べて赤血球や細菌を凝集，溶血，溶菌する活性が高い
IgD	δ		18万	1～10	血清中のこの抗体の意義はよくわかっていない
IgE	ε		20万	0.01～0.1	I型アレルギーにかかわる

（窪田哲朗：最新臨床検査学講座　免疫検査学（窪田哲朗・他編）p.29，医歯薬出版，2017を一部改変）

2．IgA

①血液中には主として単量体で存在するが，粘膜表面に分泌されるIgAはJ鎖を介して結合した2量体（分泌型）を形成している．分子量は単量体（IgA1）が約17万，2量体（IgA2）は約40万である．

②血液中での濃度は，100～400 mg/dLである．

③2量体のIgAは，分泌成分（secretory component：SC）と結合した後，唾液，涙液，鼻汁，初乳，気管支粘液，腸管粘液などの分泌液に分泌されており，粘膜表面での局所免疫に関与している．

④分泌型IgAは蛋白分解酵素に抵抗性があり，安定で長く効果がある．

⑤初乳中の分泌型IgAは，新生児における母児免疫に関与している．

⑥補体の第2経路を活性化する．

3．IgM

①血液中にJ鎖を介して結合した5量体で存在し，分子量は約90

万である.

②血液中の濃度は60～200 mg/dLであり，血中半減期はIgGに比べ短い.

③抗原に結合した1分子のIgMで補体を活性化できる（補体の古典経路を活性化する）.

④感染初期の生体防御に関係し，抗原感作後にIgGよりも早く産生される.

⑤抗原結合部位が10カ所あり，抗原との結合能力が高い.

4．IgD

①血液中に単量体で存在し，分子量は約18万である.

②血液中の濃度は1～10 mg/dLである.

③IgDの機能は不明な点が多い.

④B細胞の分化段階でIgMとともに細胞膜上に発現している.

5．IgE

①血液中に単量体で存在し，分子量は約20万である.

②血液中の濃度は最も低く，0.01～0.1 mg/dLである.

③Ⅰ型アレルギーに関与する抗体である.

④肥満細胞や好酸球の細胞膜上のFcεRⅠと結合する.

6．免疫グロブリンクラスの抗体活性の比較

①凝集力：IgM＞IgG

②溶血反応：IgM＞IgG

③補体活性：IgM＞IgG

④感染防御力：IgM＞IgA＞IgG

7．免疫グロブリンの抗原性（表1-6）

①アイソタイプ：免疫グロブリンのH鎖，L鎖の定常部の構造を示す抗原性.

②アロタイプ：免疫グロブリンにも定常部に遺伝的なアミノ酸配列の違い（多型）があり，この違いが示す抗原性（例：血液型など）.

③イディオタイプ：免疫グロブリンの可変部におけるアミノ酸配列によって決定される抗原性.

3 ポリクローナル抗体とモノクローナル抗体

抗体はポリクローナル抗体とモノクローナル抗体に大別でき，これらの抗体の特性は異なる.

表1-6　免疫グロブリンの抗原マーカー

免疫グロブリンの抗原マーカー	変型	存在部位	例
アイソタイプ	クラス	C_H	α, β, γ, ε, δ
	サブクラス	C_H	α_1, α_2
			γ_1, γ_2, γ_3, γ_4
	タイプ	C_L	κ, λ
アロタイプ	アロタイプ	C_H/C_L	Gm, Km, Am
イディオタイプ	イディオタイプ	可変部	超可変部（抗原結合部位）

（新臨床検査技師教育研究会編：臨床検査知識の整理 臨床免疫学．p.54，医歯薬出版，2004）

1．ポリクローナル抗体

通常，ウサギやヤギなどの動物に抗原とアジュバントを混合して免疫することで得られる．

①抗原は多数のエピトープ（抗原決定基）をもち，動物に免疫すると複数のB細胞クローンが刺激・活性化され，抗体産生細胞に分化する．

②各抗体産生細胞から異なるエピトープを認識する抗体が産生される．

③ポリクローナル抗体は異なるエピトープを認識する多数の抗体が混在した血清であり，抗血清ともよばれる（交差反応性を示す）．

2．モノクローナル抗体

1つのB細胞クローンに由来する単一のエピトープのみを認識する抗体である（通常，交差反応性はない）．

①通常，目的の抗原で免疫したマウス脾臓のBリンパ球と，マウス形質細胞腫株をポリエチレングリコールの存在下で細胞融合させ，HAT選択培地を用いた細胞融合法により作製される．詳細は，モノクローナル抗体作製技術の項（p.166）を参照．

②モノクローナル抗体はIgGクラスだけでなく，IgMクラスも作製できる．

③モノクローナル抗体の臨床応用として，リンパ球サブセット解析，各種血液細胞膜上CD抗原の検出による細胞分類，組織適合性抗原の検出，腫瘍マーカーの検出などがある．

セルフ・チェック

A 次の文章で正しいものに○，誤っているものに×をつけよ．

○ ×

1. IgGは胎盤通過性があり，新生児の感染防御に関与する（母児免疫）． □ □
2. IgGは健常人血清中の免疫グロブリンの約70～80％を占め，最も含有濃度が高い． □ □
3. 1分子のIgGは2本のγ鎖と2本のκ鎖，または2本のγ鎖と2本のλ鎖により構成される． □ □
4. IgG1，IgG2，IgG3，IgG4のすべてのサブクラスが補体活性をもつ． □ □
5. IgGのH鎖の定常部ドメインは4個ある． □ □
6. IgMはJ鎖をもつ2量体の免疫グロブリンである． □ □
7. IgMの正常血清濃度は60～200 mg/dLであり，血中半減期はIgGに比べ長い． □ □
8. IgMは感染初期の生体防御に関係し，抗原感作後にIgGよりも早く産生される． □ □
9. 粘膜表面に分泌されるIgAはJ鎖を介して結合した2量体を形成している． □ □
10. 分泌型IgAは蛋白分解酵素抵抗性であり，安定で長く効果がある． □ □
11. 初乳中の分泌型IgAは，新生児における母児免疫に関与している． □ □
12. IgAによる免疫複合体は補体の第2経路を活性化する． □ □
13. IgAには2つのサブクラスがある． □ □
14. IgEは肥満細胞や好酸球の細胞膜上のFcε受容体（FcεRⅠ）と結合する． □ □
15. IgEはⅡ型アレルギーに関与する抗体である． □ □

A 1-○，2-○，3-○，4-×（IgG4はもたない），5-×（3個，IgA，IgDは3個，IgM，IgEは4個），6-×（5量体），7-×（短い），8-○，9-○，10-○，11-○，12-○（IgG4，IgEによる免疫複合体も同様），13-○，14-○，15-×（Ⅰ型）

16. IgEはH鎖の定常部のドメインが4個ある抗体である. □ □
17. IgEは血中濃度が最も低い. □ □
18. IgDはB細胞の分化段階でIgMとともに細胞膜上に発現している. □ □
19. 免疫グロブリンクラスの抗体活性では凝集力はIgMよりIgGが強い. □ □
20. 5種類の免疫グロブリンにおけるL鎖は共通である. □ □
21. 抗体のFab部分は抗原認識にかかわる部分である. □ □
22. ポリクローナル抗体は1つの抗原エピトープに対する抗体である. □ □
23. ポリクローナル抗体は交差反応性がある. □ □
24. モノクロナール抗体は異なったエピトープを認識する多数の抗体が混在する. □ □
25. モノクローナルIgGのサブクラスは同一である. □ □
26. モノクローナル抗体は抗体産生が可能なマウス脾臓のBリンパ球と骨髄種由来のミエローマ細胞とのハイブリドーマから作製される. □ □
27. モノクローナル抗体の作製における細胞融合にポリエチレングリコールが用いられる. □ □
28. モノクローナル抗体はIgGクラスだけでなく, IgMクラスも作製できる. □ □

B

1．免疫グロブリンについて正しいのはどれか．**2つ選べ．**
- □ ① IgGではFcフラグメントに補体結合部位がある.
- □ ② IgMにはサブクラスがある.
- □ ③ IgEはI型アレルギーと関連がある.
- □ ④ 分子量が最も大きいのはIgDである.
- □ ⑤ IgAのM蛋白は発見されていない.

16-○(IgMも4個), 17-○, 18-○, 19-×(IgMが強い), 20-○, 21-○, 22-×(モノクロナール抗体), 23-○, 24-×(ポリクローナル抗体), 25-○, 26-○, 27-○, 28-○

B 1-①と③(④IgM)

2．免疫グロブリンについて正しいのはどれか．**2つ選べ**．

□ ① IgGのH鎖はγ鎖である．

□ ② 抗原はFabの定常部と結合する．

□ ③ IgEは肥満細胞膜上のFcεRIと結合する．

□ ④ IgMは母親から胎児へ移行する．

□ ⑤ 血中濃度はIgAが最も高い．

3．IgMについて正しいのはどれか．**2つ選べ**．

□ ① 一次免疫応答で産生される．

□ ② γ-グロブリン分画の約40%を占める．

□ ③ H鎖はγ鎖である．

□ ④ 分泌成分と結合している．

□ ⑤ Fabは抗原を結合する．

4．IgGとIgMに共通するのはどれか．

□ ① Fc部分はJ鎖によって結合している．

□ ② サブクラスがある．

□ ③ L鎖はκまたはλである．

□ ④ 胎盤通過性がある．

□ ⑤ H鎖の定常部ドメインは3個からなる．

5．免疫グロブリンについて**誤っている**のはどれか．

□ ① IgAには2つのサブクラスがある．

□ ② IgGはγ-グロブリン分画の約80%を占める．

□ ③ 母親由来のIgGは新生児の感染防御に関与する．

□ ④ IgGのFcに補体結合部位がある．

□ ⑤ IgEのH鎖の定常部ドメインは3個からなる．

6．免疫グロブリンG，A，Mに共通するのはどれか．

□ ① H鎖，L鎖およびJ鎖からなる．

□ ② H鎖の定常部ドメインはC_H1～C_H3からなる．

□ ③ 抗体活性を有する．

□ ④ 単量体として存在する．

□ ⑤ 補体の古典経路を活性化する．

2-①と③（②可変部，④，⑤IgG），**3**-①と⑤（②3～10%，③μ鎖，④分泌成分と結合しているのはIgA），**4**-③（①IgM，②，④，⑤IgG），**5**-⑤（定常部ドメインは4個），**6**-③（①分泌型IgAとIgM，②IgGとIgA，④IgGとIgA（分泌型は2量体），⑤IgGとIgM）

7．IgMとIgEに共通するのはどれか．**2つ選べ．**

- ☐ ① H鎖の定常部ドメインは4個からなる．
- ☐ ② 補体を活性化する．
- ☐ ③ 肥満細胞のFcレセプターに結合する．
- ☐ ④ L鎖のアイソタイプはκまたはλである．
- ☐ ⑤ Ⅰ型アレルギー反応に関与する．

8．IgAについて正しいのはどれか．**2つ選べ．**

- ☐ ① H鎖はγ鎖である．
- ☐ ② 分子量は約90万である．
- ☐ ③ 補体の第2経路を活性化する．
- ☐ ④ 4つのサブクラスがある．
- ☐ ⑤ H鎖の定常部ドメインは3個である．

9．ポリクローナル抗体で正しいのはどれか．**2つ選べ．**

- ☐ ① 複数のB細胞クローンの刺激・活性化によって，抗体が産生される．
- ☐ ② リンパ球サブセットの抗体試薬として用いられる．
- ☐ ③ 交差反応性が高い．
- ☐ ④ 細胞融合法を用いる．
- ☐ ⑤ HAT選択培地を用いて作製する．

10．モノクローナル抗体について正しいのはどれか．**2つ選べ．**

- ☐ ① 単一のエピトープのみを認識する抗体である．
- ☐ ② Bリンパ球とTリンパ球とのハイブリドーマから作製する．
- ☐ ③ IgGのサブクラスが異なる．
- ☐ ④ 動物に免疫して作製される．
- ☐ ⑤ HAT選択培地を用いて作製する．

7-①と④（②IgM，③，⑤IgE），8-③と⑤（①α鎖，②単量体約17万，2量体約40万，④2つのサブクラス），9-①と③（②モノクロナール抗体を用いる，④，⑤モノクロナール抗体の作製に用いる），10-①と⑤（②脾臓細胞中のBリンパ球とマウス形質細胞腫株，③IgGのサブクラスは同じである，④ポリクローナル抗体の作製法である）

F　補　体

学習の目標

- □ 生体防御における役割
- □ 活性化経路
- □ 膜傷害（侵襲）複合体
- □ フラグメントの生理活性
- □ 生理活性の調節と制御因子
- □ 抗補体作用・保存法・不活性化
- □ コールドアクティベーション（cold activation）

1 生体防御における役割（表1-7）

補体（complement）は，生体防御機構における抗体や貪食細胞の機能を補助する重要な蛋白質であるが，補体系の一部には抗体と関与せず，自然免疫の機能として働くものもある．補体系の機能として，オプソニン化，食細胞の動員と活性化，細胞膜の破壊，アナフィラキシーなどがある．

2 活性化経路

補体系はC1～C9の9種類の成分とその制御因子からなる．補体系が活性化する代表的な経路には，古典経路（classical pathway），別経路（副経路あるいは第2経路，alternative pathway），レクチン経路（lectin pathway）の3経路がある．補体系の活性化経路は前半と後半に分けることができ，前半の活性化経路は3経路によって異なる活性化であるが，最終生産物としては3経路ともC5転換酵素である．一方，後半の活性化経路は共通活性化経路であり，最終生産物として膜傷害（侵襲）複合体（membrane attack complex：MAC）が形成される（図1-7）．

1．古典経路（classical pathway）

抗原とIgMあるいはIgG（IgG1，IgG2，IgG3）抗体が結合して免疫複合体が形成された後，抗体分子のFc部にC1qが結合することによ

表1-7 補体系の主な構成要素と機能

古典経路	
C1 (C1qr$_2$s$_2$)	古典経路の反応を開始する
C1q	免疫複合体を形成した抗体のFc部分に結合
C1r	C1sを活性化するセリンプロテアーゼ
C1s	C4，C2を分解するセリンプロテアーゼ
C4	C4aはアナフィラトキシン，C4bは標的細胞に結合
C2	C3およびC5転換酵素を構成するセリンプロテアーゼ
別経路	
C3	C3aはアナフィラトキシン，C3bは標的細胞に結合しC3およびC5転換酵素を構成，またオプソニンとして機能
B因子	BbはセリンプロテアーゼでC3およびC5転換酵素を構成
D因子	セリンプロテアーゼで，C3bに結合したB因子を分解
プロペルジン	別経路のC3転換酵素（C3bBb）を安定化
レクチン経路	
MBL	マンノースやN-アセチルグルコサミンに結合
MASP-1	MBLに結合するセリンプロテアーゼ
MASP-2	MBLに結合するセリンプロテアーゼ
各経路に共通の部分	
C5	C5aはアナフィラトキシン，C5bはMAC形成を誘導
C6	MACの構成要素
C7	MACの構成要素
C8	MACの構成要素
C9	MACの構成要素

MBL：mannnose-binding lectin，MASP：MBL-associated serine protease.
（窪田哲朗：最新臨床検査学講座 免疫検査学（窪田哲朗・他編）．p.47，医歯薬出版，2017）

り，補体系の活性が始まる．

①補体を活性化するためには，IgMは1分子，IgGでは2分子以上が必要である．

②C1はC1q，C1r，C1sの3つの成分がCa^{2+}の存在下で複合体を形成している．

③活性化C1sはC4およびC2を分解し，生成したC4bとC2aがMg^{2+}の存在下で結合し，形成されたC4bC2aはC3転換酵素としてC3を分解する．

④生成したC3bの結合により形成されたC4bC2aC3bはC5転換酵

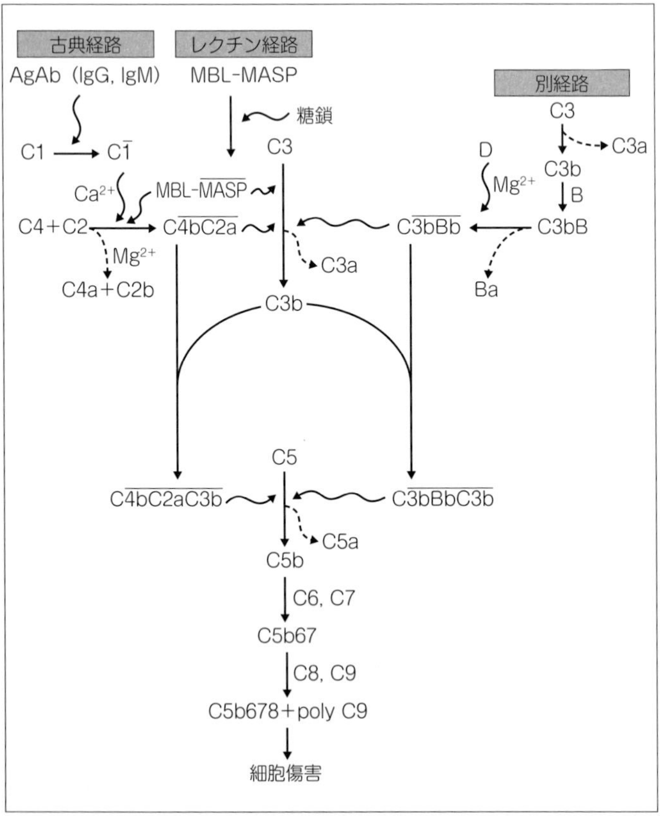

図1-7　補体活性化の経路

（新臨床検査技師教育研究会編：臨床検査知識の整理 臨床免疫学．p.75，医歯薬出版，2004を改変）

素として働き，補体系経路の後半の共通経路の活性化が進む．

2．別経路（副経路あるいは第2経路，alternative pathway）

生体内で加水分解されたC3の分解産物であるC3bが微生物の細胞壁，多糖類（LPSなど），免疫グロブリン（IgA，IgE，IgG4）による免疫複合体，コブラ毒因子（CVF）などに結合することにより，補体系の活性化が始まる．

①抗原などに結合したC3bにB因子が結合し，Mg^{2+}の存在下でそ

のB因子が血中の蛋白分解酵素であるD因子によってBb断片に分解され，C3bBbが形成される．

②形成されたC3bBbは，C3転換酵素としてC3を分解する．調節蛋白であるプロパージンによって安定したC3転換酵素が形成される．

③生成したC3bの結合により形成されたC3bBbC3bはC5転換酵素として働き，補体系経路の後半の共通経路の活性化が進む．

3．レクチン経路（lectin pathway）

細菌表面のマンノースなどの糖鎖に血液中のマンノース結合レクチン（mannose-binding lectin：MBL）が結合することにより，補体系の活性化が始まる．

①Ca^{2+}存在下で糖鎖に結合したMBLは，セリンプロテアーゼ（MASP-1，MASP-2）と複合体を形成し，C4およびC2を分解する．

②生成したC4bとC2aがMg^{2+}の存在下で結合し，形成されたC4bC2aはC3転換酵素としてC3を分解する．

③生成したC3bの結合により形成されたC4bC2aC3bはC5転換酵素として働き，補体系経路の後半の共通経路の活性化が進む．

4．補体系経路の後半の共通経路

補体成分のC5がC5転換酵素により分解され，補体系経路の後半の共通経路の活性化が進み，最終産物として膜傷害（侵襲）複合体（MAC）が形成される．

3 膜傷害（侵襲）複合体，フラグメントの生理活性

1．膜傷害（侵襲）複合体（MAC）

補体活性化経路の後半は，C5がC5転換酵素により分解されることから始まる．C5分解産物のC5bに，C6，C7，C8が順次結合し，C5b678複合体が形成され，これにC9が筒状に重合して，膜傷害（侵襲）複合体（MAC）が形成されて標的細胞膜に穴をあけ，細胞外の水やイオンが流入して細胞が破壊される．

2．フラグメントの生理活性

補体活性化の段階で生じた分解産物のフラグメントのなかには，強い生理活性をもつものがある．フラグメントの生理活性として，オプソニン化，食細胞の動員と活性化，アナフィラキシーなどがある．

(1) オプソニン化

C3bは病原体に付着してオプソニンとして働き，好中球などの貪食細胞の補体レセプター(CR1，CD35)による貪食を促進させる．CR1は赤血球にも発現しており，血液中の免疫複合体を肝臓や脾臓で処理するのに役立っている．補体レセプター(CR1，CR2，CR3など)は多くの細胞表面に発現している．

a) CR1(C3bレセプター，CD35)：赤血球(免疫粘着反応)，好中球や単球(貪食作用促進)など．

b) CR2(C3dレセプター，CD21)：B細胞(抗体産生亢進)など．

c) CR3(iC3bレセプター，CD11b)：好中球，単球など(貪食作用促進)．

(2) 走化性因子(食細胞の動員と活性化)

C3a，C4a，C5aは好中球，マクロファージの走化性因子としての働きがあり，走化性と活性化を亢進する．

(3) アナフィラトキシン

C3a，C4a，C5aはアナフィラトキシンとよばれ，好塩基球や肥満細胞のレセプターに結合して脱顆粒(ヒスタミンなどの放出)を起こす．

(4) リソソーム酵素放出

C5aは白血球に付着することで，白血球からリソソーム酵素を放出させる．

(5) 膜傷害(侵襲)複合体(MAC)

C5b678＋poly C9が細胞や細菌の膜に形成され，膜に穴をあけて，細胞や細菌を溶解する．

(6) 抗体産生促進

C3dはB細胞のC3dレセプター(CR2，CD21)に結合して抗体産生を促進する．

4 生理活性の調節と制御因子

補体活性化によって生体自身が傷害されることがないように，各種制御因子が存在し，補体活性が制御されている．制御因子には可溶性因子と膜結合型因子がある(**表1-8**)．

(1) 可溶型因子

C1インヒビター(C1INH)，H因子，C4b結合蛋白(C4bp)，プロ

表1-8 補体制御因子の性質

成分	血中濃度(μg/mL)	分子量(kDa)	分子の特徴と機能
〈可溶性因子〉			
C1インヒビター(C1INH)	200	105	セリンプロテアーゼインヒビター
C4結合蛋白(C4bp)	250	550	7本のα鎖(8個のSCR)+β鎖(3個のSCR), 古典経路C3転換酵素の解離促進, factor Iの補助因子, Protein Sと結合
factor H	300	150	SCRが20個, 第2経路C3転換酵素の解離促進, factor Iの補助因子
factor I	40	90	セリンプロテアーゼ, C4bとC3bの分解
プロパージン(P)	25	220	第2経路C3転換酵素の安定化
Sプロテイン(ビトロネクチン)	505	83	C5b67の結合阻害
〈膜結合型因子〉			
補体レセプターCR1(CD35)	—	190～280	SCRが30個, 古典経路と第2経路のC3転換酵素の解離促進, factor Iの補助因子
MCP(CD46)	—	45～70	SCRが4個, factor Iの補助因子
DAF(CD55)	—	70	SCRが4個, PIアンカー型蛋白, 古典経路と第2経路のC3転換酵素の解離促進
CD59(HRF 20)	—	20	PIアンカー型蛋白, C8, C9の結合阻害

SCR : short consensus repeat, PI : phosphatidylinositol.
(新臨床検査技師教育研究会編：臨床検査知識の整理 臨床免疫学. p.74, 医歯薬出版, 2004)

パージン(プロペルジン), Sプロテイン.

(2) 膜結合型因子

CR1(C3bレセプター, CD35), MCP(membrane cofactor protein : CD46), DAF(decay accelerating factor : CD55), CD59(homologous restriction factor : HRF20).

(3) 補体制御因子の欠損症〔補体欠損症の項(p.135)を参照〕

a)C1インヒビター(C1INH)欠損：遺伝性血管神経性浮腫(HANE)を発症する.

b)CD55やCD59の欠損：発作性夜間ヘモグロビン尿症(PNH)を発症する.

5 抗補体作用，保存法，不活性化

1．抗補体作用

通常，補体は不活性な前駆体であり，免疫複合体や活性化因子などによって活性型となり，溶血反応や補体結合反応を起こすが，その補体作用が非特異的に阻止されることを抗補体作用という．抗補体作用の代表的な原因には次のものがある．

①血清保存による影響

a）長期間の室温保存や血清保存

b）血清の凍結・融解の繰り返し

②血清の細菌汚染

③免疫複合体やクリオグロブリンの存在

④血清脂質の増加（コレステロールなど）

⑤高γ-グロブリンの重合

⑥抗補体剤の存在（EDTA，塩化コリン，アルコール，硫酸アンモニウム，クエン酸ナトリウムなど）

2．保存法

補体成分は，温度などの影響により不安定であり，冷蔵保存により徐々に補体活性が進み，低値になる．採血後はすみやかに血清分離した後，凍結保存する必要がある．

①血清分離後，−20℃で約1カ月，−80℃では約6カ月間保存が可能である．

②グリーン液を加え，冷蔵保存（3～4日）：溶液中の成分（酢酸Na，ホウ酸，蒸留水）．

3．不活性化

検査によっては，被検血清中の補体が測定値に影響を与えることがあるため，加熱処理により補体活性を抑制する．

①血清を56℃，30分間あるいは60～63℃，3～5分間加温する．この操作を不活化，または非働化とよぶ．

②不活化処理により，補体の易熱成分（C1，C2，C5，C8，C9，B因子）が変性し，補体系が働かなくなる．

③一度不活化した血清を冷蔵保存すると，補体活性がある程度回復するため，検査に用いる場合には再熱処理（56℃，10分）が必要である．

6 コールドアクティベーション (cold activation)

血清分離後に4℃で保存すると，試験管内で補体活性が起こり，血清補体価(CH_{50})が低下する現象のことをいう．しかし，C3およびC4蛋白量は正常である．

①主にC型肝炎による慢性肝疾患で多く認められるが，その原因は，患者血清を低温にすることで生じるクリオグロブリンによる補体活性である．

②クリオグロブリンは血清を低温(4℃)で保存すると白濁沈殿またはゲル化し，37℃に温めると再溶解する温度依存性蛋白である．

③この現象はEDTAを添加した血漿ではみられない．

セルフ・チェック

A 次の文章で正しいものに○，誤っているものに×をつけよ．

	○	×
1. 補体系機能にはオプソニン化，食細胞の動員・活性化などがある．	□	□
2. 補体の古典経路の活性化にはCa^{2+}のみが必要である．	□	□
3. 補体の別経路(副経路)の活性化にはMg^{2+}とCa^{2+}が必要である．	□	□
4. 補体の古典経路と別経路(副経路)の両経路でCa^{2+}が必要である．	□	□
5. IgMは補体の別経路(副経路)を活性化する．	□	□
6. 副経路の補体活性化はC3から始まる．	□	□
7. C4は血清中の濃度が最も高い補体成分である．	□	□
8. 補体の大部分は肝臓でつくられる．	□	□

A 1-○，2-×(Mg^{2+}も必要)，3-×(Mg^{2+}のみ必要)，4-×(Mg^{2+})，5-×(古典経路)，6-○，7-×(C3)，8-○

9. 古典経路においてC1インヒビターは活性化されたC1活性を阻害する. □ □
10. C1インヒビター(C1INH)欠損により遺伝性血管神経性浮腫(HANE)が発症する. □ □
11. プロパージンは別経路(副経路)のC3転換酵素を安定化させる調節蛋白である. □ □
12. レクチン経路は微生物細胞表面のマンノースなどの糖鎖に血液中のマンノース結合レクチンが結合することで，補体系の活性化が始まる. □ □
13. コブラ毒因子はレクチン経路を活性化する. □ □
14. C3bは病原体に付着してオプソニンとして働く. □ □
15. C3aはアナフィラトキシンとよばれる. □ □
16. 補体活性化の古典的経路はC1qから始まる. □ □
17. ヒト赤血球膜上のC3aレセプターは免疫粘着反応に関与する. □ □
18. 抗補体作用として，長期室温保存や血清の凍結融解の繰り返しなどがある. □ □
19. 補体成分は血清分離後，−20℃で約1カ月，−80℃では約6カ月間の保存が可能である. □ □
20. 血清の不活化(非動化)処理は血清を56℃，30分間で加温する. □ □
21. 不活化処理は補体の易熱成分(C1，C2，C5，C8，C9，B因子)を変性し，補体系を働かせなくすることである. □ □
22. 血清分離後に4℃に保存すると試験管内で補体活性が起こり，血清補体価(CH_{50})が低下する. □ □
23. コールドアクティベーションはC型肝炎による慢性肝疾患で多く認められる. □ □
24. コールドアクティベーションの原因は患者血清を低温にすることで生じるパイログロブリンによる補体活性である. □ □

9-○，10-○，11-○，12-○，13-×〔別経路(副経路)〕，14-○，15-○(その他：C4a，C5a)，16-○，17-×(C3bレセプター)，18-○，19-○，20-○(60～63℃，3～5分間も可)，21-○，22-○，23-○，24-×(クリオグロブリン)

B

1．誤っているのはどれか．

□ ① 補体成分は生体内では活性のない前駆体として存在する．

□ ② レクチン経路の活性化は主に免疫複合体によって起こる．

□ ③ IgGが結合した細菌は貪食細胞に貪食されやすくなる．

□ ④ ヒト赤血球膜上C3bレセプター（CR1）は免疫粘着反応に関与する．

□ ⑤ C3aなどのアナフィラトキシンは炎症反応を増強する．

2．抗補体性の認められないのはどれか．

□ ① 硫酸アンモニウム

□ ② ゼラチン・ベロナール緩衝液

□ ③ コレステロール

□ ④ クエン酸ナトリウム

□ ⑤ EDTA

3．補体の別経路（副経路）を活性化するのはどれか．**2つ選べ．**

□ ① IgG1

□ ② IgA

□ ③ IgM

□ ④ IgD

□ ⑤ IgE

4．補体の別経路（副経路）に関係するのはどれか．**2つ選べ．**

□ ① C1

□ ② C2

□ ③ C3

□ ④ MBL

□ ⑤ B因子

5．補体でオプソニン作用があるのはどれか．

□ ① C2b

□ ② C3a

□ ③ C3b

□ ④ C4a

□ ⑤ C5a

B 1-②（②血液中のマンノース結合レクチンの結合で活性化する），2-②，3-②と⑤，4-③と⑤，5-③（②，④，⑤はアナフィラトキシン）

6．補体が**関与しない**のはどれか．

□ ① 免疫貪食作用

□ ② 抗体依存性細胞傷害作用（ADCC）

□ ③ 血管外溶血

□ ④ 免疫粘着反応

□ ⑤ ABO不適合輸血による溶血

7．補体について正しいのはどれか．**2つ選べ．**

□ ① 大部分は肝臓で産生される．

□ ② 別経路（副経路）の活性化はC3から始まる．

□ ③ Mg^{2+}の存在下でC1複合体が形成される．

□ ④ すべての補体成分は易熱性である．

□ ⑤ 血中濃度はC4が最も高い．

8．補体について**誤っている**のはどれか．

□ ① 補体成分は血中で活性化している．

□ ② 血清分離後4℃に保存すると血清補体価（CH_{50}）が低下する．

□ ③ C5aは白血球からリソソーム酵素を放出させる．

□ ④ B因子は活性化経路の別経路（副経路）に関与する．

□ ⑤ 血清を56℃，30分加熱すると補体は失活する．

9．補体について正しいのはどれか．**2つ選べ．**

□ ① D因子は古典的経路に関与する．

□ ② 血清の冷蔵保存によって補体活性は安定である．

□ ③ C1qは免疫複合体と結合する．

□ ④ 補体系には調節機構に関与する制御因子がある．

□ ⑤ C2とB因子の反応はともにCa^{2+}を必要とする．

10．補体のコールドアクティベーションで**誤っている**のはどれか．

□ ① 血清補体価（CH_{50}）およびC3，C4蛋白量が低下する．

□ ② 補体のC4およびC2活性の低下が認められる．

□ ③ 慢性C型肝炎で多く認められる．

□ ④ クリオグロブリンが原因である．

□ ⑤ EDTA加血漿ではみられない．

6-③（網内系マクロファージが関与），**7**-①と②（③Ca^{2+}，④C1，2，5，8，9，B，⑤C3），**8**-①，**9**-③と④（①別経路（副経路），⑤Mg^{2+}），**10**-①（C3，C4蛋白量は正常）

11．補体について正しいのはどれか．**2つ選べ．**

- □ ① 急性糸球体腎炎では血清補体価（CH_{50}）が上昇する．
- □ ② 補体成分は主に腎臓で生成される．
- □ ③ 補体レセプターCR1はC3bと結合する．
- □ ④ 補体活性は56℃（30分）加温で上昇する．
- □ ⑤ 遺伝性血管神経性浮腫（HANE）はC1INH欠損で発症する．

12．補体について正しいのはどれか．**2つ選べ．**

- □ ① C1の活性化にはCa^{2+}が必要である．
- □ ② 血清補体価（CH_{50}）値は急性感染症で低下する．
- □ ③ C5aは走化性因子として働く．
- □ ④ C3bはアナフィラトキシンである．
- □ ⑤ 別経路（副経路）の活性化にはCa^{2+}が必要である．

11-③と⑤（①低下，②肝臓，④失活する），**12**-①と③（②増加，④C3a，C4a，C5a，⑤Mg^{2+}）

2 抗原抗体反応による分析法

A 抗原と抗体の結合

学習の目標

□ 結合に関与する力
□ 最適比
□ 地帯現象（ゾーン現象）
□ 抗原抗体反応に影響する因子
□ 抗原抗体反応の感度
□ 非特異反応

1 結合に関与する力

抗原と抗体の結合は，イオン結合，水素結合，疎水結合，ファンデルワールス力の4つの力が作用している．

①イオン結合：陽イオンと陰イオンの間に働く静電気力（クローン力）による結合．

②水素結合：2つの原子が1つの水素原子を共有する結合．

③疎水結合：非極性の分子や反応基からなる物質同士が，互いに接近するときの相互作用で，抗原抗体反応の主要な結合．

④ファンデルワールス力：2つの原子が近接すると互いに引き合う力による結合．

1．抗体の結合価（valency）と力価（titer）

①結合価：目的の抗原と結合できる部位の数．

②力価：抗原と結合する抗体の量．力価が高い抗体は高希釈率が可能な抗体である．

2．抗体の親和性（affinity）と結合活性（結合力，avidity）

①親和性：抗体と目的抗原との結合力の強さを示す．結合定数Kの値の大きい抗体は抗原との親和性が強い．

②結合活性：多数のエピトープをもつ多価抗原と多価の抗体が反応結合する結合力．

2 最適比，地帯現象（ゾーン現象）

1．最適比（optimal proportion）（図2-1）

抗原溶液と抗体溶液を混合すると，抗原抗体反応が起こり，免疫複合体が形成される．この免疫複合体は，抗原量と抗体量が最適なときに最も多く形成される．この抗原と抗体の比率を最適比とよぶ．

2．地帯現象（zone phenomenon：ゾーン現象）（図2-2）

抗体あるいは抗原のどちらか一方が過剰になったときに免疫複合体の形成が抑制されることを地帯現象（ゾーン現象）とよぶ．

①抗体過剰時に抑制が起こることを前地帯現象（プロゾーン現象）という．

②抗原過剰時に抑制が起こることを後地帯現象（ポストゾーン現象）という．

③地帯現象は，沈降反応や凝集反応で観察される．

④酵素免疫測定法において，固相化抗体に対する抗原との一次反応で，抗原過剰によって起こる反応抑制をフック現象とよび，地帯現象と区別している．

3 抗原抗体反応に影響する因子

抗原抗体反応では，抗原と抗体の濃度，塩濃度，水素イオン濃度（pH），温度などの因子が反応に影響する．

①抗原と抗体の濃度：抗原抗体反応における免疫複合体の形成には，抗原量と抗体量の最適比が重要である．

②塩濃度：抗原抗体反応では，通常生理的塩濃度の緩衝液が用いられる．塩濃度が高くなると抗体は解離しやすくなる．

③水素イオン濃度（pH）：抗原抗体反応は，通常pH7.4前後の中性付近で行うことが多い．酸性や塩基性においては抗体が解離しやすくなる．

④温度：抗原抗体反応は，通常37℃で行う場合が多いが，冷蔵庫（4℃）で一晩ゆっくり反応させることもある．

a）冷式抗体：37℃での反応が弱く，低温（0～3℃）でよく反応する．

b）温式抗体：37℃で反応しやすい．

c）50℃以上では抗体は解離する．

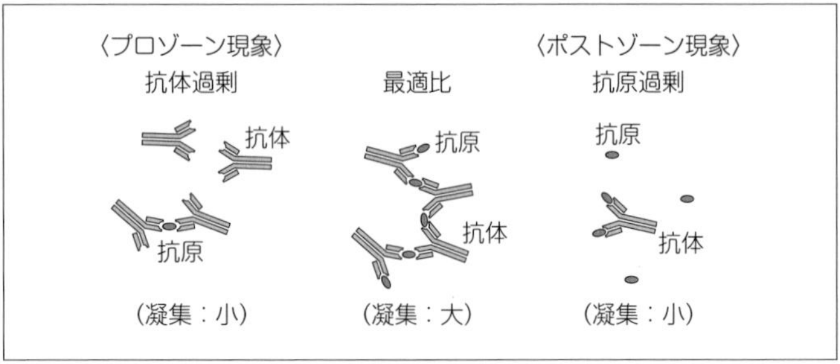

図2-1　抗原抗体結合物の状態

免疫複合体は抗原と抗体が最適比のときに最も多く形成されることを示す格子構造説.
(窪田哲朗：最新臨床検査学講座 免疫検査学(窪田哲朗・他編). p.102, 医歯薬出版, 2017を改変)

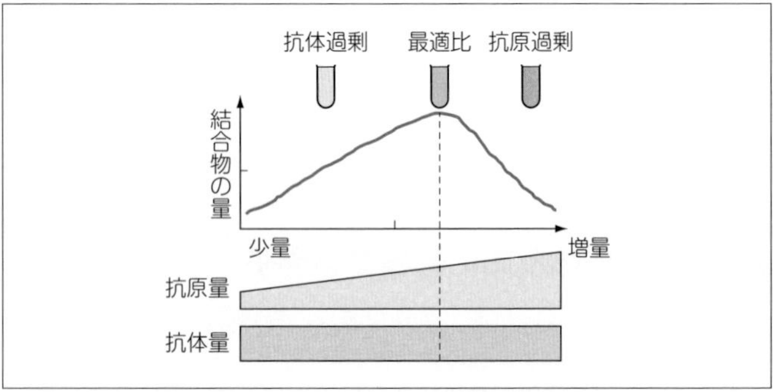

図2-2　最適比と地帯現象

一定量の抗体溶液を入れた試験管を並べて, これに順に濃度が高くなる抗原溶液を加えて混和し, 静置して観察すると, 最適比付近の試験管で最も濁り, または沈殿が多くなる.
(窪田哲朗：最新臨床検査学講座 免疫検査学(窪田哲朗・他編). p.102, 医歯薬出版, 2017)

4 抗原抗体反応の感度

抗原抗体反応を利用した検査法の高感度化は, 生体中の微量対象物質を検出するうえで重要である. 近年, 多くの検査法が改良され, 微量成分の測定が可能となった. 例えば, ラテックス凝集免疫測定法は, RIAや酵素免疫測定法(EIA)の検出感度には少し劣るが, ng/mLの微量成分の定量が可能となっている.

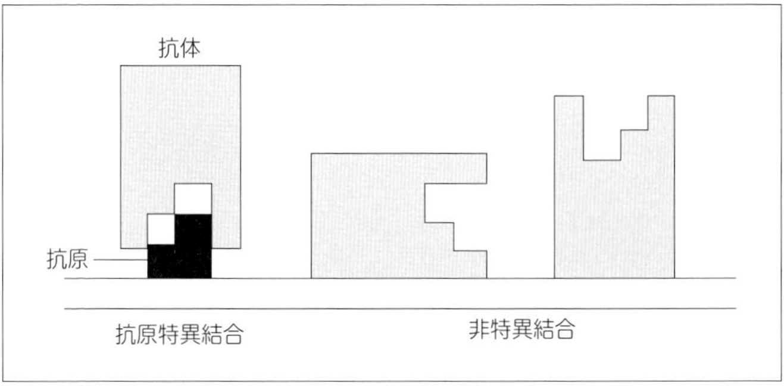

図2-3　抗体の非特異反応

5 非特異反応

抗原抗体反応では，抗原（エピトープ）と抗体（パラトープ）との間の親和性（affinity）による結合とは無関係に，抗体が目的以外の抗原に付着してしまうことがある，これを非特異反応（non-specific reaction，図2-3）とよぶ．測定系では，この非特異反応を抑えて，目的の抗原と抗体との特異反応のみを検出できるように反応条件を決定する必要がある．

セルフ・チェック

A 次の文章で正しいものに○，誤っているものに×をつけよ．

○ ×

1. 抗原と抗体の結合に共有結合が関与している． □ □
2. 抗原と抗体の結合に4種類の分子間の力が関与している． □ □
3. 抗体過剰時に抑制が起こることを後地帯現象という． □ □
4. 地帯現象は，沈降反応や凝集反応で観察される． □ □
5. 酵素免疫測定法（固相法）によって起こる反応抑制をフック現象とよぶ． □ □
6. 免疫複合体形成には抗原量と抗体量の最適比が重要である． □ □
7. 免疫比ろう法では地帯現象が観察される． □ □
8. ラテックス凝集比濁法では地帯現象が観察されない． □ □
9. 地帯現象では抗原複合体の量が多くなる． □ □
10. 抗原抗体反応の最適温度は抗体の性質に依存する． □ □
11. 抗体の力価とは抗原と結合する抗体の量を表す． □ □
12. 抗体の親和性とは目的の抗原と結合できる部位の数を表す． □ □
13. 抗体の特異性とは目的とする抗原のみと反応することである． □ □
14. 抗体の結合活性とは目的抗原との結合力の強さを表す． □ □
15. 抗体が目的以外の抗原に付着することを非特異反応とよぶ． □ □
16. 抗原抗体複合物を50℃以上で処理すると抗体は解離する． □ □
17. EIA法（酵素免疫測定法）はng/mLレベルの蛋白成分の定量が可能である． □ □
18. ラテックス凝集免疫比濁法はng/mLの微量成分も測定可能である． □ □

A 1-×（関与していない），2-○（イオン結合，水素結合，疎水結合，ファンデルワールス力），3-×（抗原過剰時），4-○，5-○，6-○，7-○，8-×（される），9-×（少なくなる），10-○〔37℃：温式抗体，低温（0～3℃）：冷式抗体〕，11-○，12-×（結合価），13-○，14-×（親和性），15-○，16-○，17-○，18-○

B

1．抗原抗体反応における結合に**関与しない**のはどれか．
- □ ① イオン結合
- □ ② 水素結合
- □ ③ ファンデルワールス力
- □ ④ 疎水結合
- □ ⑤ 共有結合

2．抗原抗体反応について**誤っている**のはどれか．
- □ ① 抗原量と抗体量が最適な時に最も多く免疫複合体が形成される．
- □ ② 抗原または抗体のどちらかが過剰になったとき反応が抑制されることがある．
- □ ③ 可逆反応である．
- □ ④ 共有結合が関与している．
- □ ⑤ pH7.4付近で抗原抗体複合体は安定している．

3．抗原抗体反応における最適比について正しいのはどれか．**2つ選べ**．
- □ ① 抗原が過剰で弱い反応を示すことである．
- □ ② 抗体が過剰で強い反応を示すことである．
- □ ③ 抗原と抗体が過不足なく結合し最も強い反応を示すことである．
- □ ④ 最適比の状態では反応系に過剰な抗原も抗体も存在しない．
- □ ⑤ 抗原量と抗体量の比率を最適比とよぶ．

4．地帯現象がみられるのはどれか．**2つ選べ**．
- □ ① 直接抗グロブリン試験
- □ ② 化学発光免疫測定法
- □ ③ 赤血球溶血阻止反応
- □ ④ 溶液内沈降反応
- □ ⑤ 免疫比ろう法

B 1-⑤，2-④（関与していない），3-③と④，4-④と⑤（④，⑤沈降反応）

5．地帯現象がみられるのはどれか．**2つ選べ．**

□　① レーザ・ネフェロメトリ
□　② 蛍光抗体法
□　③ 酵素免疫測定法
□　④ 発光免疫測定法
□　⑤ ラテックス凝集比濁法

6．ある抗血清の1：10希釈液と対応する抗原の2倍連続希釈系列について沈降反応混合法を行ったところ，1：160のところで最も強い反応が起こった．この抗血清の1：2希釈液とその抗原を同じようにして反応させた場合には，どの希釈のところに最も強い反応がみられるか．

□　① 1：10
□　② 1：32
□　③ 1：64
□　④ 1：160
□　⑤ 1：640

5-①と⑤〔③固相化抗体に対する抗原過剰で起こることがある（フック現象）〕，
6-②（希釈倍率を χ とすると，10：160＝2：χ，χ＝32）

B　試験管内抗原抗体反応の原理と臨床応用

学習の目標

- □ 免疫沈降反応
- □ 免疫凝集反応
- □ 免疫溶解反応
- □ 補体結合反応
- □ 中和反応
- □ 抑制反応
- □ 免疫比濁法
- □ 免疫比ろう法（ネフェロメトリ）
- □ ラテックス凝集免疫比濁法
- □ ラテックス凝集ネフェロメトリ
- □ RIA
- □ 酵素免疫測定法（ELISA または EIA）
- □ 蛍光免疫測定法
- □ 化学発光免疫測定法
- □ フローサイトメトリ
- □ イムノブロット
- □ イムノクロマトグラフィ

1 免疫沈降反応

可溶性抗原が抗体と特異的に反応し，肉眼的に観察できる沈降物（抗原抗体複合物）を生じる反応を沈降反応という．

1．沈降反応における抗原と抗体

①沈降反応に関与する抗原は，抗原粒子が分子レベル（蛋白質，多糖体など）であり，沈降原ともよばれる．

②抗体は沈降素あるいは沈降抗体とよぶ．

2．機序

沈降物の量は，抗原と抗体の量的関係により決まり，抗原と抗体の最適比のときに最も多く生じる．

3．沈降反応の形式

抗原と抗体を反応させる形式により，混合法，重層法，ゲル内免疫拡散法に大別されるが，現在，重層法はほとんど行われていない．

(1) 混合法

抗原液と抗体を試験管内で混合すると沈降物が観察される．判定は，透過光（免疫比濁法）や散乱光（免疫比ろう法）を計測して，抗原あるいは抗体を定量する．

(2) 重層法

小試験管に抗血清を入れ，その上に抗原液を静かに重ね，境界面にできる沈降輪を観察する方法である．

①抗原過剰では，抗体側に沈降輪が形成される．

②抗体過剰では，抗原側に沈降輪が形成される．

(3) ゲル内免疫拡散法

寒天ゲルやアガロースゲルなどの支持体内で抗原抗体反応を行い，生ずる沈降輪や沈降線を観察する方法である．代表的なものに単純免疫拡散法と二重免疫拡散法があるが，現在は，単純免疫拡散法はほとんど行われていない．

①二重免疫拡散法は，寒天ゲル内で抗原と抗体を拡散させて沈降線を形成させる方法である．試験管内で行うボーウェン（Bowen）法と平板内で反応させる平板内二重拡散法；オクタロニー（Ouchterlony）法があるが，現在は，オクタロニー法が用いられている．

a）平板内二重拡散法（オクタロニー法）では，寒天ゲル平板に一定間隔で孔をあけ，抗原液と抗体（抗血清）をそれぞれの孔に加える．寒天ゲル内で抗原と抗体が拡散し，最適比のところで沈降線が形成される．抗原と抗体との間にできる沈降線の形状パターンから抗原性を判定する（**図2-4**）．

・完全融合：同一抗原性を示す．

・部分融合：一部共通抗原性を示す．

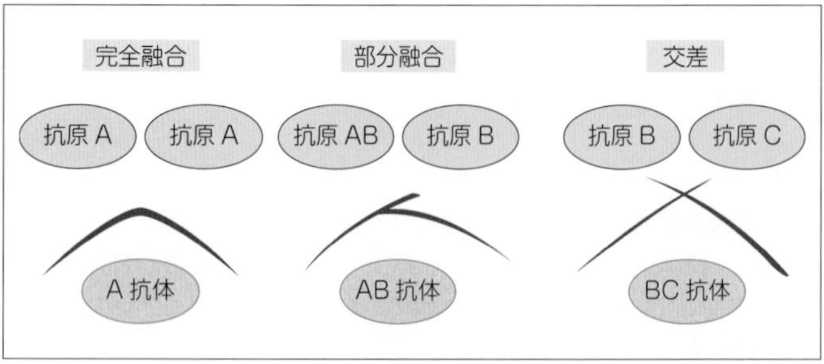

図2-4 オクタロニー法による抗原の同定

・交差：異なる抗原性を示す．

②二重免疫拡散法における沈降線の現れ方

a）抗原の分子量の大きさによる違い（**図2-5**）．

・分子量が大きいと拡散速度が遅く，沈降線は抗原側に形成される．

・分子量が小さいと拡散速度が速く，沈降線は抗体側に形成される．

b）抗原濃度による違い（**図2-6**）．

・沈降線は，抗原濃度が高いほど抗血清を入れた抗体側に現れ，濃度が低くなるにつれて抗原側に現れる．

・沈降線は，抗原と抗体が最適比のとき最も鮮明で細く，最適比からはずれるにしたがってぼやけて太くなる．

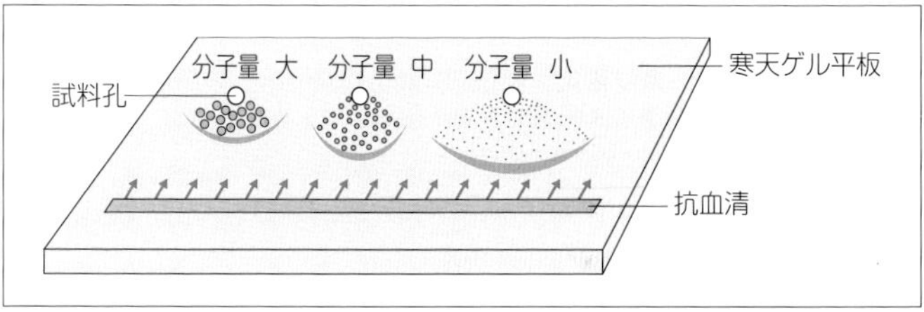

図2-5　抗原の分子量の違いによる沈降線の出現位置

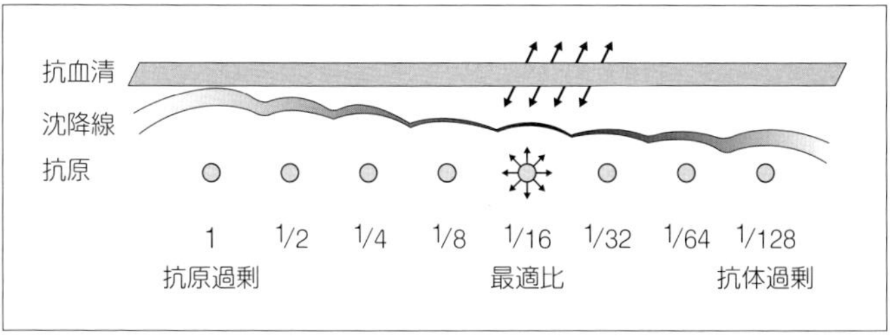

図2-6　抗原濃度の違いによる沈降線の出現位置

（藤田清貴：最新臨床検査学講座 免疫検査学（窪田哲朗・他編）．p.109，医歯薬出版，2017）

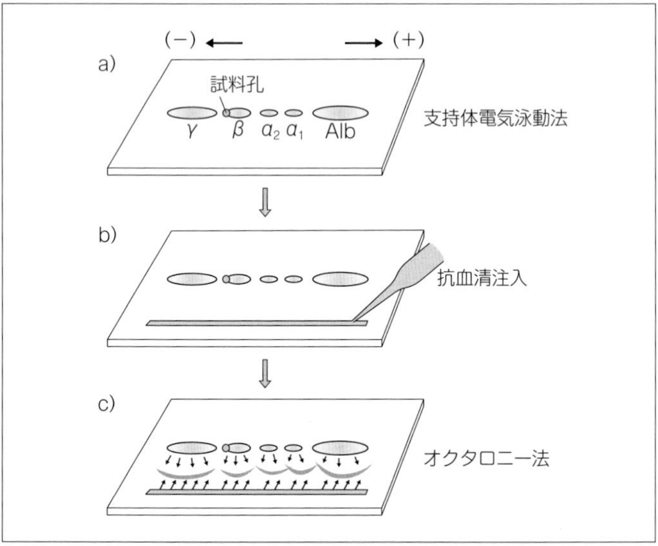

図2-7　免疫電気泳動法（Grabar-Williams）の原理

（藤田清貴：最新臨床検査学講座 免疫検査学（窪田哲朗・他編）．p.134，医歯薬出版，2017）

③クリア・ライン（clear line）現象

抗原抗体複合体の蛋白濃度が高い場合，白色の沈降線は認められず，透明な線がみられることがある．これをクリア・ライン現象とよぶ．

(4) 免疫電気泳動法

血清蛋白抗原が電気泳動法によって分離され（支持体電気泳動法），分離された蛋白抗原と対応する抗体がゲル内で拡散し，最適比のところで沈降線が形成されるゲル内沈降反応（オクタロニー法）を組み合わせた分析法である．一般的には免疫電気泳動法はGrabar-Williams法を指す（**図2-7**，詳細は5章を参照）．

2 免疫凝集反応

赤血球や細菌などの表面抗原と対応する抗体が反応して，肉眼あるいは顕微鏡で観察できる凝集塊をつくる現象を免疫凝集反応という．

1．凝集反応における抗原と抗体

①凝集反応に関与する抗原は，赤血球や細菌などの細胞表面の抗原決定基であり，凝集原とよばれている．

②抗体は凝集素とよばれ，IgG，IgA，IgMに属するが，凝集活性はIgMが最も強力である．

③凝集を認める抗体の最高希釈倍数を凝集素価という．

2．機序

凝集反応は，抗原粒子の電気二重層界面電位（ζ potential，ゼータ電位），抗体分子の大きさ，溶液の誘電率などに影響される．

(1) 赤血球凝集反応の場合〔図2-8　a)～e)〕

①赤血球膜表面は，生理食塩液中でシアル酸のカルボキシ基により負に荷電している．生理食塩液中では，赤血球膜上の陰イオンに陽イオンが引き寄せられて，電気二重層界面電位を形成する(a)．

②赤血球同士は表面の陽イオンによって反発し，一定の距離(35 nm)を保っている(a)．

③IgM抗体は分子サイズが大きく(35 nm)，電気二重層界面電位を突破し，赤血球同士を結合させ，肉眼的に凝集を認めることができる(b)．

④IgG抗体の2つのFab部の距離は小さく(24～25 nm)，電気二重層界面電位を突破できず，赤血球同士を結合できないため肉眼的に凝集は認められない(c)．

⑤IgG抗体の検出には，蛋白分解酵素による赤血球膜上シアル酸処理，高濃度のアルブミンなどの高分子溶液添加によってゼータ電位を下げる必要があり，赤血球間の距離を小さくすることでIgG抗体でも凝集を起こすことが可能となる(d)．また，IgG抗体が結合した赤血球を洗浄後，抗ヒトグロブリン抗体を反応させることで赤血球に結合しているIgG抗体を架橋し，肉眼的に凝集として認めることが可能となる(間接抗グロブリン試験)(e)．

3．凝集反応の種類

(1) 直接凝集反応

①細菌凝集反応：細菌膜抗原と対応する抗体が反応して凝集を起こす．代表的な反応にWidal反応，Weil-Felix反応，ブルセラ凝集反応がある．

a）Widal反応：腸チフスやパラチフスの診断．

b）Weil-Felix反応：リケッチア感染症の診断．

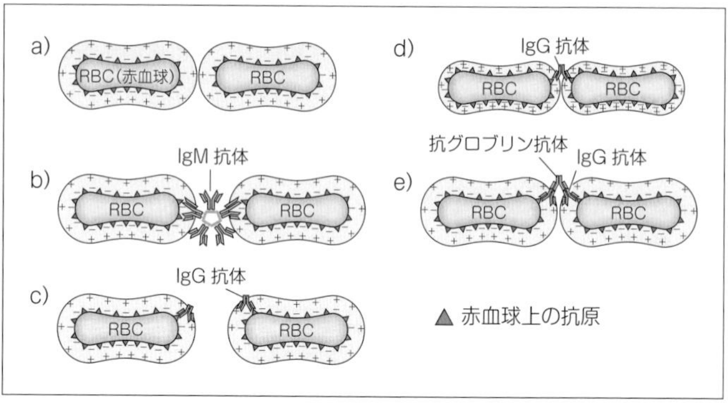

図 2-8　赤血球凝集反応の機序

(藤田清貴：最新臨床検査学講座 免疫検査学(窪田哲朗・他編). p.110, 医歯薬出版, 2017)

c）ブルセラ凝集反応：人獣共通感染症の診断.

②血球凝集反応：赤血球，白血球，血小板などの血球膜抗原と抗体が反応して凝集を起こす．寒冷凝集反応（O 型赤血球），ポール・バンネル反応（ヒツジ赤血球），血液型凝集反応（患者赤血球）などがある．

a）寒冷凝集反応：マイコプラズマ肺炎などの診断.

b）ポール・バンネル反応（Paul-Bunnell 反応）：伝染性単核球症の補助診断.

c）血液型凝集反応：ABO および RhD 血液型判定.

(2) 間接（受身）凝集反応〔indirect（passive）agglutination test〕

担体表面に人工的に蛋白や多糖体などの抗原を吸着させ，対応する抗体を検出する凝集反応である．一方，担体に抗体を吸着させ，対応する抗原を検出する場合を逆間接（逆受身）凝集反応という．

①担体には，ヒツジ，ウサギ，ニワトリなどの赤血球があるが，近年は人工担体としてラテックス粒子，ゼラチン粒子，炭素粒子などが用いられている（**表 2-1**）.

3 免疫溶解反応

赤血球，細菌，細胞の表面抗原と対応する抗体が反応後，補体が作

表2-1　間接（受身）凝集反応の応用例

疾患	検査法	担体	感作抗原
梅毒	TPPA法	ゼラチン粒子	*Treponema pallidum*（Nichols株）
	RPRカードテスト	炭素粒子	カルジオリピン
マイコプラズマ肺炎	抗マイコプラズマ抗体検出	ラテックス粒子	マイコプラズマ抗原
トキソプラズマ症	抗トキソプラズマ抗体検出	ラテックス粒子	*Toxoplasma gondii* 虫体成分
B型肝炎	抗HBs抗体検出	ラテックス粒子	HBs抗原
成人T細胞白血病	ゼラチン粒子凝集法	ゼラチン粒子	HTLV-1蛋白質
AIDS	ゼラチン粒子凝集法	ゼラチン粒子	HIV蛋白質
橋本病，Basedow病	サイロイドテスト（ミクロソームテスト）	ラテックス粒子	サイログロブリン（ミクロソーム）

（藤田清貴：最新臨床検査学講座 免疫検査学（窪田哲朗・他編）．p.114，医歯薬出版，2017を改変）

用して溶解する現象をいう．

1．免疫溶解反応における抗原と抗体

①溶解反応に関与する抗原は，赤血球，細菌，細胞があり，赤血球が溶解したときは溶血，細菌では溶菌，細胞では細胞溶解という．

a）溶解反応にあずかる抗体を溶解素という．特に，溶血反応で作用する抗体を溶血素，溶菌反応で作用する抗体を溶菌素という．

b）補体活性のある抗体は，IgM，IgG1，IgG2，IgG3クラスであるが，IgG2は活性が弱く，IgG4は補体活性をもたない．

2．機序

抗原に抗体が結合して複合体をつくった後，その結合抗体のFc部分に補体のC1が結合し，古典経路が活性化して溶解反応が起こる．

①抗原と抗体の反応は4℃でも起こるが，補体の活性化は37℃で起こる．

②補体の活性化にはMg^{2+}とCa^{2+}が必要である（古典経路）．

③溶血に必要な補体量と溶血素量の間には相補性の関係が成り立つ（図2-9）．

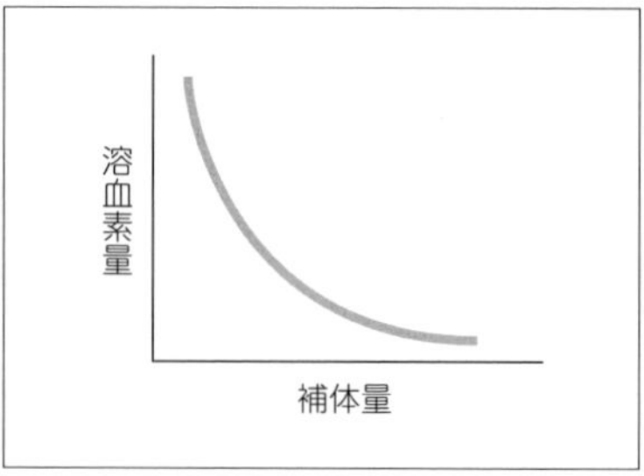

図2-9　補体量と溶血素量の相補性

3．溶解反応の種類

(1) 溶血反応（赤血球，溶血素，補体を用いた反応）

血清補体価（CH_{50}：ヒツジ赤血球）測定，Donath-Landsteiner反応（発作性寒冷ヘモグロビン尿症の診断：患者赤血球またはO型赤血球），補体結合反応（ヒツジ赤血球），Ham反応（発作性夜間ヘモグロビン尿症の診断：患者赤血球）などがある．

(2) 溶菌反応（細菌，溶菌素，補体を用いた反応）

Pfeiffer反応（コレラ菌感染の診断）などがある．

(3) 溶解反応（細胞，溶解素，補体を用いた反応）

リンパ球細胞傷害試験〔lymphocyte cytotoxicity test（LCT）〕などがある．

4 補体結合反応（complement fixation：CF法）

抗原抗体反応を補体の消費量（感作赤血球の溶血）から定量する．この反応形式を補体結合反応という（図2-10）．

①抗原と抗体が反応するとき補体が存在すると，抗体のFc部分への補体結合で補体が活性化され消費される（第1相）．

②補体消費は，第1相反応に感作ヒツジ赤血球を加え，溶血が起こるかどうかで判定する（第2相）．

2．機序

①補体結合反応系における反応因子は，抗原，抗体，補体，溶血素，赤血球である．

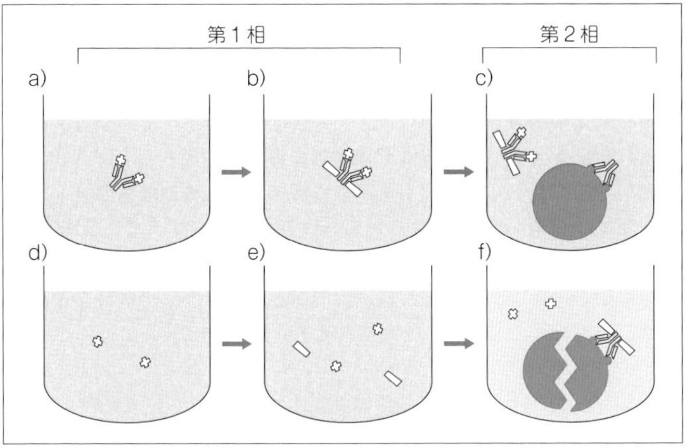

図2-10　補体結合反応の機序

補体結合反応は，検体中の抗原の検出にも，抗体の検出にも利用できるが，ここでは抗体を検出する場合について説明する．あらかじめ用意した抗原溶液に検体（たとえば非働化した患者血清）を加えると，抗原抗体複合体が形成される（a）．これに補体として新鮮モルモット血清を加えると，補体が免疫複合体に結合して活性化され，消費されてしまう（b）．この後で，感作赤血球を加えて37℃に加温しても，溶血が起こらない（c）．一方，検体中に抗体がなかった場合には（d），加えた補体は消費されずに残っているため（e），感作赤血球を加えて37℃に加温すると，溶血が起こる（f）．

（窪田哲朗：最新臨床検査学講座 免疫検査学（窪田哲朗・他編）．p.117，医歯薬出版，2017を改変）

②反応系における抗体は補体結合性抗体という．

③反応系で用いた一定量の補体は，第1相において生じた抗原抗体反応に比例した補体量が消費されるため，第2相に加えた感作ヒツジ赤血球の溶血の程度により，間接的に抗原あるいは抗体の量を決定できる．

3．補体結合反応の種類

補体結合反応は，ウイルス，マイコプラズマ，リケッチア，梅毒トレポネーマなどの感染症における抗体価の測定で用いられる．

5 中和反応

菌体外毒素の特異的な無毒化，微生物の感染力の特異的な低下，酵素やホルモンの生理活性が抗体によって阻止されるかをみる反応を中和反応という.

1．中和反応の種類

(1) 毒素中和反応

中和反応に関与する抗体は，主にIgG抗体であり，毒素に対する中和抗体を抗毒素という．抗毒素は毒素の毒性を失活させるが，その反応は可逆的であり，抗毒素が毒素から解離すると毒性は復活する．

①毒素：抗原となる毒素の大部分は有毒性蛋白であり，動物性毒素，植物性毒素，細菌性毒素がある．

②動物性毒素：ハブ，マムシ，コブラ，サソリ，フグの毒など．

③植物性毒素：リシン（ヒマシの種子成分），ロビン（ニセアカシアの有毒成分）など．

④細菌性毒素：細菌由来の内毒素（グラム陰性菌の死後融解で遊離したリポ多糖体）と外毒素（ジフテリア毒素，破傷風毒素，連鎖球菌毒素，ボツリヌス菌毒素，ウェルシュ菌毒素，コレラ菌毒素，腸管出血性大腸菌毒素のベロ毒素など）がある．

⑤トキソイド：外毒素をホルマリン処理によって無毒化しつつ，抗原性を保持したものである．

a）生体内で抗毒素を誘導できるため，能動免疫療法に使用されている（幼児の各種混合ワクチン成分：ジフテリアトキソイドや破傷風トキソイド）．

(2) ウイルスおよびリケッチア中和反応

ウイルスやリケッチアを含む材料と血清を混ぜ，感受性のある培養細胞に接種する．細胞への感染性や細胞変性効果の発現が中和されるかで，血清中の中和抗体の存在，ウイルス，リケッチアの同定や病因の同定が可能となる．

(3) バクテリオファージ中和反応

細菌を宿主とするウイルスをバクテリオファージ（ファージ）とよぶ．ファージ感染菌を他の宿主菌と一緒に軟寒天で培養すると，感染菌の周辺部だけが溶解して透明な溶菌斑（プラーク）をつくる．この現象を利用してファージに対する抗体（価）を検出するのがバクテリオファージ中和反応である．抗体と結合したファージは感染力を失い，プラークを形成できない．

6 抑制反応

凝集反応が陽性になる反応系に，抗原あるいは抗体をあらかじめ添加することで，本来起こる凝集が抑制される反応を凝集抑制反応という．

1．抑制反応の種類

(1) 直接赤血球凝集抑制反応

唾液や分泌液にABO血液型物質が存在すると，それに反応する抗体やレクチン（植物凝集素）は反応により消費され，その後添加する赤血球膜上の抗原とは反応できなくなる．この原理を利用してABO血液型の型物質（分泌型・非分泌型の判定）の測定が行われる．

(2) 間接（受身）凝集抑制反応〔indirect (passive) agglutination inhibition test〕

最初に検体中の遊離抗原とその抗原に対する抗体を反応させ，次に抗原を吸着させた担体を加えると凝集反応が抑制される．

a）担体は，赤血球やラテックス粒子などが用いられる．

b）尿中hCGの検出による妊娠判定：尿中にhCGが存在する場合，抗hCG抗体を加えるとhCGと反応して抗hCG抗体が消費される．その後hCG感作赤血球を添加しても凝集できなくなる．

(3) 赤血球凝集抑制反応（hemagglutination inhibition test：HI）

ある種のウイルスは特定の動物赤血球膜上のレセプターと反応して凝集する．この赤血球凝集は，ウイルスに対する抗体によって抑制される．この原理を用いてウイルス抗体価を測定し，ウイルス感染症の血清診断が行われる．代表的なウイルスと動物（赤血球）を次に示す．

a）インフルエンザウイルスA・B：ヒトO型，ニワトリやモルモット

b）風疹ウイルス，日本脳炎ウイルス：1日齢ヒヨコ，ガチョウ

c）流行性耳下腺炎ウイルス：ニワトリ

d）麻疹ウイルス：ミドリザル

7 免疫比濁法・免疫比ろう法（ネフェロメトリ）

免疫比濁法（turbidimetric immunoassay：TIA）と免疫比ろう法（nephelometric immunoassay：NIA）は，抗原抗体反応で形成された免疫複合体に光を照射して透過光あるいは散乱光をそれぞれ測定する非標識免疫測定法である（図2-11）.

1．免疫比濁法

検体中の抗原（抗体）に対応する抗体（抗原）を反応させ，形成した抗原抗体複合物に光を照射すると，その複合物による濁りの増加に伴って，散乱光が増大して透過光が減少する．この透過光の減少は，反応系における抗原（抗体）の濃度に比例するので，透過光の減少を吸光度により測定することによって抗原（抗体）の濃度を求める（Lambert-Beerの法則）．

2．免疫比ろう法

検体中の抗原（抗体）に対応する抗体（抗原）を反応させ，形成した抗原抗体複合物に光を照射することで散乱した光を一定の角度で測定して，検体中の抗原（抗体）を定量する（**図2-12**）．

①粒子の大きさが光の波長より大きい場合は，主として散乱光が前方に散乱するMie散乱が生じる．

②粒子の大きさが光の波長より小さい場合は，散乱光が後方や上下方向に散乱するRayleigh散乱が生じるため，定量性に欠ける．

③臨床検査では，Mie散乱を用いた測定が望ましい．

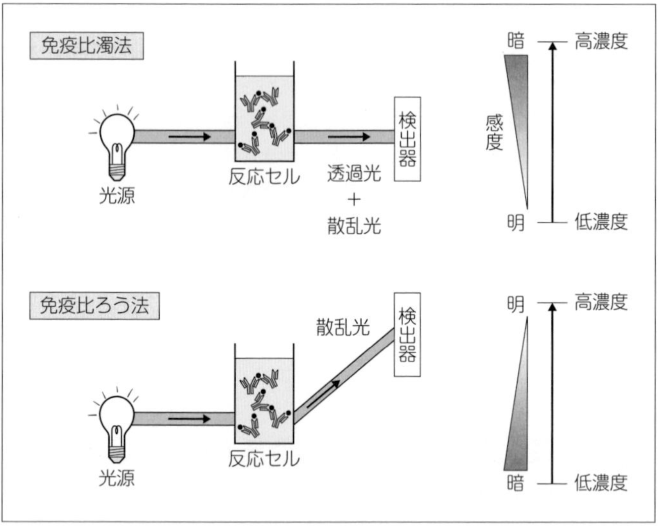

図2-11　免疫比濁法と免疫比ろう法の原理

（藤田清貴：最新臨床検査学講座 免疫検査学（窪田哲朗・他編）．p.122，医歯薬出版，2017）

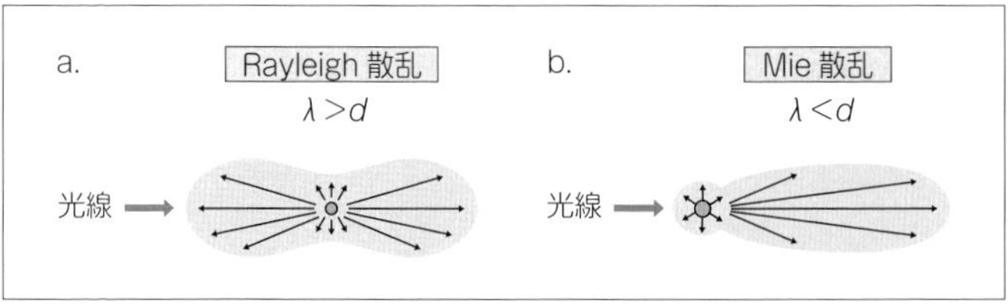

図2-12　Rayleigh散乱とMie散乱の違い

8 ラテックス凝集免疫比濁法・ラテックス凝集ネフェロメトリ

抗原抗体反応で形成されたラテックス粒子の凝集に光を照射して，透過光あるいは散乱光をそれぞれ測定する非標識免疫測定法である．

1．ラテックス凝集免疫比濁法 (latex agglutination immunoassay：LAIA)

抗体(抗原)を結合したラテックス粒子と検体中の抗原(抗体)を反応させ，抗原抗体反応で生じたラテックス粒子の凝集濁度の変化を測定し，標準物質で得られた検量線から抗原(抗体)濃度を求める．検出感度がng/mLオーダーで，微量成分の定量も可能となり，CRPやFDPなどの低濃度血漿蛋白質，妊娠ホルモンや腫瘍マーカーなども測定可能となった．

2．ラテックス凝集ネフェロメトリ(latex particle enhanced nephelometric immunoassay：LNIA)

抗体(抗原)を結合したラテックス粒子と検体中の抗原(抗体)を反応させ，抗原抗体反応で生じたラテックス粒子の凝集に光を照射し，散乱した光を一定の角度で測定し，標準物質で得られた検量線から抗原(抗体)を定量する．臨床検査では，シスタチンCや免疫グロブリン遊離L鎖κ/λ比などの測定に用いられている．

9 標識抗原または標識抗体法[RIA，酵素免疫測定法(ELISAまたはEIA)，蛍光免疫測定法，化学発光免疫測定法など]

標識免疫測定法は，抗原抗体反応を酵素や蛍光物質などを利用して間接的に検出する方法である．ホルモン，腫瘍マーカー，サイトカインなどの微量成分の測定で用いられる．

1．RIA（radioimmunoassay）

放射性同位元素（RI）で標識した抗原と検体中の目的の非標識抗原を一定量の抗体に対して競合反応させた後，B/F分離を行い，放射線量を測定する（標準物質より得られた検量線を用いて抗原量を求める）．ホルモン，腫瘍マーカーなどの微量成分を定量可能であるが，現在は放射性同位元素（^{125}Iなど）を使わない方法が用いられている．

2．酵素免疫測定法（ELISAまたはEIA）

抗原抗体反応を酵素反応を利用して検出，定量化する方法である．標識酵素にアルカリホスファターゼやペルオキシダーゼなどが用いられる．酵素免疫測定法には，B/F分離を行う不均一測定法と，B/F分離を行わない均一測定法がある．［B：binding（固相上の抗原抗体複合体），F：free（抗原抗体複合体に関与しない遊離成分）］．

(1) 不均一測定法（heterogeneous assay）

不均一測定法には，競合法と非競合法があるが，非競合法を用いた測定法が実用化されている．

①競合法：測定原理はRIA法と同様で，酵素標識した抗原（抗体）と検体中の非標識の抗原（抗体）に一定量の抗体（抗原）を競合反応させ，その後B/F分離を行い，遊離の酵素標識した抗原（抗体）を洗浄・除去した後，発色基質を加えて酵素活性を測定する方法である〔標準物質より得られた検量線を用いて抗原量（抗体量）を求める〕．

②非競合法：ポリスチレン粒子，ガラスビーズやプレートなどに固相化した抗体（抗原）を被験血清中の対応する抗原（抗体）と反応させた後（一次反応），B/F分離を行い，抗原（抗体）に対する酵素標識抗体を反応させる（二次反応）．反応後に再度B/F分離を行い，遊離の抗原（抗体）に対する酵素標識抗体を洗浄・除去した後，発色基質を加えて酵素活性を測定する方法である．

a）EIA（enzyme immunoassay）：固相用担体にポリスチレン粒子やガラスビーズを用いて試験管内で測定する方法として開発された．

b）ELISA（enzyme-linked immunosorbent assay）：通常，96穴のマイクロプレートに固相化した抗体（抗原）に対して被験血清中の抗原（抗体）を反応させた後，B/F分離を行い，抗原（抗体）に対する酵素標識抗体を反応させ，再度B/F分離を行い，

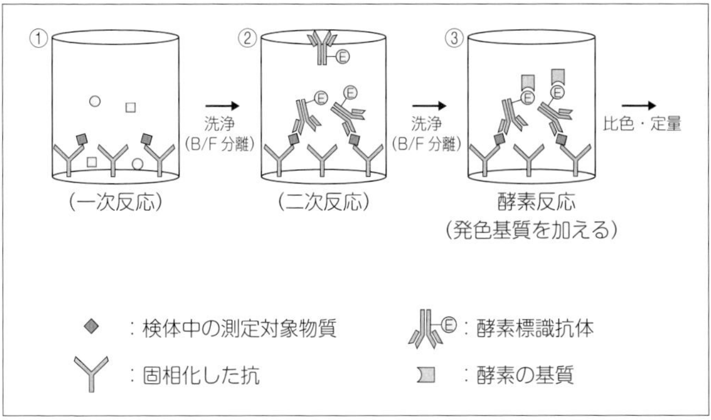

図2-13　不均一測定法(サンドイッチ法による抗原の検出法の一例)

発色基質を加えて酵素活性を測定する方法である．サンドイッチ法ともいう(図2-13).

(2) 均一測定法(homogeneous assay)(図2-14)

薬剤，ホルモンなどのハプテン(小分子成分)の測定に用いられる．酵素標識したハプテンとハプテンに対する抗体(抗ハプテン抗体)を反応させると酵素標識ハプテン抗体複合体が形成され，その後基質を添加しても酵素活性を示さない．この特性を用いて，検体中のハプテンと酵素標識ハプテン，抗ハプテン抗体を共存させ，酵素活性から検体中のハプテン量を測定する．

3．蛍光免疫測定法(fluoroimmunoassay：FIA)

抗体または抗原に蛍光化合物を標識して抗原抗体反応後，蛍光を測定する免疫測定法である．

①蛍光とは，基底状態にある分子に光を照射すると，その分子に特有の波長の光を吸収して励起状態となる．この分子が，基底状態に戻る際に光(蛍光)を放出する．

(1) 蛍光抗体法(fluorescent antibody technique：FA)

蛍光色素を標識した特異的な抗体と組織標本上の抗原を反応させ，抗原抗体反応を蛍光顕微鏡で検出する方法である．蛍光物質としてフルオレセインイソチオシアネート(fluorescein isothiocyanate：FITC)が一般的に用いられる．蛍光抗体法には，直接法と間接法がある．

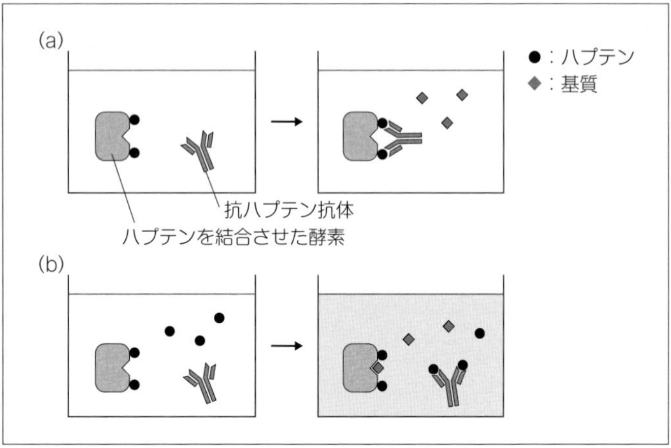

図2-14 均一測定法

(a) ハプテン結合酵素と抗ハプテン抗体が反応し，ハプテン酵素複合体が形成され，基質が酵素と反応できず，酵素活性を示さない.

(b) ハプテンと酵素結合ハプテンが競合しながら抗ハプテン抗体と結合し酵素活性を示す.

(望月照次：最新臨床検査学講座 免疫検査学(窪田哲朗・他編). p.127, 医歯薬出版, 2017)

①直接法は，組織上の抗原成分をFITCなどの蛍光標識した抗原特異抗体と反応させ形態学的に判定する(リンパ球細胞表面免疫グロブリンの検出，補体の局在証明など).

②間接法は，検体中の抗体を検出する方法で，FITCなどの蛍光色素を標識した抗ヒトIgG抗体を用いて検出する(抗核抗体検査，FTA-ABS検査など).

(2) 蛍光偏光免疫測定法(fluorescence polarization immunoassay：FPIA)

偏光を蛍光物質に照射することで光を発生させる．光の発生は蛍光物質の分子の回転速度に依存し，回転速度が速いと発光量が多くなる．検体中の抗原と蛍光標識抗原(一定量)を，一定量の抗体と競合反応させ，蛍光偏光度を測定する．検体中の抗原量が多いと標識抗原の抗体結合量が減少し，遊離の標識抗原が増加して発光量が増加する.

4．発光免疫測定法（luminescence immunoassay：LIA）

抗体または抗原に発光物質を標識して抗原抗体反応後，発光物質からの発光量を測定する方法である．標識物質にアクリジニウム，ルミノールやアダマンチル誘導体などの発光物質を用いる．

①発光とは，基底状態にある発光物質はエネルギーを受けると励起状態となる．この励起状態の発光物質が基底状態に戻る際に発光エネルギーを放出する．

(1) 化学発光免疫測定法（chemiluminescence immunoassay：CLIA）

発光物質（アクリジニウムエステル：AE）を過酸化水素により酸化し，次に水酸化ナトリウムなどを添加し，アルカリ性にすることでAEから発生する光を測定する．

(2) 化学発光酵素免疫測定法（chemiluminescence enzyme immunoassay：CLEIA）

発光物質（ルミノールやアダマンチル誘導体）が用いられる．測定原理は，EIA法と同様である．

(3) 電気化学発光免疫測定法（electrochemiluminescence immunoassay：ECLIA）

ルテニウム（Ru）錯体化合物の酸化とトリプロピルアミン（TPA）の還元作用を利用して，Ru錯体化合物からの発光を測定する．

(4) 生物発光免疫測定法（biochemiluminescence immunoassay：BCLIA）

ルシフェリン-ルシフェラーゼ反応（酵素反応）に基づいた発光である．ホタルやウミシイタケ，発光微生物などの生物において行われる．

10 フローサイトメトリ，イムノブロット，イムノクロマトグラフィ

(1) フローサイトメトリ（flow cytometry：FCM）

細胞膜抗原（CD抗原）に特異的な蛍光標識モノクローナル抗体を反応した後，その細胞に光を照射して得られる散乱光や蛍光強度を測定することによって，細胞を分類する方法である．

①散乱光には，前方散乱光（forward scatter：FSC）と側方散乱光（side scatter：SSC）がある．

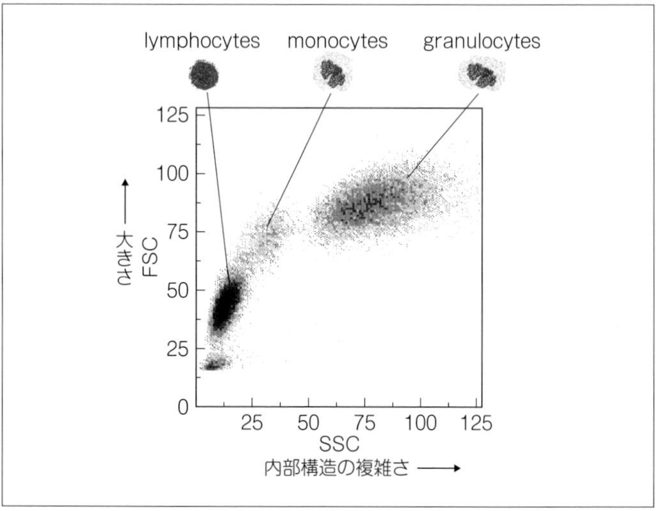

図2-15　末梢血の細胞をFSCとSSCの違いで分画した画面
（窪田哲朗：最新臨床検査学講座 免疫検査学（窪田哲朗・他編）．p.214，医歯薬出版，2017）

a）FSCは細胞の大きさ，SSCは細胞内部構造の複雑さを表し，FSCとSSCの違いで血液中の細胞を分画する（**図2-15**）．

b）代表的な蛍光色素として，FITC，PE（フィコエリスリン）が用いられる．

c）蛍光強度から細胞膜抗原量を評価できる．

(2) イムノブロット（immunoblot：IB）

特異抗体で目的の蛋白質の存在を検出する有用な分析法で，ウエスタンブロッティング（western blotting：WB）法ともよばれる（別名：ウエスタンブロット法）．

①SDS-PAG電気泳動や二次元電気泳動によって蛋白質を分子量や等電点の違いから分離する．分離した蛋白質をゲルからニトロセルロース膜やポリビニデンジフロライド（polyviny lidene difluoride：PVDF）などのメンブレンに転写し，目的の蛋白質に特異的な抗体と反応させた後，酵素抗体染色などで目的の蛋白質を検出する．

②転写される対象物がDNAの場合はサザンブロッティング（south-

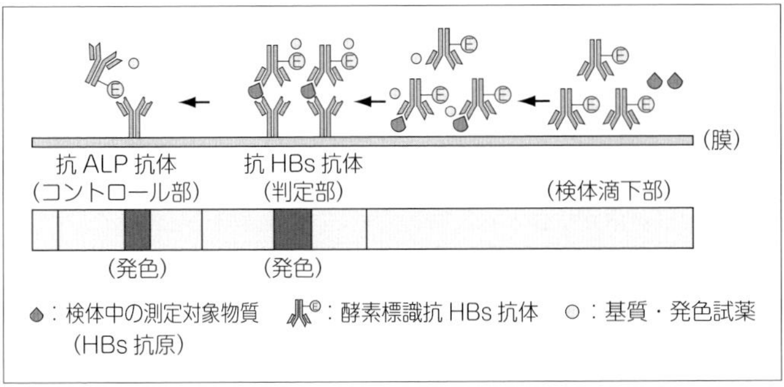

図2-16　イムノクロマトグラフィ法の測定原理
HBs抗原検出例
(望月照次：最新臨床検査学講座 免疫検査学(窪田哲朗・他編). p.132, 医歯薬出版, 2017)

ern blotting) 法，RNAの場合にはノーザンブロッティング(northern blotting)法という．

(3) イムノクロマトグラフィ(immunochromatography)法

毛細管現象を利用した分析法で，検体中の抗原(抗体)と標識抗体(抗原)との免疫複合体が膜上を移動し，あらかじめ固相化されている判定部の抗体(抗原)で捕捉される．このとき標識が酵素の場合には発色試薬によって発色する．発色の有無を肉眼で判定する．反応していない標識抗体(抗原)は，さらに膜上を流れてコントロール部に固相されている抗体〔一般的には標識抗体(抗原)の酵素，抗体あるいは酵素に対する抗体〕に捕捉される．コントロール部での発色(陽性対照)を確認後に最終判定を行う．非常に簡便な測定法であり，POCTに該当する(**図2-16**)．

①**図2-16**はHBs抗原検出例である〔標識酵素：ALP(アルカリホスファターゼ)，判定部固相抗体：抗HBs抗体，コントロール部固相抗体：抗ALP抗体〕．

②標識に酵素でなく，金コロイド粒子やラテックス微粒子を用いた場合には凝集塊の集積を目視で確認可能である．

セルフ・チェック

A　次の文章で正しいものに○，誤っているものに×をつけよ．

○ ×

1. 可溶性抗原が抗体と特異的に反応し，沈降物を生じる反応を沈降反応という． □ □
2. 免疫電気泳動法は支持体電気泳動法とゲル内沈降反応を組み合わせた分析法である． □ □
3. オクタロニー法において抗原の分子量が大きい場合ゲル内の拡散速度が遅い． □ □
4. クリア・ライン現象は抗原抗体複合体の蛋白濃度が高い場合にみられることがある． □ □
5. IgM抗体は電気二重層界面電位を突破できず，赤血球同士を結合できない． □ □
6. Weil-Felix反応はリケッチア感染症の診断に用いられる血球凝集反応である． □ □
7. Weil-Felix反応は間接凝集反応を原理とする測定方法である． □ □
8. 間接（受身）凝集反応は対応する抗原を検出する凝集反応である． □ □
9. 免疫溶解反応は対応抗体と反応後，補体が作用して溶解する現象である． □ □
10. 補体結合反応ではCa^{2+}やMg^{2+}が必要である． □ □
11. 補体結合反応は，ウイルスなどの感染症における抗体価の測定に用いられる． □ □
12. 補体結合反応は抗原抗体反応を補体の消費量から定量する． □ □
13. 毒素に対する中和抗体を抗毒素という． □ □
14. 外毒素をホルマリン処理で無毒化しつつ，抗原性を保持したものをトキソイドという． □ □

A　1-○，2-○，3-○，4-○，5-×（IgG抗体），6-×（細菌凝集反応），7-×（直接凝集反応），8-×（抗体），9-○，10-○，11-○，12-○，13-○，14-○

15. 本来起こる凝集が抑制される反応を凝集抑制反応という． □ □
16. 尿中のhCG抗原検出は間接（受身）凝集抑制反応が用いられる． □ □
17. ある種のウイルスは特定の動物赤血球膜上のレセプターと反応して凝集する． □ □
18. 風疹抗体検査は赤血球凝集反応により測定される． □ □
19. 免疫比濁法は標識抗体を使用する． □ □
20. 免疫比ろう法は透過光を測定する非標識免疫測定法である． □ □
21. 免疫比ろう法は前方散乱光が大きいMie散乱を用いる． □ □
22. ラテックス凝集ネフェロメトリは抗原抗体反応で生じたラテックス粒子の凝集濁度の変化を測定する． □ □
23. 蛍光抗体法の間接法は組織上の抗原成分を検出する方法である． □ □
24. 蛍光抗体法の蛍光物質として一般的にFITCがよく利用される． □ □
25. 酵素免疫測定法（EIA）の不均一測定法ではB/F分離が必要である． □ □
26. 酵素免疫測定法の均一測定法ではB/F分離が必要である． □ □
27. 酵素免疫測定法の標識酵素としてルシフェラーゼが使用される． □ □
28. 蛍光抗体法には直接法と間接法がある． □ □
29. 化学発光酵素免疫測定法の標識物にルシフェラーゼが使用される． □ □
30. 化学発光免疫測定法の標識物としてペルオキシダーゼが使用される． □ □
31. 生物発光免疫測定法の標識物質としてルミノールが使用される． □ □

15-○，16-○，17-○，18-×〔赤血球凝集抑制（HI）反応〕，19-×（使用しない，透過光），20-×（散乱光），21-○，22-×（ラテックス凝集免疫比濁法），23-×（直接法），24-○，25-○，26-×（必要でない），27-×（ペルオキシダーゼ，アルカリホスファターゼ），28-○，29-×（ルミノールやアダマンチル誘導体），30-×（アクリジニウムエステル），31-×（ルシフェリン）

32. 電気化学発光免疫測定法ではルテニウム（Ru）錯体化合物からの発光を測定する．□ □
33. フローサイトメトリでは蛍光標識モノクローナル抗体が用いられる．□ □
34. フローサイトメトリでは細胞に光を照射して得られる散乱光と蛍光強度を測定する．□ □
35. サザンブロッティング法は蛋白質を解析するうえで有用な分析法である．□ □
36. イムノクロマトグラフィ法では酵素標識抗体や金コロイド粒子標識抗体を用いる．□ □

B

1．二重免疫拡散法について正しいのはどれか．**2つ選べ．**

- □ ① 分子量の大きいものほど拡散速度が速い．
- □ ② 抗原過剰領域では沈降線がぼやけてくる．
- □ ③ クリア・ライン現象は抗原抗体複合体の蛋白濃度が低い場合にみられる．
- □ ④ 沈降線は抗原濃度が高いほど抗原側に出現する．
- □ ⑤ 沈降線は抗原と抗体の最適比のところで最も鮮明で細くなる．

32-○，33-○，34-○，35-×（ウエスタンブロッティング法），36-○

B　1-②と⑤（①遅い，③高い，④抗血清側）

2．オクタロニー法(二重免疫拡散法)の結果の模式図を示す．同一抗原との反応はどれか．

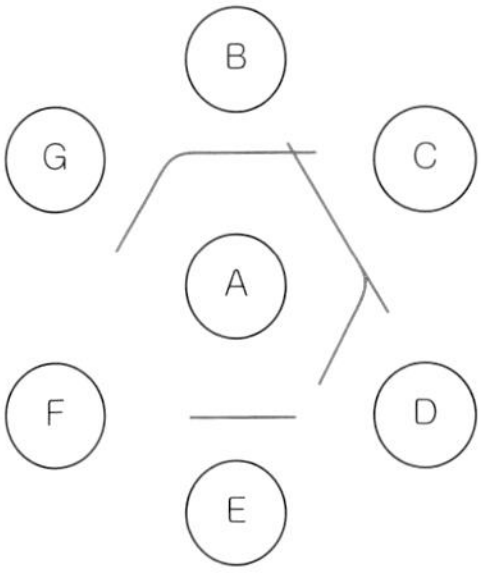

A：抗原液
B～G：抗血清

□ ① BとC
□ ② CとD
□ ③ DとE
□ ④ EとF
□ ⑤ GとB

3．検査法の組合せで**誤っている**ものはどれか．

□ ① 免疫電気泳動法 ―― 沈降反応
□ ② Paul-Bunnell 反応 ―― 凝集反応
□ ③ Weil-Felix 反応 ―― 溶血反応
□ ④ 発作性寒冷ヘモグロビン尿症診断 ―― Donath-Landsteiner 反応
□ ⑤ ウイルス抗体価測定 ―― 赤血球凝集抑制反応

4．検査法の組合せで**誤っている**ものはどれか．

□ ① Paul-Bunnell 反応 ―― 異好抗体検出
□ ② 溶血反応 ―― コレラ菌感染の診断
□ ③ フローサイトメトリ ―― リンパ球表面抗原の検査
□ ④ 間接蛍光抗体法 ―― 抗核抗体検出
□ ⑤ 平板二重免疫拡散法 ―― オクタロニー法

2-⑤，3-③(細菌凝集反応)，4-②(溶菌反応)

5．検査法の組合せで**誤っている**ものはどれか．

□　① オクタロニー法 —— 免疫グロブリンの定量
□　② FTA-ABSテスト —— 梅毒TP抗体検出
□　③ 毒素中和反応 ——— ASO価測定
□　④ 免疫複合体 ———— 酵素免疫測定法
□　⑤ 補体C3 ————— 溶液内沈降反応

6．間接（受身）凝集反応はどれか．**2つ選べ．**

□　① 寒冷凝集反応
□　② ブルセラ凝集反応
□　③ TPHAテスト
□　④ Paul-Bunnell反応
□　⑤ ゼラチン粒子凝集法

7．免疫血清反応に用いる赤血球の組合せで**誤っている**のはどれか．

□　① Paul-Bunnell反応 ———— ヒツジ赤血球
□　② 直接抗グロブリン試験 ——— 患者赤血球
□　③ 寒冷凝集反応 ————— O型赤血球
□　④ 赤血球凝集抑制反応（風疹ウイルス）—— ウサギ赤血球
□　⑤ 血清補体価測定 ———— 溶血素感作ヒツジ赤血球

8．ウサギ赤血球を用いるのはどれか．

□　① 直接抗グロブリン試験
□　② Paul-Bunnell反応
□　③ 寒冷凝集反応
□　④ Donath-Landsteiner反応
□　⑤ 抗ストレプトリジンO価測定

9．光散乱分析法について正しいのはどれか．**2つ選べ．**

□　① 免疫比濁法は散乱光を測定する．
□　② 免疫比ろう法は透過光を測定する．
□　③ 波長が粒子径より大きい場合はRayleigh散乱が生じる．
□　④ 波長が粒子径より小さい場合はMie散乱が生じる．
□　⑤ 臨床検査ではRayleigh散乱を用いた測定が望ましい．

5-①（定性），6-③と⑤（①，②，④直接凝集反応），7-④（1日齢ヒヨコ赤血球），8-⑤（①患者赤血球，②ヒツジ赤血球，③，④患者赤血球またはO型赤血球），9-③と④（①透過光，②散乱光，⑤Mie散乱が望ましい）

10. 散乱光を用いる測定法はどれか.

- [ ] ① 単純放射状免疫拡散(SRID)法
- [ ] ② オクタロニー法
- [ ] ③ 化学発光免疫測定法
- [ ] ④ 免疫比濁法
- [ ] ⑤ 免疫比ろう法

11. 血中濃度がng/mLレベルの微量成分の定量に適しているのはどれか. **2つ選べ.**

- [ ] ① ラテックス凝集免疫比濁法
- [ ] ② 単純放射状免疫拡散(SRID)法
- [ ] ③ 定量的沈降反応
- [ ] ④ 酵素免疫測定法(EIA)
- [ ] ⑤ 免疫比濁法

12. 測定法と標識物質の組合せで正しいのはどれか. **2つ選べ.**

- [ ] ① 蛍光抗体法 ―――― アルカリホスファターゼ
- [ ] ② 酵素免疫測定法 ―――― ルシフェラーゼ
- [ ] ③ 化学発光酵素免疫測定法 ―― ルミノール
- [ ] ④ 電気化学発光免疫測定法 ―― ルテニウム
- [ ] ⑤ 生物発光免疫測定法 ―――― ペルオキシダーゼ

13. 酵素免疫測定法で正しいのはどれか. **2つ選べ.**

- [ ] ① サンドイッチ法では抗原を酵素標識する.
- [ ] ② 感度は免疫比ろう法と同等である.
- [ ] ③ 均一測定法ではB/F分離が必要である.
- [ ] ④ 標識酵素としてペルオキシダーゼが使用される.
- [ ] ⑤ ELISA法は不均一測定法の一つである.

14. 検査法の組合せで**誤っている**ものはどれか.

- [ ] ① フローサイトメトリ ―― リンパ球の膜抗原分析
- [ ] ② 抗核抗体検査 ―――― HEP-2細胞
- [ ] ③ 免疫電気泳動法 ―――― 抗ヒト全血清
- [ ] ④ 補体価測定 ―――― 感作赤血球
- [ ] ⑤ 寒冷凝集反応 ―――― ヒツジ赤血球

10-⑤, 11-①と④, 12-③と④(①FITC, ロダミン, ②ペルオキシダーゼやアルカリホスファターゼ, ⑤ルシフェリン), 13-④と⑤(①抗体, ②RIA, ③必要ない), 14-⑤(O型赤血球または患者赤血球)

15. フローサイトメトリで正しいのはどれか．**2つ選べ．**

- □ ① 側方散乱光は細胞の大きさを表す．
- □ ② 蛍光強度は細胞内部構造の複雑さを表す．
- □ ③ 蛍光色素にFITCを用いる．
- □ ④ 蛍光標識ポリクローナル抗体を用いる．
- □ ⑤ 細胞膜上の抗原量が評価できる．

16. イムノブロット法で**誤っている**のはどれか．

- □ ① 蛋白質の検出に有用な分析法である．
- □ ② SDS-PAG電気泳動が用いられる．
- □ ③ サザンブロッティング法ともよばれる．
- □ ④ ニトロセルロース膜のメンブレンが用いられる．
- □ ⑤ 酵素標識抗体を用いる．

17. イムノクロマトグラフィ法による抗原検出で**誤っている**のはどれか．

- □ ① 酵素標識抗体を用いる．
- □ ② 金コロイド粒子標識抗体が用いられる．
- □ ③ 反応時間が短く，目視判定が可能である．
- □ ④ POCTに用いられる．
- □ ⑤ 拡散現象を利用した分析法である．

15-③と⑤（①前方散乱光，②側方散乱光，④蛍光標識モノクローナル抗体），
16-③（ウエスタンブロッティング法），17-⑤（毛細管現象）

3　免疫と疾患の関わり

A　感染防御免疫

学習の目標

- □ 自然免疫
- □ PAMPs
- □ DAMPs
- □ Toll様受容体（TLRs）
- □ オプソニン
- □ 獲得免疫
- □ 抗原提示細胞（APC）
- □ CD4陽性T細胞
- □ CD8陽性T細胞
- □ 共刺激分子（CD80・CD86）
- □ CD28
- □ CD40リガンド（CD40L）
- □ Th1細胞
- □ Th2細胞
- □ Th17細胞
- □ Tfh細胞
- □ Treg細胞
- □ 不応答（アナジー）
- □ 能動免疫
- □ 受動免疫

1　自然免疫・獲得免疫

1．自然免疫

自然免疫は早期（感染後短時間）に働く免疫系であり，マクロファージ，樹状細胞，好中球，NK細胞が主役となって病原体を排除する生体防御機構であり，炎症，抗ウイルス作用，獲得免疫の誘導などをもたらす．

(1) 特徴

①体組織内に病原体や異物が侵入すると，マクロファージや樹状細胞はToll様受容体（TLRs）などのパターン認識受容体（PRRs）によって，ウイルス，細菌，真菌特有の分子構造（pathogen-associated molecular patterns：PAMPs）をパターン認識して，炎症・免疫系を活性化する．また，外傷，梗塞，代謝異常などで生じた自己細胞に由来する成分（damage-associated molecular patterns：DAMPs）をパターン認識して，炎症・免疫系を活性化

する.

②マクロファージ・樹状細胞・好中球などの細胞表面やエンドソーム内には，PAMPsやDAMPsを認識できるToll様受容体(Toll-like receptors：TLRs)などのパターン認識受容体(pattern recognition receptors：PRRs)が発現している．免疫学的な記憶機能は備えていない.

(2) 皮膚・粘膜の生体防御機能

①健康な皮膚は，物理的に病原体や有害物質の侵入を防いでいるだけでなく，抗菌ペプチドを分泌して防御している.

②表皮のランゲルハンス細胞は，侵入した微生物を取り込み活性化し，リンパ管を通って病巣から一番近いリンパ節へ移動する．抗原とまだ遭遇したことのないナイーブT細胞に抗原提示を行い，その抗原に特異的なT細胞が活性化され，獲得免疫系の構築が進められていく(**図3-1**).

③消化管，気道，泌尿器，生殖器の粘膜上皮では，直下に粘膜付属リンパ組織(MALT)が存在する.

④小腸では，異物はパイエル板にあるM細胞に取り込まれ，マクロファージ，樹状細胞，リンパ球に引き渡される.

⑤樹状細胞(dendritic cell：DC)は，自然免疫応答と獲得免疫応答の橋渡しをする細胞として重要な役割を果たしている(**図3-1**).

(3) 貪食細胞の活性化と炎症

①主な貪食細胞は，血液中では好中球で，組織中ではマクロファージや樹状細胞である.

②貪食細胞は，細胞表面に抗体，補体のC3b，CRP(C-reactive protein)などのオプソニンに対するレセプターをもち，微生物と結合し貪食・殺菌する働きがある.

③TLRsを発現しているマクロファージや樹状細胞などは，リガンド(結合する相手方分子)と遭遇することで速やかに炎症性サイトカイン，ケモカイン，インターフェロンなどを産生し，血液中の好中球などを炎症局所へと遊走し，病原体を排除する方向に働く.

(4) NK細胞

①末梢血リンパ球中に約10%の割合で存在するリンパ球の一種で，パーフォリンやグランザイムなどの細胞傷害因子をもつ.

②細胞内シグナル伝達系を活性化する活性化型レセプターと，抑制する抑制性レセプターを発現している.

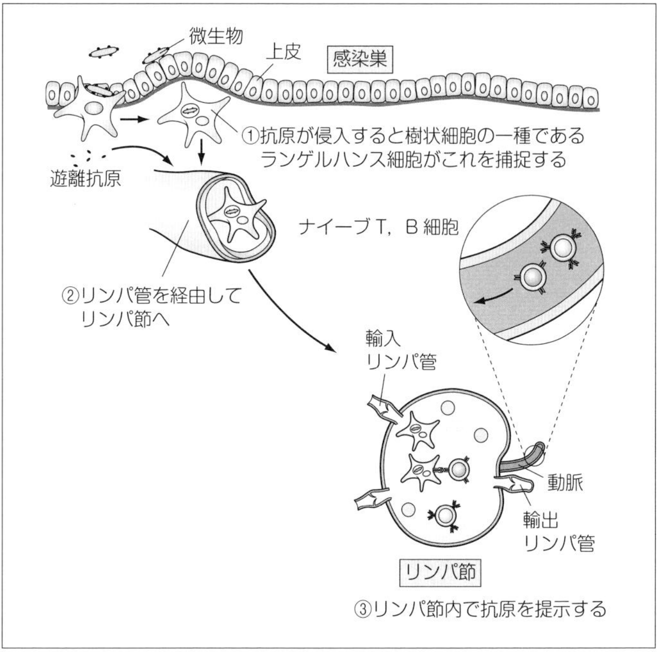

図3-1　微生物の侵入経路

(窪田哲朗：最新臨床検査学講座 免疫検査学(窪田哲朗・他編)．p.10，医歯薬出版，2017をもとに作成)

a) 活性化型レセプター(killer cell activating receptor：KAR)は，感染細胞や腫瘍細胞に発現する分子と結合して，レセプターからシグナルが入って相手を傷害する．

b) 抑制性レセプター(killer cell immunoglobulin-like receptor：KIR)は，正常細胞と出合うと正常細胞に発現しているMHCクラスI分子と自己抗原ペプチドを認識して，NK細胞の活性を抑制する．

③感染細胞や腫瘍細胞には，MHCクラスI分子の発現が低下しているとされている．

2．自然免疫と獲得免疫の相互作用

(1) 自然免疫の反応が獲得免疫を促進する例(図3-2)

①マクロファージや樹状細胞などの貪食細胞は，自然免疫において

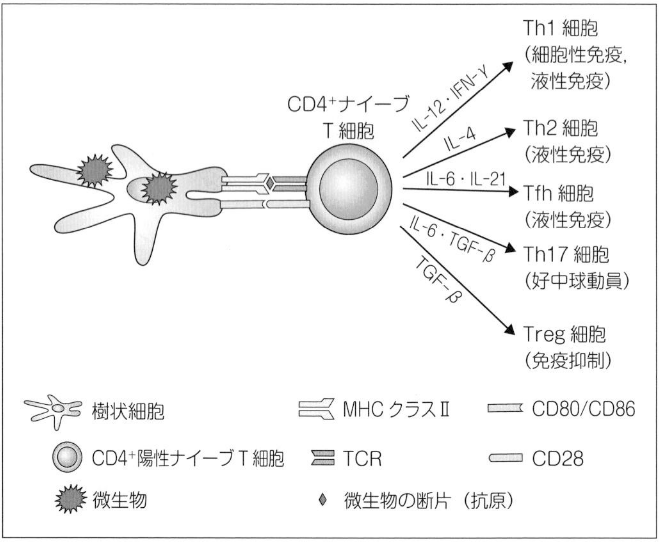

図3-2　微生物を樹状細胞が貪食してCD4$^+$ナイーブT細胞に抗原提示する場合

病原体を排除する効果的な細胞である．また，抗原提示細胞としても獲得免疫を促進する．

②抗原提示細胞は，病原体を貪食してペプチドに断片化し，主要組織適合抗原遺伝子複合体（MHC）クラスII分子で，CD4$^+$ナイーブTh細胞のTCR（T cell receptor）に提示する．

③抗原提示細胞のMHCクラスII分子とTCRの結合だけではT細胞は活性化されない．病原体の刺激で活性化された抗原提示細胞が，CD80・CD86の共刺激分子を発現して，T細胞のCD28と結合することにより，はじめてT細胞を活性化することができる（**図3-3**）．

④抗原提示細胞が休止状態のときは，MHCクラスII分子と共刺激分子の発現は弱いが，抗原提示細胞が活性化されると発現が増強する．

⑤共刺激分子が存在しない状態で抗原を受け取ると，T細胞は活性化されず不応答（アナジーまたはアネルギー）になる．

⑥活性化されたT細胞は，CTLA-4（cytotoxic T lymphocyte anti-

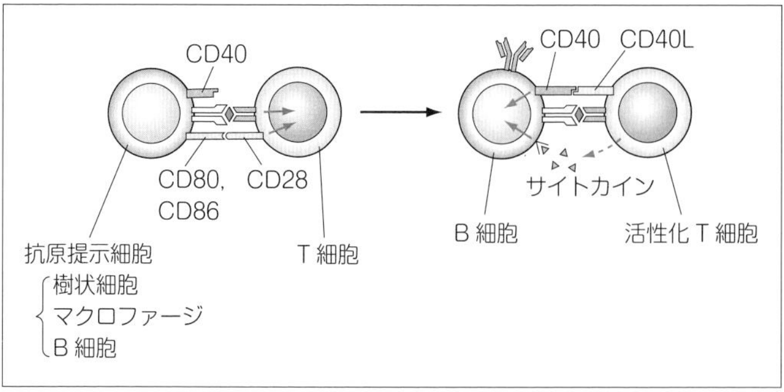

図3-3　T細胞とB細胞の相互作用

共刺激分子を発現している抗原提示細胞によって抗原提示を受けたT細胞は，活性化してCD40Lを発現し，種々のサイトカインを産生する．CD40からの刺激やサイトカインの刺激を受けたB細胞は，増殖，分化，クラススイッチなどを起こす．
（窪田哲朗：最新臨床検査学講座 免疫検査学（窪田哲朗・他編）．p.42，医歯薬出版，2020）

gen 4）が発現するが，CTLA-4はCD28と同様にCD80・CD86の共刺激分子と強く結合して，CD28をブロックすることでシグナルを抑制する（**図3-3，4**）．

（2）獲得免疫の反応が自然免疫を促進する例（図3-2）

①IL-12やIFN-γは，$CD4^{+}$ナイーブT細胞からTh1細胞への分化を誘導する．

②Th1細胞が産生するIFN-γは，マクロファージの殺菌能を亢進させる．

③IFN-γは，抗原提示細胞のMHCクラスII分子やCD80・CD86の発現量を増加させ，活性化したT細胞にCD40リガンド（CD40L）を発現して，抗原提示細胞のCD40と結合することにより，T細胞活性化をいっそう促進する．また，抗体産生細胞（B細胞）にIgGへのクラススイッチを誘導させて，IgGのオプソニン作用を促進する（**図3-3**）．

④IL-4は，$CD4^{+}$ナイーブT細胞からTh2細胞への分化を誘導する．

⑤Th2細胞が産生するIL-4は，抗体産生細胞にIgGやIgEへのクラススイッチを誘導させる．

⑥Th2細胞が産生するIL-5は，好酸球を活性化することで，肥満

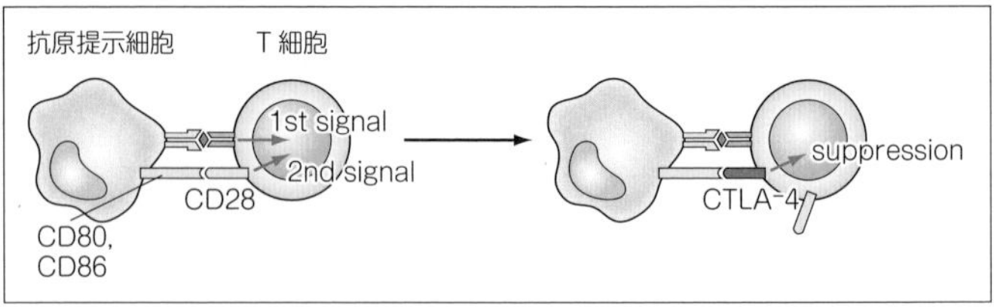

図3-4　免疫チェックポイント分子の発現

抗原刺激が長時間続くと，T細胞に活性を抑制するCTLA-4が発現する．このリガンドはCD28のリガンドと同じであるが，より強い親和性を有していて，CD28と置き換わる．

（窪田哲朗：最新臨床検査学講座 免疫検査学（窪田哲朗・他編）．p.39，医歯薬出版，2017）

細胞や好酸球を介した病原体の排除に働く．

⑦IL-6やIL-21は$CD4^+$ナイーブT細胞からTfh細胞（濾胞性T細胞）への分化を誘導する．

⑧Tfh細胞が産生するIL-21は，B細胞を活性化し，免疫グロブリンの産生，IgGへのクラススイッチを誘導する．

⑨IL-6やTGF-βは，$CD4^+$ナイーブT細胞からTh17細胞への分化を誘導する．

⑩Th17細胞が産生するIL-17やIL-22は，上皮細胞や間質細胞に作用して好中球や単球の遊走を促進させ，細胞外で増殖する細菌や真菌の排除に働く．

⑪TGF-βは，$CD4^+$ナイーブT細胞からTreg細胞への分化を誘導する．

⑫Treg細胞（制御性T細胞）が産生するTGF-βやIL-10などの抑制性のサイトカインは，CTLA-4を細胞表面に発現することで免疫抑制機能を発揮する（**図3-4**）．

3．獲得免疫

獲得免疫は，病原体など非自己の抗原に対して，個々の特定構造を認識する特異性の高い免疫反応である．細胞増殖を必要とするため，感染後数日～数週間を要する免疫系である．

(1) 特徴

①体内に侵入した微生物は，抗原提示細胞（antigen presenting cells：APC）であるマクロファージ，樹状細胞，B細胞に貪食もしくは捕捉され，MHC分子とともにT細胞に抗原提示される．

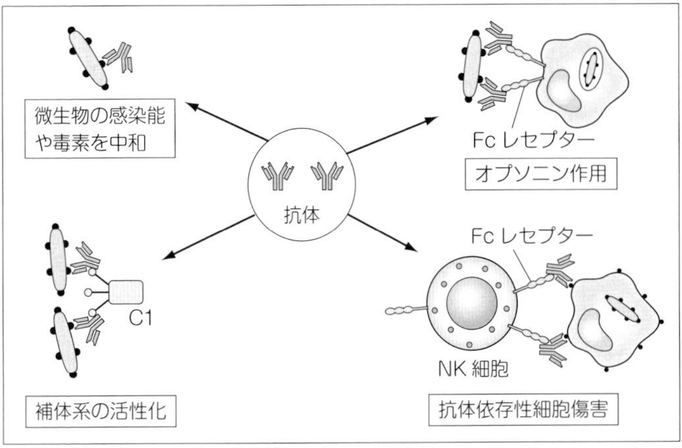

図3-5　抗体の機能

(窪田哲朗：最新臨床検査学講座 免疫検査学(窪田哲朗・他編). p.45, 医歯薬出版, 2017)

a) マクロファージは活発に病原体を貪食し，細胞内リソゾームの加水分解酵素により病原体を分解して抗原提示を行う．

b) 樹状細胞は，抗原提示細胞のなかで最も効率のよい抗原提示作用を示す．

c) B細胞は細胞表面の抗原特異的レセプターで抗原を取り込み，活性化して抗原提示を行う．

②T細胞やB細胞が主役となって病原体を排除するしくみで，自然免疫と異なり免疫学的な記憶が獲得される．

③血漿(血清)中の抗体が主役となる液性免疫と，リンパ球などの細胞が主役となる細胞性免疫がある．

(2) 液性免疫(図3-5)

①B細胞と抗体が関与する免疫機構である．B細胞は活性化されて形質細胞(抗体産生細胞)になり，抗体(免疫グロブリン)を産生する．

②Th2細胞から産生されたIL-4，IL-5によってB細胞が刺激され，形質細胞へと分化し，病原体に対する抗体を産生する．

③病原体と結合したIgGはオプソニンとして，好中球やマクロファージのもつFcレセプターに捉えられ貪食される．

④抗体は，病原体や毒素に結合して感染力や毒性を失わせる中和作

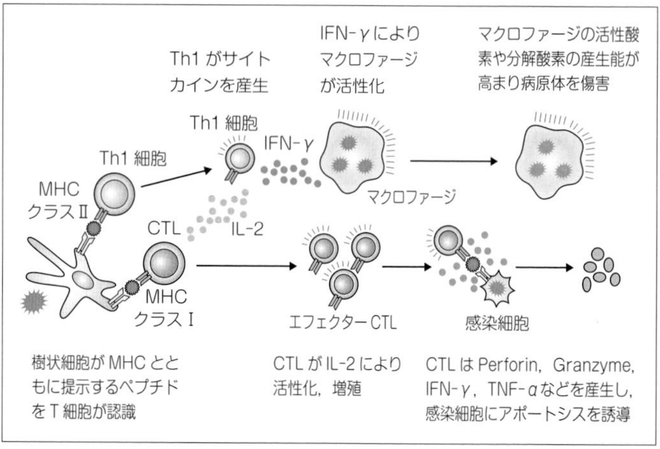

図3-6　細胞性免疫

（株式会社生物医学研究所HP：https://ruo.mbl.co.jp/bio/product/allergy-Immunology/article/Cellular-immunity-Humoral-immunity.html を改変）

用をもち，病原体と結合することで補体経路を活性化する．

⑤補体は，オプソニン，貪食細胞の炎症部位への誘導，血管拡張，溶菌，細胞傷害などを引き起こす．

⑥NK細胞は，IgGのFc部分に結合するFcレセプターを発現しており，病原体由来抗原を表出している感染細胞にIgG抗体が結合していると，その抗体を介して感染細胞に結合する．顆粒中のパーフォリンやグランザイムを放出して，感染細胞を死滅させる．この機序を抗体依存性細胞傷害（ADCC）という．

⑦一部のB細胞は，抗原の情報を記憶したメモリーB細胞となって記憶される．

⑧再度感染したときには，最初の反応より早く，より抗原に親和性の高い抗体を大量に産生する．抗体は，細胞外で増殖する病原体の表面抗原に結合して効率よく排除していくが，細胞内に感染する病原体を排除することはできない．

(3) 細胞性免疫（図3-6）

①T細胞が直接防御に関与する免疫機構である．細胞内に寄生する細菌（結核菌，リステリア菌，サルモネラ菌，ブルセラ菌など）やウイルスの排除に有効である．

②樹状細胞がMHCクラスII分子で提示した抗原をTh1細胞が認識して，Th1細胞から産生されたIFN-γによって，マクロファージが活性化される．マクロファージの活性酸素や分解酵素が病原体を傷害する（**図3-6**）．

③Th1細胞から産生されたIL-2によって，細胞傷害性T細胞（CTL）が活性化される．CTLは抗原の受容体をもち，感染細胞が提示する抗原を認識する．また，CTLはFasリガンドを発現し，感染細胞のFasと結合することでアポトーシスを誘導する．

④CTLは，パーフォリンやグランザイムを放出して感染細胞を傷害する（**図3-6**）．

⑤CTLの一部は，メモリーT細胞となり記憶される．

2 能動免疫，受動免疫

1．能動免疫

能動免疫（active immunity）には，感染による獲得免疫のほかに，ワクチンなど意図的に抗原を投与して得られる免疫応答がある．

(1) ワクチン

①大別すると生ワクチンと不活化ワクチンに分類される．

②生ワクチンには弱毒株を用いる．

a）麻疹などのウイルス感染症は，生ワクチンによるIgA抗体の誘導が可能で，粘膜の感染防御が期待される．

③不活化ワクチンには，病原体を変性させたもの，病原体の成分の一部を精製したもの，毒素を変性させて抗原性は保持しながら失活させたトキソイドなどが含まれる．

a）B型肝炎ワクチンは，遺伝子組み換え技術を応用して酵母で産生したHBs抗原を，アジュバント（アルミニウム塩）に吸着させた沈降不活化ワクチンである．

b）インフルエンザワクチンは，発育鶏卵で培養したウイルスにエーテルを加えてウイルス粒子を分解し，ホルマリンにより不活化したワクチンである．

2．受動免疫

受動免疫（passive immunity）は，中和抗体を投与する免疫で，ジフテリア菌，破傷風菌，ボツリヌス菌，B型肝炎ウイルスなどの感染や，マムシ，ハブの咬傷に対して行われる．

①免疫グロブリン製剤には，筋注用・静注用・皮下注用がある．

②特殊免疫グロブリン製剤には，抗HBs人免疫グロブリン・破傷風人免疫グロブリン・抗D人免疫グロブリンがある．

3 ウイルス感染と生体防御

樹状細胞が微生物の感染した細胞を貪食し，プロテアソームによりペプチドに分解して，MHCクラスⅠ分子とともに細胞傷害性T細胞に提示（クロスプレゼンテーション）する．

4 細菌感染と生体防御

①細胞外に寄生する細菌に対しては液性免疫，細胞内に寄生する細菌に対しては細胞性免疫が働く．

②樹状細胞が外来性抗原（細菌，寄生虫，毒素など）を取り込むと，プロテアーゼによりペプチド断片に分解して，MHCクラスⅡ分子とともにヘルパーT細胞に提示する．

5 寄生虫感染と生体防御

①寄生虫は，ヒトや動物を宿主として寄生する．宿主なしでは生きていけず，宿主に害をおよぼすことがある．

②ヒトは細菌やウイルスに対してはTh1細胞を主体とする免疫応答を誘導し，寄生虫に対してはTh2細胞や2型自然リンパ球（innate lymphoid cells：ILC）を主体とする免疫応答を誘導する．

③寄生虫に感染すると肥満細胞からIL-33が産生され，IL-33はILC2を活性化する．活性化されたILC2は，IL-5やIL-13などの2型サイトカインを産生し，感染局所に好酸球浸潤を誘導する．

④産生されたIgE抗体が寄生虫に結合すると，好酸球がFcに結合して顆粒が放出され寄生虫を傷害する．

⑤寄生虫の病原体には，赤痢アメーバ，マラリア，バベシア，トキソプラズマ，トリパノソーマ，リーシュマニアなどがある．

セルフ・チェック

A 次の文章で正しいものに○，誤っているものに×をつけよ．

	○	×
1. 自然免疫は，最初に働く生体防御機構である．	□	□
2. PAMPsは，ウイルス，細菌，真菌に特有の分子構造である．	□	□
3. 表皮のランゲルハンス細胞は，T細胞の一種である．	□	□
4. 貪食細胞は，好中球，マクロファージ，樹状細胞である．	□	□
5. 貪食細胞は，細胞表面に抗体・補体のC3b・CRPに対するレセプターをもつ．	□	□
6. NK細胞は，末梢血リンパ球中に約50％の割合で存在する．	□	□
7. 獲得免疫は，非自己の抗原に対して特異性の高い免疫反応である．	□	□
8. 細胞性免疫は，抗体が主役となる免疫である．	□	□
9. 抗原提示細胞は，マクロファージ，樹状細胞，B細胞である．	□	□
10. 抗原提示細胞がMHCクラスⅠで提示した抗原は，ヘルパーT細胞が認識する．	□	□

A 1-○，2-○，3-×（樹状細胞），4-○，5-○，6-×（約10％），7-○，8-×（液性免疫），9-○，10-×（細胞傷害性T細胞）

B

1．免疫担当細胞について正しいのはどれか．

- □ ① 好中球は，抗原提示細胞である．
- □ ② 樹状細胞は，貪食機能をもたない．
- □ ③ 制御性T細胞（Treg細胞）は，免疫応答を抑制する．
- □ ④ NK細胞は，獲得免疫で主役となる．
- □ ⑤ メモリーB細胞は，二次免疫反応で生じる．

2．ヘルパーT細胞のうちTh1細胞が産生するのはどれか．

- □ ① インターフェロン-γ（IFN-γ）
- □ ② インターロイキン-4（IL-4）
- □ ③ インターロイキン-5（IL-5）
- □ ④ インターロイキン-6（IL-6）
- □ ⑤ インターロイキン-10（IL-10）

3．感染に対する特異的免疫応答（獲得免疫）の初動に関与する細胞はどれか．

- □ ① NK細胞
- □ ② T細胞
- □ ③ 肥満細胞
- □ ④ 好塩基球
- □ ⑤ 好中球

4．能動免疫はどれか．**2つ選べ．**

- □ ① ウイルス感染による抗体獲得
- □ ② ワクチン接種による抗体獲得
- □ ③ 免疫グロブリン製剤投与による抗体獲得
- □ ④ 母親からの母乳を介した児の抗体獲得
- □ ⑤ 母親からの胎盤を介した胎児の抗体獲得

B 1-③（①抗原提示細胞ではない，②貪食機能と抗原提示機能をもつ，④自然免疫，⑤一次免疫反応から生じる），2-①，3-②〔①，⑤非特異的免疫応答（自然免疫）にかかわる，③，④即時型アレルギーにかかわる〕，4-①と②（③，④，⑤受動免疫）

B　感染症の免疫学的検査

学習の目標

- □ 溶血性連鎖球菌感染症
- □ 抗ストレプトリジン-O(ASO)
- □ 抗ストレプトキナーゼ(ASK)
- □ サルモネラ感染症
- □ ヘリコバクター・ピロリ感染症
- □ 尿素呼気試験
- □ 梅毒トレポネーマ感染症
- □ RPR法
- □ TPHA法
- □ マイコプラズマ感染症
- □ リケッチア感染症
- □ Weil-Felix反応
- □ クラミジア感染症
- □ 肝炎ウイルス感染症
- □ HBs抗原・抗体
- □ HCV抗体
- □ レトロウイルス感染症
- □ HTLV-Ⅰ抗体
- □ HIV抗体
- □ 風疹ウイルス感染症
- □ インフルエンザウイルス感染症
- □ EBウイルス感染症
- □ トキソプラズマ感染症
- □ 真菌感染症

1 溶血性連鎖球菌感染症(ASO，ASKなど)

咽頭などの病巣から検体を採取して，溶血性連鎖球菌(溶連菌)の培養を行う方法以外に，血液中の抗体検査や咽頭ぬぐい液中の溶連菌抗原を検出する方法などがある.

1．培養検査

①連鎖球菌は，ヒツジ赤血球寒天培地上でα溶血(不完全溶血)，β溶血(完全溶血)，γ溶血(非溶血)を示し，β溶血性連鎖球菌は，細胞壁の多糖体の抗原性によりLancefieldA～Vに分類される.

②リウマチ熱や急性糸球体腎炎などでは，咽頭培養で溶連菌を検出できないことがある.

2．抗体検査

(1) 血清学的診断項目

①抗ストレプトリジン-O(anti-streptolysin O：ASO)：A，C，G

群溶連菌の菌体外産生物質である溶血毒素に対する抗体

②抗ストレプトキナーゼ（anti-streptokinase：ASK）：A，C，G群溶連菌の菌体外産生物質である酵素に対する抗体

(2) 検査法

①ラテックス凝集免疫測定法（latex agglutination immunoassay：LAIA）

a）ASO価測定に用いる．

b）ラテックス粒子にA，C，G群溶連菌の菌体外産生物質ストレプトリジン-O（SLO）を吸着させた感作粒子と検体中のASOによる抗原抗体反応を行わせ，濁度の増加（免疫比濁法：TIA），もしくは散乱光（免疫比ろう法：NIA）の増加をみる．

②粒子凝集反応（間接凝集反応）

a）ASK価測定に用いる．

b）ゼラチン粒子にC群溶連菌の菌体外産生物質ストレプトキナーゼ（SK）を吸着させた感作粒子が検体中のASKと反応し，凝集することを応用した粒子凝集反応（particle agglutination test：PA法）である．

③その他

ASO，ASKともに急性期と回復期のペア血清を測定し，4倍以上の差が認められた場合を有意の上昇と考える．

3．抗原検査

咽頭ぬぐい液中のA群β溶連菌抗原を検出する方法として，イムノクロマトグラフィ法を用いた迅速診断キットがある．

2 サルモネラ感染症

①サルモネラは食中毒の原因となり，急性胃腸炎などを起こす．

②確定診断は，糞便，血液などからの菌の分離培養により行われる．特異的な迅速診断法はない．

3 ヘリコバクター・ピロリ感染症

1．検査法

①ウレアーゼ試験

・ピロリ菌のもつウレアーゼ活性を利用し，ピロリ菌の有無を診断

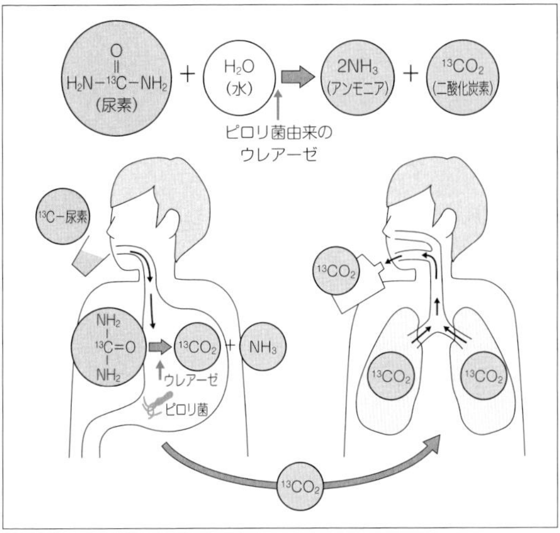

図3-7　尿素呼気試験の原理

ピロリ菌がもつウレアーゼにより，胃の中の尿素を分解して，アンモニアと二酸化炭素を生成させると，そのとき生じた二酸化炭素は速やかに吸収され，血液から肺に移行し，呼気中に炭酸ガスとして排泄される.
（大塚製薬HP：https://www.otsuka.co.jp/health-and-illness/h-pylori/tests-and-eradication/より）

する.

②組織鏡検法

・内視鏡で胃粘膜を採取し，染色後に顕微鏡でピロリ菌の有無を診断する.

③培養法

・内視鏡で胃粘膜を採取して培養し，ピロリ菌の有無を診断する.

④抗体検査

・血清および尿中のピロリ菌抗体を測定する.

⑤糞便中抗原検査

・便の中のピロリ菌抗原を測定する.

⑥尿素呼気試験（**図3-7**）

・非放射性同位元素 ^{13}C で標識した尿素を内服し，ウレアーゼで分解されて生じた $^{13}CO_2$ が呼気に排出される量を測定する検査である.

a）ピロリ菌に感染している場合：尿素が分解されるため呼気に $^{13}CO_2$ が多く検出される．

b）ピロリ菌に感染していない場合：尿素が分解されないため $^{13}CO_2$ の呼気排泄はほとんど起きない．

4 梅毒トレポネーマ感染症

1．梅毒血清検査

①梅毒血清検査には，脂質抗原としてカルジオリピン・レシチン抗原を用いる脂質抗原法（serological tests for syphilis：STS）と梅毒トレポネーマ（*Treponema pallidum*：TP）を用いたTP抗原法がある．

②梅毒反応の生物学的偽陽性（biological false positive：BFP）は，脂質抗原法（STS）では，梅毒に非感染でもウイルス感染症，全身性エリテマトーデス（SLE），関節リウマチ，抗リン脂質抗体症候群，肝疾患，妊婦などでも陽性反応を示すことがある．STSはBFPを生じやすく，梅毒感染の初期（2～4週間以後）に陽性となるが，TP抗原法は特異性は高いが感染後の陽転化は遅い．梅毒治療後，STSは陰性になってもTP抗原法は陽性である．

2．各検査法

1．脂質抗原法（STS）〔スクリーニング検査〕

（1）緒方法（Wassermann反応）

①カルジオリピン・レシチン・コレステロール抗原を用いて，補体結合反応の抗原減量法により抗体を検出する検査法．

②補体とヒツジ赤血球を用いる．現在は用いられていない．

（2）ガラス板法（VDRL法準拠）

①ガラス板上でカルジオリピン・レシチン抗原で感作したコレステロール粒子が抗体によって凝集するのを顕微鏡で観察する検査法．

②現在は用いられていない．

（3）RPR法（rapid plasma reagin card test）

カルジオリピン・レシチン・コレステロール抗原を用いた炭末凝集法で，反応板上で被検血清と抗原液とを混和し，凝集の有無を肉眼でみる検査法．脂質抗原法のなかではよく使用される．

2．梅毒トレポネーマ抗原法（TP抗原法）〔確認検査〕

(1) TPHA法（*Treponema pallidum* hemagglutination）

グルタルアルデヒドで固定したヒツジもしくはニワトリ赤血球に，TP（Nichols株）菌体成分を感作したものが，検体中のTP抗体と反応し，凝集を起こすことを応用した間接凝集反応．

(2) TPPA法（*Treponema pallidum* particle agglutination）

ゼラチン粒子に，TP（Nichols株）菌体成分を感作したものが，検体中のTP抗体と反応し，凝集を起こすことを応用した間接凝集反応．

(3) TPLA法（*Treponema pallidum* latex agglutination）

①ラテックス粒子にTP（Nichols株）菌体成分を吸着させたものと，検体中のTP抗体による抗原抗体反応を行わせて凝集塊を形成させ，濁度の上昇を反応前後の差として測定する．

②その他，濁度の増加をみるラテックス凝集免疫比濁法（latex agglutination turbidimetric immunoassay：L-TIA）や，散乱光の増加をみるラテックス凝集免疫比ろう法（latex agglutination nephelometric immunoassay：L-NIA）がある．

(4) 化学発光酵素免疫測定法（CLEIA：chemiluminescent enzyme immunoassay）

①2ステップサンドイッチ法に基づいた化学発光酵素免疫測定法．

②2種のTPリコンビナント抗原結合粒子と検体中のTP抗体が免疫複合体を形成させ，反応液除去後に抗原結合粒子を洗浄する．

③2種の酵素標識抗原アルカリホスファターゼ標識TPリコンビナント抗原を加えると，抗原結合粒子-TP抗体-酵素標識抗原の免疫複合体が形成される．

④再び反応液除去後，抗原結合粒子を洗浄し，化学発光基質液を添加したときの発光量を測定する．

(5) イムノクロマトグラフィ法（ICA：immunochromatographic assay）

①検体中のTP抗体は，酵素標識抗原と反応した後，展開液によりメンブレン上を移動し，判定部に固定されたTP抗原と結合して，検体中のTP抗体を介した3者のサンドイッチ複合体を形成する．

②複合体の酵素（ALP）に基質が反応することにより発色し，検体中のTP抗体を検出する．

③酵素の代わりに着色粒子（ラテックス粒子，セレニウムコロイド，金コロイド）を用いる方法もある．

表3-1　STSとTP抗原法の読み方

脂質抗原法(STS)	TP抗原法	TP抗原法(FTA-ABS)	結果解釈
(－)	(－)	(－)	非梅毒 梅毒感染ごく初期
(＋)	(－)	(－)	生物学的偽陽性(BFP)
(＋)	(－)	(＋)	梅毒感染初期
(＋)	(＋)	(＋)	梅毒感染 梅毒治療後
(－)	(＋)	(＋)	梅毒治療後

(西宮達也：最新臨床検査学講座 免疫検査学(窪田哲朗・他編). p.159, 医歯薬出版, 2017を改変)

(6) FTA-ABS法(fluorescent treponemal antibody-absorption test)

固定化したTPに，あらかじめ非病原性TP(Reiter株)で吸収した血清を反応させ，これに蛍光色素を標識した抗ヒトγ-グロブリン抗体を加えると，TPと結合した梅毒抗体に蛍光標識抗ヒトγ-グロブリンが反応し，蛍光顕微鏡で観察するとTPの蛍光が観察される.

蛍光色素を標識した抗ヒトIgM抗体を使用すると感染早期からTPが検出できる．新生児で陽性の場合，先天性梅毒の可能性がある.

3．結果の解釈

脂質抗原法(STS)とTP抗原法の両者により総合判定する(**表3-1**).

5 マイコプラズマ感染症

1．マイコプラズマの抗体・抗原，遺伝子検査

①喀痰からの菌の分離培養

マイコプラズマの分離培養には長い時間と特殊な培地が必要なため，診断には一般的に抗体検査が行われる.

②マイコプラズマ抗体検査

- 粒子凝集反応(PA法)
- 補体結合反応(CF法)

ＰＡ法は主にIgM, CF法は主にIgGを測定するため，PA法の方が急性期を捉えやすく特異性や感度も高い.

③マイコプラズマ抗原検査

- イムノクロマトグラフィ法

④マイコプラズマ遺伝子検査（LAMP法：Loop-Mediated Isothermal Amplification）
⑤寒冷凝集反応
・マイコプラズマ肺炎では，寒冷凝集素価が上昇する．本疾患に特異的な現象ではない．

6 リケッチア感染症（Weil-Felix反応を含む）

1．Weil-Felix反応

①発疹チフス，ツツガ虫病，発疹熱などの各リケッチアの外層の可溶性抗原が，プロテウス菌OX19，OXK，OX2に共通抗原をもつことを用いた試験．
②発疹チフス，発疹熱ではOX19に対する凝集価が上昇し，ツツガ虫病ではOXKに対する凝集価が上昇する．
③リケッチア感染症の患者血清中には，リケッチアと共通の抗原を有する特定のプロテウス菌株を凝集する抗体（異好抗体）が産生されることが多い．
④リケッチア感染症の補助診断検査法で，現在はほとんど用いられていない．

2．免疫蛍光法（IF法）

固定化したリケッチア感染細胞に被検血清を反応させ，感染細胞と結合した抗体にFITC標識抗ヒト免疫グロブリン抗体が反応し，蛍光顕微鏡でリケッチアの蛍光が観察される．

3．免疫ペルオキシダーゼ法（IP法）

固定化したリケッチア感染細胞に被検血清を反応させ，感染細胞と結合した抗体にペルオキシダーゼ標識抗ヒト免疫グロブリン抗体が反応し，光学顕微鏡で発色基質の染色が観察される．

4．遺伝子検査

発症後早期に有効な診断手段になる．リアルタイムPCRやコンベンショナルPCR産物のシークエンス解析が行われる．

7 クラミジア感染症

1．抗原検査

①細胞培養法

②酵素免疫測定法
③蛍光抗体法
④イムノクロマトグラフィ法

2．遺伝子検査

①DNAプローブ法
②リアルタイムPCR（RT-PCR）
③ハイブリッドキャプチャー法
④SDA法（standard displacement amplification）

3．抗体検査

①酵素免疫測定法
②蛍光抗体法

8 肝炎ウイルス感染症（HBs抗原・抗体，HCV抗体など）（表3-2）

表3-2　肝炎ウイルス関連検査と結果の解釈

肝炎名	検査項目	結果（陽性）の解釈
A型肝炎	IgM-HA抗体	感染後早期に検出される．急性肝炎の発症を示す．
	IgG-HA抗体	ウイルス感染後しばらくして検出される．抗体は中和抗体である．
B型肝炎	HBs抗原	陽性の場合は現在感染している．
	HBs抗体	過去に感染したが治癒している．抗体は中和抗体である．しかし，抗体があってもHBVは完全に排除されておらず，免疫抑制や化学療法などでHBVが再活性化することがある．
	HBc抗原	日常検査では通常実施していない．
	IgM-HBc抗体	感染後早期に検出される．急性肝炎の発症を示す．
	IgG-HBc抗体	抗体価が高い場合はHBVキャリア．抗体価が低い場合は過去の感染を示す（HBs抗体も陽性である）．
	HBe抗原	HBVが活発に増殖している状態で，感染力が強い．
	HBe抗体	HBVの増殖が落ち着いている状態で，感染力が弱い．
	HBV-DNA	感染の確定診断に用いられる．治療効果のマーカーとしても用いられる．
C型肝炎	HCV抗体	抗体価が高い場合は現在感染しており，抗体価が低い場合は過去の感染が疑われる．
	HCVコア抗原	ウイルスが体内に存在していることを示すが，HCV-RNAより感度は劣る．

表3-2　つづき

肝炎名	検査項目	結果（陽性）の解釈
C型肝炎	HCV-RNA	感染の確定診断に用いられる．治療効果のマーカーとしても用いられる．
E型肝炎	IgM-HE抗体	感染後早期に検出される．急性肝炎の発症を示す．
	IgG-HE抗体	ウイルス感染後しばらくして検出される．
	HEV-RNA	感染の確定診断に用いられる．

9 レトロウイルス感染症（HTLV-1抗体，HIV抗体など）

1．HTLV-1抗体

2011年4月に日本産科婦人科学会・日本産婦人科医会の産婦人科診療ガイドラインにおいて，妊婦に対するHTLV-1抗体検査が強く推奨されたことにより，多くの妊婦がHTLV-1抗体検査を受けるようになった．

2016年4月にウエスタンブロット（WB）法で判定保留となった妊婦に対してのみ，HTLV-1核酸検出のためPCR法が保険適用された．

(1) HTLV-1抗体のスクリーニング検査

①PA法

②CLEIA法

③CLIA法など

(2) 確認検査

①ウエスタンブロット（WB）法

SDSポリアクリルアミドゲル電気泳動でHTLV-1抗原蛋白抗原を分離した後，ニトロセルロース膜に転写した試薬を用いる．血清中にHTLV-1抗体（IgG型）がある場合には，所定のHTLV-1抗原と反応してバンドとなって現れる．

輸血用血液製剤の肝炎ウイルス検査

HBV，HCV，HEVの核酸増幅検査（NAT）が導入されている．

②ラインブロット法（LIA法）
③RT-PCR

2．HIV抗体

(1) HIV-1/2抗体のスクリーニング検査

①PA法
②ELISA法
③CLEIA法など

(2) 確認検査

①ウエスタンブロット（WB）法

SDSポリアクリルアミドゲル電気泳動でHIV蛋白抗原を分離した後，ニトロセルロース膜に転写した試薬を用いる．血清中にHIV-1およびHIV-2抗体（IgG型）がある場合には，所定のHIV-1およびHIV-2抗原と反応してバンドとなって現れる．

②RT-PCR

10 風疹ウイルス感染症

①血清IgM抗体検査等の血清抗体価の測定法がある．
②抗体検査は，赤血球凝集抑制反応（HI法），IgM捕捉ELISA法がある．
③咽頭ぬぐい液，血液，尿などを検体としたRT-PCR法などのウイルス遺伝子検査法がある．

11 インフルエンザウイルス感染症

ウイルス分離や遺伝子検出などは信頼性の高い検査法ではあるが，最近では種々の迅速キットによりウイルス抗原が短時間で検出できるようになった．抗原検査には，ELISA法やイムノクロマトグラフィ法がある．

輸血血液製剤の安全対策

輸血用血液製剤にHIV-1/2の核酸増幅検査（NAT）が導入されている．

〈イムノクロマトグラフィ法〉

①鼻腔・咽頭ぬぐい液を採取して，ウイルス抗原を検出する.

②感染直後でウイルス量が少ないときは偽陰性になることがある.

12 EBウイルス感染症

①EBウイルス感染症である伝染性単核球症の患者血清中には，病原ウイルスと関係がないヒツジ赤血球に対する高力価の異好抗体(Paul-Bunnell抗体)が出現する.

②ヒツジ赤血球に対する凝集素価を測定し，伝染性単核症の補助診断する検査法をPaul-Bunnell反応という.

③酵素免疫測定法や間接蛍光抗体法で，抗VCA(IgMとIgG)と抗EBNAを測定する.

13 トキソプラズマ感染症

抗体の検出は，受身赤血球凝集反応(PHA法)，ラテックス凝集反応(LA法)，ELISA法が一般的である.

14 真菌感染症

1．カンジダ症

カンジダ症の抗体は健常人でも多くが有しているため，抗原検出のほうが血清学的補助診断法として有用性は高い.

〈検出法〉

・*Candida albicans*菌体をウサギに免疫して作製した抗体を用いた

HIVの作用機序と感染分布

HIV表面のgp120分子がCD4分子(HIVレセプターをもつ)と親和性が高いことから，主としてCD4陽性T細胞に感染する．CD4陽性T細胞数が200/μL以下になると，種々の日和見感染症を起こし，AIDSとよばれる状態に至る．世界で広く感染しているのはHIV-1で，HIV-2は西アフリカなど限られた地域でみられる.

ラテックス凝集反応.
- カンジダ細胞壁成分（カンジダマンナン）を検出するラテックス凝集法やELISA法.
- カンジダの代謝産物（アラビニトール）を酵素法で検出する方法.
- 細胞壁成分（β-D-グルカン）をカブトガニの凝固因子を利用して検出する方法.

2．アスペルギルス症

〈血清学的補助診断法〉

- オクタロニー（Ouchterlony）法による抗体の検出.
- IgE抗アスペルギルス抗体の測定.
- アスペルギルス細胞壁成分（ガラクトマンナン）を検出するラテックス凝集反応やELISA法.
- β-D-グルカンも上昇する.

3．クリプトコックス症

- 血中または髄液中の莢膜多糖抗原（グルクロノキシロマンナン）を検出する．ラテックス凝集反応.
- 髄液中の病原体の検出.

セルフ・チェック

A 次の文章で正しいものに○，誤っているものに×をつけよ．

○ ×

1. 溶血性連鎖球菌感染症の抗ストレプトキナーゼ(ASK)は，菌体外産生物質である溶血毒素に対する抗体である． □ □
2. ヘリコバクター・ピロリ感染症の検査には，尿素呼気試験がある． □ □
3. 梅毒検査のFTA-ABS法は，確認検査である． □ □
4. 梅毒検査のTPPA法は，ラテックス粒子にTP(Nichols株)由来の抗原成分を吸着させた試薬を用いる． □ □
5. B型肝炎のHBs抗体は，中和抗体である． □ □
6. C型肝炎のHCV抗体は，中和抗体である． □ □
7. マイコプラズマ感染症では，寒冷凝集素価が上昇することがある． □ □
8. インフルエンザウイルスの抗原検出には，イムノクロマトグラフィ法が用いられる． □ □
9. 伝染性単核球症の補助診断にはPaul-Bunnell反応を用いる． □ □
10. RPR法では，検体の不活性化を要しない． □ □
11. 溶血した検体は，RPR法で検査できない． □ □
12. 緒方法(Wassermann反応)は，カルジオリピン(脂質抗原)を用いた検査法である． □ □
13. 貪食細胞の表面には，PAMPsを認識できるさまざまなToll様受容体(TLRs)が発現している． □ □

A 1-×(抗ストレプトリジン-O：ASO)，2-○，3-○，4-×(ゼラチン粒子)，5-○，6-×(HCV抗体陽性者の多くは感染中である)，7-○，8-○，9-○，10-○，11-×(判定に注意を要するが検査は可能)，12-○，13-○

B

1．B型肝炎の検査で早期に陽性となるのはどれか．

- □ ① HBs抗原
- □ ② HBe抗原
- □ ③ HBe抗体
- □ ④ HBc抗体
- □ ⑤ HBV-DNA

2．中和抗体はどれか．**2つ選べ．**

- □ ① IgG-HA抗体
- □ ② HBc抗体
- □ ③ HBs抗体
- □ ④ HCV抗体
- □ ⑤ HIV抗体

3．B型肝炎ウイルスの母子感染に最も関連の深い指標はどれか．

- □ ① HBc抗体
- □ ② HBe抗原
- □ ③ HBe抗体
- □ ④ HBs抗原
- □ ⑤ HBs抗体

4．B型肝炎について正しいのはどれか．**2つ選べ．**

- □ ① HBVウイルスは，RNAウイルスである．
- □ ② 感染初期は，HBs抗体が陽性である．
- □ ③ HBs抗原陽性は，感染していることを示す．
- □ ④ HBc抗体陽性は，感染既往を示す．
- □ ⑤ HBe抗原陽性は，肝炎ウイルスの活動性が高いことを示す．

5．ワクチン接種の効果判定に用いるのはどれか．

- □ ① HBc抗体
- □ ② HBe抗原
- □ ③ HBe抗体
- □ ④ HBs抗原
- □ ⑤ HBs抗体

B　1-⑤，2-①と③，3-②，4-③と⑤（①DNA，②HBV-DNAもしくはIgM-HBc抗体，④HBs抗体），5-⑤

6．ウイルス感染症の血清マーカーと病態の組合せで正しいのはどれか．

☐ ① IgM-HA抗体陽性 ―― A型急性肝炎の発症
☐ ② IgM-HBc抗体陽性 ―― B型肝炎の既往
☐ ③ HCV抗体陽性 ―― C型肝炎の治癒
☐ ④ HBe抗体陽性 ―― B型肝炎の発症
☐ ⑤ HTLV-1抗体陽性 ―― 成人T細胞白血病の既往

7．梅毒検査で正しいのはどれか．

☐ ① 緒方法（Wassermann反応）は，確認検査である．
☐ ② 生物学的偽陽性（BFP）を起こす原因に全身性エリテマトーデス（SLE）がある．
☐ ③ FTA-ABS法は，スクリーニング検査である．
☐ ④ RPR法は，確認検査である．
☐ ⑤ 治療によってTP抗体は陰性化する．

8．生物学的偽陽性（BFP）で正しいのはどれか．

☐ ① RPR（－）・TPHA（－）・FTA-ABS（－）
☐ ② RPR（－）・TPHA（＋）・FTA-ABS（＋）
☐ ③ RPR（＋）・TPHA（＋）・FTA-ABS（＋）
☐ ④ RPR（＋）・TPHA（－）・FTA-ABS（－）
☐ ⑤ RPR（＋）・TPHA（－）・FTA-ABS（＋）

9．梅毒トレポネーマを用いた特異的な検査法はどれか．**2つ**選べ．

☐ ① 緒方法（Wassermann反応）
☐ ② ガラス板法
☐ ③ TPHA法
☐ ④ FTA-ABS法
☐ ⑤ RPR法

6-①（②B型肝炎の感染初期，③C型肝炎感染中，④B型肝炎ウイルスの活動性が低い，⑤成人T細胞白血病に感染中），7-②（①，④スクリーニング検査，③確認検査，⑤終生陽性にとどまることも多い），8-④（①梅毒非感染もしくは梅毒感染のごく初期，②梅毒治療後，③梅毒感染中，⑤梅毒感染初期），9-③と④（①，②，⑤カルジオリピン・レシチン抗原を用いた検査法）

10．梅毒検査に使う試料で正しい組合せはどれか．
- □ ① TPHA法 ―――――――― ヒツジ赤血球
- □ ② TPLA法 ―――――――― ゼラチン粒子
- □ ③ TPPA法 ―――――――― ラテックス粒子
- □ ④ イムノクロマトグラフィ法 ―――― 蛍光標識抗ヒトγ-グロブリン抗体
- □ ⑤ FTA-ABS法 ―――――― 酵素標識抗体

11．TPHA法の未感作血球が凝集を示した．正しいのはどれか．
- □ ① 梅毒の治癒後と考えられる．
- □ ② 異好抗体の存在が考えられる．
- □ ③ リウマチ因子の存在が考えられる．
- □ ④ 不完全抗体の存在が考えられる．
- □ ⑤ 寒冷凝集素価が高いと考えられる．

12．溶血性連鎖球菌感染症の血清学的検査に用いられるのはどれか．**2つ選べ**．
- □ ① 抗ストレプトリジン-O
- □ ② 抗ストレプトキナーゼ
- □ ③ 抗セントロメア
- □ ④ 抗ミトコンドリア
- □ ⑤ 抗トポイソメラーゼ

13．病原体と検出方法の組合せで**誤っている**のはどれか．
- □ ① 梅毒 ―――――――――― FTA-ABS法
- □ ② リケッチア ―――――― Widal反応
- □ ③ クラミジア ―――――― 蛍光抗体法
- □ ④ マイコプラズマ ―――― PA法
- □ ⑤ インフルエンザウイルス ―― イムノクロマトグラフィ法

10-①（②ラテックス粒子，③ゼラチン粒子，④酵素標識抗体，⑤蛍光標識抗ヒトγ-グロブリン抗体），11-②，12-①と②（③，⑤全身性強皮症，④原発性胆汁性胆管炎），13-②（Weil-Felix反応）

14. 後天性免疫不全症候群（AIDS）の検査について**誤っている**のはどれか．

- □ ① HIV表面のgp120分子に対するレセプターは，CD4である．
- □ ② 血中CD4/CD8比の低下が診断の参考となる．
- □ ③ スクリーニング検査としてウエスタンブロット（WB）法が用いられる．
- □ ④ HIV抗体のELISA法では，偽陽性がみられることがある．
- □ ⑤ PA法で陽性の場合は，確認検査を実施する．

15. HIV検査について正しいのはどれか．**2つ選べ．**

- □ ① ウエスタンブロット（WB）法は，HIV抗体の確認検査である．
- □ ② RT-PCR法は，HIVの確認検査である．
- □ ③ サザンブロット法は，HIVの確認検査である．
- □ ④ Bリンパ球数の減少が免疫不全の原因である．
- □ ⑤ CLEIA法は，B/F分離を行わない．

16. HIV感染について正しいのはどれか．**2つ選べ．**

- □ ① CD4陽性T細胞が減少する．
- □ ② 病原体は，DNAウイルスである．
- □ ③ 感染後1週間以内にHIV抗体は陽性化する．
- □ ④ 日本では，HIV-1による感染が主である．
- □ ⑤ 針刺し事故による感染率は，HBVよりも高い．

14-③（PA法やCLEIA法），**15-**①と②（③DNAの確認検査，④CD4陽性Tリンパ球，⑤行う），**16-**①と④（②RNA，③WP：window periodは19日，⑤低い）

C 腫瘍免疫

学習の目標

- □ 制御性T細胞(Treg)
- □ CTLA-4
- □ PD-1
- □ 腫瘍特異抗原(tumor-specific antigens)
- □ 腫瘍関連抗原(tumor-associated antigens)

1 腫瘍と免疫監視機構

腫瘍免疫の主役は，NK細胞や細胞傷害性T細胞(CTL)である.

①まず，腫瘍細胞に対して貪食細胞やNK細胞が初期応答する.

②樹状細胞やマクロファージなどの貪食細胞は，腫瘍細胞を取り込んでMHCクラスII分子とともにCD4陽性T細胞に提示する.

③CD4陽性T細胞から産生されるIL-2などのサイトカインが，NK細胞やCD8陽性T細胞から細胞傷害性T細胞を活性化し，腫瘍細胞を特異的に認識して攻撃する(**図3-8**).

④腫瘍細胞はCTLA-4やPD-1により，免疫監視機構からうまく逃れることができる.

⑤腫瘍細胞の遺伝子異常は，免疫抑制性サイトカインであるTGF-βの分泌や，骨髄由来免疫抑制細胞(MDSC)を誘導する.

⑥制御性T細胞(Treg)のCTLA-4は，CD28よりも強くCD80／CD86に結合することで，樹状細胞やT細胞の活性化を抑制していると考えられている.

⑦腫瘍組織に浸潤した抗腫瘍T細胞から放出されたIFN-γは，腫瘍細胞やマクロファージにPD-L1を発現させ，T細胞上のPD-1と結合することで抗腫瘍T細胞の活性を抑制する.

2 腫瘍特異抗原と腫瘍関連抗原

①腫瘍特異抗原(tumor-specific antigens)は，遺伝子の変異によっ

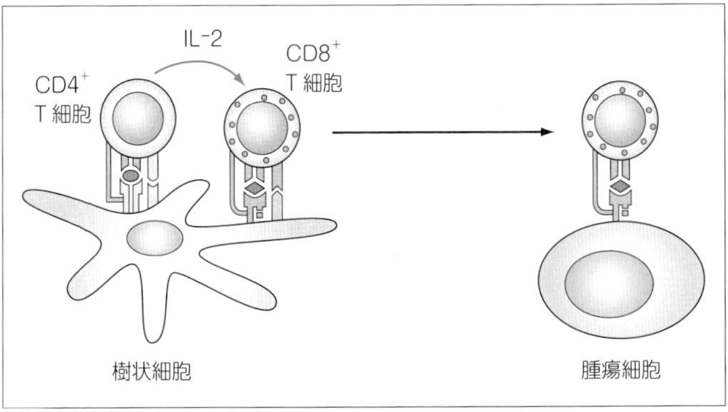

図3-8　細胞傷害性T細胞による腫瘍の攻撃

腫瘍細胞由来の抗原を樹状細胞が捕捉して，MHCクラスⅡ分子や副刺激分子とともにヘルパーT細胞に提示する．これを認識して活性化したヘルパーT細胞は，同じ抗原を認識する細胞傷害性T細胞をIL-2で活性化する．いわゆるクロスプレゼンテーションである．このようにして活性化し，増殖した腫瘍抗原特異的細胞傷害性T細胞は，同じ抗原を提示している細胞を認識して傷害する．

（窪田哲朗：最新臨床検査学講座 免疫検査学（窪田哲朗・他編）．p.79，医歯薬出版，2017）

て生じた異常分子や，発がんウイルスに由来するものなど，腫瘍細胞のみに発現し，正常細胞にはまったく発現しない抗原である．

②腫瘍関連抗原（tumor-associated antigens）は，腫瘍細胞だけでなくある種の正常細胞にも微量に存在していて，腫瘍化に伴って高レベルに発現する抗原である．

セルフ・チェック

A　次の文章で正しいものに○，誤っているものに×をつけよ．

	○	×
1. 免疫監視機構では，NK細胞や細胞傷害性T細胞が働く．	□	□
2. 腫瘍細胞由来の抗原は，MHCクラスII分子によりCD8陽性T細胞に提示される．	□	□
3. IL-2は，CD8陽性T細胞を細胞傷害性T細胞へ活性化する．	□	□
4. 制御性T細胞（Treg細胞）は，樹状細胞やT細胞の活性化を促進する．	□	□
5. 腫瘍特異抗原は，正常細胞には発現しない抗原である．	□	□

B

1．腫瘍細胞で特異的に産生されるのはどれか．

□　① NSE
□　② SLX
□　③ SCC
□　④ BCR-ABL融合蛋白
□　⑤ CEA

2．腫瘍細胞が免疫監視機構から逃れることに関与しているのはどれか．2つ選べ．

□　① CD28
□　② IL-2
□　③ CTLA-4
□　④ PD-1
□　⑤ MHCクラスII分子

A　1-○，2-×（CD4陽性T細胞），3-○，4-×（抑制），5-○

B　1-④（①神経芽細胞腫・褐色細胞腫・肺小細胞癌，②膵癌・胆道癌・卵巣癌・乳癌・肺癌，③肺扁平上皮癌・食道癌・子宮頸癌，④慢性骨髄性白血病（CML）細胞に特異的，⑤胃癌・大腸癌・膵癌・胆道癌・肺癌），2-③と④

D　腫瘍マーカー

学習の目標

☐ AFP
☐ CEA
☐ CA15-3
☐ CA19-9
☐ CA125
☐ PSA
☐ PIVKA-Ⅱ
☐ SCC
☐ NSE
☐ hCG
☐ CYFRA
☐ ProGRP

1　腫瘍マーカーの概念（図3-9）

正常細胞より腫瘍細胞の方が多く発現する物質で，腫瘍の診断に有用である物質を腫瘍マーカーという．

①腫瘍マーカーは，腫瘍特異抗原ではなく腫瘍関連抗原である．炎症性疾患でも陽性となったり，早期癌では検出感度以下であることも多い．

②特定の臓器に対してのみ関与するものは少なく，1つの腫瘍マーカーが上昇したときには，複数臓器における癌を考慮しなければならない．

③癌を診断するうえでの補助的な検査や術後や治療後の経過観察（モニタリング）の検査として，安価で簡便に実施でき，被曝などのリスクが低い．有用性とリスクとを考慮して使用する．

2　腫瘍マーカーの種類

1．胎児性抗原

胎児性抗原には α-fetoprotein（AFP）と carcinoembryonic antigen（CEA）の2つがある．

①AFPはヒト胎児血清中に存在し，健常成人には微量しか存在しない．特に肝細胞癌で多く産生される．

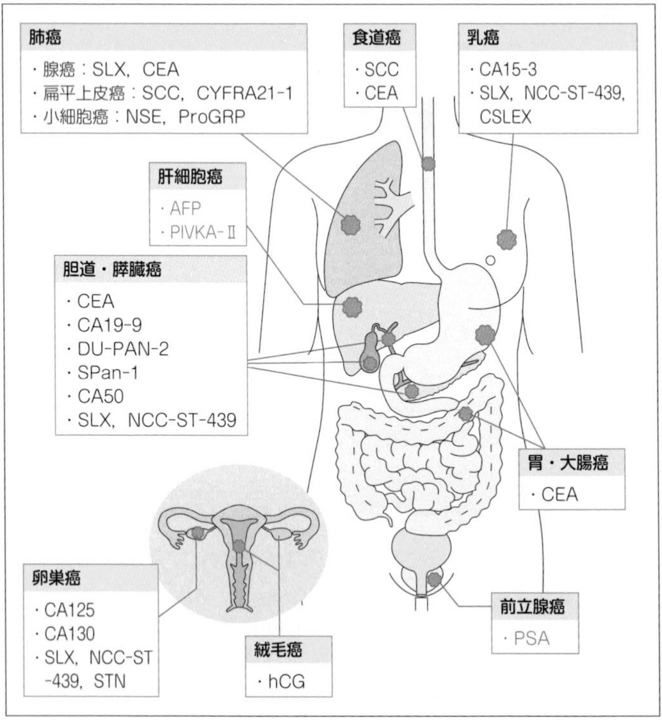

図3-9　癌の種類と腫瘍マーカー

②CEAも健常成人には微量しか存在しないが，胃癌（進行癌），大腸癌，膵臓癌，食道癌，胆道癌では健常成人より多く検出される．

③肺の炎症や喫煙の影響を受けやすい．

2．糖鎖抗原

①糖鎖は疾患のマーカーとして有用であり，糖鎖抗原を認識するモノクローナル抗体の作製が重要である．

②糖鎖抗原は構造によりⅠ型基幹糖鎖（Gal β1→3GlcNAc β1→3Galを含む構造），Ⅱ型基幹糖鎖（Gal β1→4GlcNAc β1→3Gal β1→4GlcNAcを含む構造），コア蛋白，母核糖鎖に分類される．

③糖鎖抗原の分類と腫瘍マーカー

- Ⅰ型基幹糖鎖：CA19-9，CA50，DU-PAN-2，SPan-1
- Ⅱ型基幹糖鎖：SLX，NCC-ST-439，CSLEX
- コア蛋白：CA125，CA130，CA15-3
- 母核糖鎖：STN

3．蛋白抗原

①SCC（squamous cell carcinoma）は，扁平上皮細胞由来の癌に発現する糖蛋白質であり，肺や食道の扁平上皮癌などで検出されることが多い．

②CYFRA21-1（cytokeratin fragment 21-1）は，細胞骨格蛋白質のサイトケラチンが，癌化によって活性が亢進した蛋白分解酵素により分解されて血中に放出されたもの．肺扁平上皮癌でよく検出される．肺の炎症や喫煙の影響を受けないので，CEAよりマーカーとして優れている．

③PIVKA-Ⅱ（protein induced by vitamin K absence or antagonist-Ⅱ）は，ビタミンK欠乏のときに肝細胞でつくられる異常な血液凝固第Ⅱ因子（異常プロトロンビン）である．AFPの変動とは相関しないので，肝細胞癌が疑われる場合に両者を測定すると陽性率が高くなる．

④PSA（prostate specific antigen）は，前立腺組織から抽出された蛋白分解酵素である．前立腺癌を反映して上昇するが，前立腺肥大症でも陽性になることがある．

⑤NSE（neuron-specific enolase）．

⑥ProGRP（gastrin-releasing peptideの前駆体）は，NSEと同様に神経内分泌細胞に強く発現し，肺小細胞癌で上昇する．

⑦hCG（human chorionic gonadotropin）．

3 腫瘍マーカーの検査法（表3-3）

腫瘍マーカーの検査方法は検査施設により異なるが，比較的感度や特異性が高く大量検体の処理が可能なCLEIAがよく用いられている．

表3-3　腫瘍関連抗原の検査方法

検査方法	検査項目
CLEIA (Chemiluminescence enzyme immunoassay)	CEA，AFP，CA125，CA15-3，CA19-9，PSA，CYFRA21-1 PIVKA-Ⅱ，ProGRP
EIA (Enzyme immunoassay)	DUPAN-2，CSLEX，NCC-ST-439
ECLIA (Electro chemiluminescence immunoassay)	SCC，NSE
RIA (Radioimmunoassay) 固相法	STN，SLX，SPan-1

セルフ・チェック

A　次の文章で正しいものに○，誤っているものに×をつけよ．

○ ×

1. 腫瘍マーカーは，特定の臓器に対する癌に特異的である．□ □
2. 腫瘍マーカーは，術後の経過観察に有用である．□ □
3. 腫瘍マーカーは，早期癌の検出に適している．□ □
4. AFPは，胎児性抗原である．□ □
5. SCCは，Ⅰ型基幹糖鎖抗原である．□ □
6. hCGは，蛋白抗原である．□ □
7. PSAは，臓器特異性が高い腫瘍マーカーである．□ □
8. PIVKA-Ⅱは，異常な血液凝固第Ⅱ因子である．□ □
9. AFPとPIVKA-Ⅱは，膵臓癌で陽性率が高い．□ □

A　1-×（複数），2-○，3-×（早期癌では検出限界以下であることが多い），4-○，5-×（蛋白抗原），6-○，7-○，8-○，9-×（肝細胞癌）

10. 腫瘍マーカーは，モノクローナル抗体を用いたEIA・CLEIAなどの方法で検出する． ☐ ☐
11. 腫瘍マーカーは，炎症性疾患でも陽性になる． ☐ ☐
12. CEAは，健常成人より胃癌・大腸癌・膵臓癌などで多く検出される． ☐ ☐
13. CEAは，肺の炎症や喫煙の影響を受けやすい． ☐ ☐
14. Ⅰ型基幹糖鎖抗原は，主に卵巣癌や乳癌などに発現する． ☐ ☐
15. コア蛋白抗原は，主に卵巣癌や乳癌などに発現する． ☐ ☐
16. ProGRPは，肺小細胞癌で上昇する． ☐ ☐
17. hCGは，主に膵臓癌や胆道癌に発現する． ☐ ☐

B

1．肺小細胞癌に特異性の高い腫瘍マーカーはどれか．
- ☐ ① CA19-9
- ☐ ② CEA
- ☐ ③ hCG
- ☐ ④ PIVKA-Ⅱ
- ☐ ⑤ ProGRP

2．腫瘍マーカーと疾患の組合せで正しいのはどれか．
- ☐ ① AFP ―――― 絨毛癌
- ☐ ② PIVKA-Ⅱ ―― 肝細胞癌
- ☐ ③ PSA ―――― 膀胱癌
- ☐ ④ CA19-9 ――― 甲状腺癌
- ☐ ⑤ CA15-3 ――― 食道癌

3．膵癌で陽性率が高い腫瘍マーカーはどれか．**2つ選べ．**
- ☐ ① CA15-3
- ☐ ② CA19-9
- ☐ ③ CA50
- ☐ ④ CA125
- ☐ ⑤ CA130

10-○，11-○，12-○，13-○，14-×（膵臓癌や胆道癌），15-○，16-○，17-×（絨毛癌）

B 1-⑤（①膵臓癌・胆道癌，②胃癌・大腸癌・膵癌など，③絨毛癌，④肝細胞癌），2-②（①肝細胞癌，③前立腺癌，④膵臓癌・胆道癌，⑤乳癌），3-②と③（①乳癌，④卵巣癌・子宮癌，⑤卵巣癌・子宮癌）

4．前立腺癌に特異性の高い腫瘍マーカーはどれか．

□ ① PSA
□ ② CEA
□ ③ NSE
□ ④ AFP
□ ⑤ SCC

5．蛋白抗原として測定される腫瘍マーカーはどれか．

□ ① CEA
□ ② DU-PAN-2
□ ③ CA125
□ ④ CA15-3
□ ⑤ CYFRA21-1

6．CA19-9で正しいのはどれか．**2つ選べ．**

□ ① モノクローナル抗体で検査できる．
□ ② 肺扁平上皮癌で陽性となる．
□ ③ 正常の組織には存在しない．
□ ④ 血中濃度は，ABO血液型に影響される．
□ ⑤ 糖鎖構造に抗原性がある．

7．原発性肝細胞癌の腫瘍マーカーはどれか．**2つ選べ．**

□ ① AFP
□ ② SCC
□ ③ CEA
□ ④ CYFRA21-1
□ ⑤ PIVKA-II

4-①（②胃癌・大腸癌・膵癌など，③肺小細胞癌，神経芽細胞腫・褐色細胞腫など，④肝細胞癌，⑤肺扁平上皮癌・食道癌など），5-⑤（①胎児性抗原，②，③，④糖鎖抗原），6-①と⑤（②膵癌，③わずかに存在する，④Lewis血液型），7-①と⑤（②肺扁平上皮癌・食道癌など，③胃癌・大腸癌・膵癌など，④肺扁平上皮癌）

E　免疫不全

学習の目標

- □ X連鎖無γ-グロブリン血症
- □ 高IgM症候群
- □ 選択的IgA欠損症
- □ IgGサブクラス欠損症
- □ 乳児一過性低γ-グロブリン血症
- □ 分類不能型免疫不全症
- □ 重症複合免疫不全症
- □ オーメン症候群
- □ アデノシンデアミナーゼ(ADA)欠損症
- □ MHC欠損症
- □ ウィスコット・オルドリッチ症候群
- □ 毛細血管拡張性運動失調症
- □ DiGeorge症候群
- □ Chédiak-Higashi症候群
- □ X連鎖リンパ増殖症候群
- □ 慢性肉芽腫症
- □ 白血球接着不全症
- □ 遺伝性血管性浮腫(HAE)
- □ 発作性夜間ヘモグロビン尿症(PNH)

免疫不全症は，先天的な遺伝子変異による原発性免疫不全症と，後天的な原因によって引き起こされる続発性(二次性)免疫不全症に大別できる．いずれも感染に対する抵抗力の低下により，感染の繰り返し，慢性化，重症化，日和見感染などが特徴的である．

原発性免疫不全症は，T細胞とB細胞，または両者のいずれかの不全症，食細胞の機能不全症，補体の欠損症などに分類される．

1 液性免疫不全症

1．X連鎖無γ-グロブリン血症

X染色体上の*BTK*遺伝子(bruton tyrosine kinase)変異またはBTK蛋白欠損のために，B細胞の分化が障害され，血清中の免疫グロブリン値が著減する．

①B細胞内でシグナル伝達をするチロシンキナーゼにアミノ酸変異を起こしている．

②X連鎖劣性遺伝のため，男児にのみ発症する．
③末梢血B細胞が欠損する（2%以下）ため，血清免疫グロブリン値が著減する．
④肺炎球菌やインフルエンザに感染しやすい．
⑤T細胞は正常である．

2．高IgM症候群

IgMは産生されるが，免疫グロブリンのクラススイッチが障害されているため，IgG，IgA，IgEの産生が低下している．

①血清IgMは正常または高値になっている．
②Th細胞に発現するCD40L（CD154）の欠損によって，B細胞上のCD40を刺激できず，免疫グロブリンのクラススイッチが障害される．
③T細胞の異常によるため複合免疫不全症ともいえる．易感染性を呈する．

3．選択的IgA欠損症

IgMやIgGを産生できるにもかかわらず，IgAへのクラススイッチが障害されている．

①血清IgAのみが低下している．
②IgA欠損の成人は，無症状のことが多いが，IgGサブクラス欠損症を合併していると感染症を起こしやすい．
③日本より欧米に多い．

4．IgGサブクラス欠損症

IgGサブクラス（IgG1～4）のうち1つまたはそれ以上の欠損を示す．総IgG量は正常もしくは正常に近い濃度である．総IgG量が基準内であっても易感染性を示す．特にIgG2が欠損すると，肺炎球菌やインフルエンザ桿菌による反復性の気道感染を認めることがある．

5．乳児一過性低γ-グロブリン血症

生後6カ月以降，一過性であるが，高度の低γ-グロブリン血症が長期間続く．

①原因はTh細胞の成熟が遅れていることである．
②血清IgGが正常値の-2SD未満である．

6．分類不能型免疫不全症

血清IgGの著明な低下を示し，さらにIgA及びIgMの低下を伴う．

①B細胞の内因性欠陥やTh細胞の欠損による．
②原因の1つに，活性化T細胞に発現する共刺激分子のCD28関連

蛋白であるICOS（inducible T-cell co-stimulator）が欠損しているため，樹状細胞やマクロファージに発現するICOS-L（ICOSのリガンド）と結合できないことがあげられる．

2 複合免疫不全症

X連鎖重症複合免疫不全症，オーメン（omenn）症候群，アデノシンデアミナーゼ（adenosine deaminase：ADA）欠損症は，生後数か月以内に日和見感染を含むさまざまな重症感染症を発症する．造血幹細胞移植を行わなければ生後1年以内に死亡するとされている．

1．X連鎖重症複合免疫不全症 （severe combined immunodeficiency：SCID）

IL-2，IL-4，IL-7，IL-9，IL-15のレセプターに共通して使われているcommon γ（γc）鎖遺伝子に変異を認める．

①末梢血中のT細胞とNK細胞数は著減している．

②B細胞数は正常であるが，T細胞との相互作用が行えず，B細胞は抗体産生細胞に分化することができない．

③液性免疫と細胞性免疫が両方とも障害されている．

④無〜低γ-グロブリン血症になる．

2．オーメン症候群

ヒトは*RAG*（recombination activation gene）*1/2*とよばれる遺伝子によって遺伝子の再構成を行い，膨大で多様なT細胞受容体や免疫グロブリンを産生するが，オーメン症候群は*RAG1/2*の遺伝子異常で重症複合免疫不全症を起こす．

3．アデノシンデアミナーゼ（ADA）欠損症

*ADA*遺伝子の変異によるADA酵素活性の欠損により，デオキシアデノシンが細胞内で蓄積し，そのリン酸化産物dATPなどが細胞毒性に働いて主に未熟なリンパ球を傷害する．

①末梢血リンパ球のすべてが欠損または著減する．

②T細胞とB細胞の分化障害が起こる．

③無〜低γ-グロブリン血症になる．

4．MHC欠損症

(1) MHCクラスⅠ欠損症

CD8陽性T細胞の減少もしくは欠損による免疫不全症となる．責任遺伝子は*TAP1*，*TAP2*，*TAPBP*である．

(2) MHCクラスII欠損症

CD4陽性T細胞が胸腺でポジティブセレクション(positive selection)を受けられず欠損する.

①免疫グロブリンの低下を認める.

②責任遺伝子は*RFXANK*, *CIITA*, *RFX5*, *RFXAP*である.

3 免疫不全を伴う特徴的な症候群

1. ウィスコット・オルドリッチ(wiskott-aldrich syndrome：WAS)症候群

X染色体上の*WASP*遺伝子の変異によるリンパ系細胞と血小板系細胞に発現するWAS蛋白の欠損である.

①易感染性, 小型血小板を伴う血小板数減少, 湿疹の3兆候を認める.

②T細胞数は減少し, IgM低下, IgAとIgEの上昇も認める.

③NK細胞の機能低下を認める.

2. 毛細血管拡張性運動失調症(ataxia telangiectasia：AT)

常染色体劣性遺伝形式をとり, DNA損傷修復に関与する*ATM*遺伝子変異とATM蛋白発現低下を認める.

①遺伝子の再構成(*V*・*D*・*J*)とクラススイッチの異常を認める.

②T細胞数は減少し, IgG(IgG2), IgA, IgEの低下も認める.

③反復性呼吸器感染症を認める.

④歩行開始とともに進行性の運動失調を認める.

⑤AFPの上昇が特徴である.

3. DiGeorge症候群(胸腺低形成)

胎生期における胸腺の欠損または低形成により, T細胞数の減少および機能低下を呈する.

①染色体(22q11.2)の微細欠失が認められる.

②B細胞数は正常で, 免疫グロブリン値は正常, または減少する.

③副甲状腺低形成により低カルシウム血症を認める.

4 免疫調節障害

1. チェディアック・東(Chédiak-Higashi)症候群

皮膚, 毛髪, 眼の色素脱失(部分的白子症)を伴う先天性免疫不全症で, 白血球の巨大顆粒を認める.

①細胞内蛋白輸送に関わる*CHS1*/*LYST*遺伝子変異を認める．
②適切なリソソームとファゴソームの融合が障害され，殺菌能は低下する．
③好中球の遊走能も低下する．
④NK細胞や細胞傷害性T細胞の顆粒中のパーフォリンやグランザイムの分泌に障害が起こる．

2．X連鎖リンパ増殖症候群（X-linked lymphoproliferative syndrome：XLP）

EBウイルス（Epstein-Barr virus：EBV）による致死的な伝染性単核球症である．

①男児では重症のEBV感染症を発症，または血球貪食症候群を繰り返す．
②SLAM関連蛋白（SAP）をコードする*SH2D1A*または*XIAP*/*BIRC4*遺伝子に変異を認める．
③無～低γ-グロブリン血症になる．

5 食細胞機能不全症

1．慢性肉芽腫症（chronic granulomatous disease：CGD）

NADPHオキシダーゼの欠損により好中球やマクロファージの活性酸素産生障害が起こる．ブドウ球菌や大腸菌の感染が常に起こり，膿瘍や肉芽腫ができやすくなる．

①真菌感染への抵抗力も弱まり，死に至ることも多い．
②活性酸素産生好中球は，正常コントロールの5％未満である．

2．白血球接着不全症（leucocyte-adhesion deficiency：LAD）

インテグリンβ_2（CD18）の欠損による接着障害を起こす．

①責任遺伝子は*INTGB2*である．
②生後早期から細菌感染症を起こす．
③NK細胞や細胞傷害性T細胞の活性不全と，好中球の遊走能，貪食能の低下を認める．

6 補体欠損症

1．遺伝性血管性浮腫（hereditary angioedema：HAE）

C1インヒビター（C1INH）欠損により，補体古典経路のC1qrsの活性化が起こり，C4, C2の分解が過剰に進み，血管透過性が亢進する．

2．発作性夜間ヘモグロビン尿症 (paroxysmal nocturnal hemoglobinuria：PNH)

①GPIアンカー遺伝子*PIG-A*の欠損がある．

②補体制御因子のCD55（decay accelerating factor），CD59（homologous restriction factor）などの糖蛋白を細胞膜につなぎとめるGPI（glycosyl-phosphatidylinositol）の合成障害が起きている．

③赤血球膜の補体制御蛋白が欠損すると，赤血球の補体感受性が亢進して血管内溶血を起こす．

④発作性夜間ヘモグロビン尿症の補助診断としてHam試験を行う．

セルフ・チェック

A　次の文章で正しいものに○，誤っているものに×をつけよ．

	○	×
1. X連鎖無γ-グロブリン血症は，女児にのみ発症する．	□	□
2. 選択的IgA欠損症は，IgMやIgGを産生している．	□	□
3. IgGサブクラス欠損症は，総IgG量が基準値内であっても易感染性を示す．	□	□
4. 分類不能型免疫不全症は，低γ-グロブリン血症を呈する．	□	□
5. MHCクラスII欠損症では，CD8陽性T細胞の減少または欠損により免疫不全症となる．	□	□
6. Wiskott-Aldrich症候群は，X染色体に欠損遺伝子を認める．	□	□
7. 慢性肉芽腫症は，NADPHオキシダーゼの欠損を認める．	□	□
8. チェディアック・東症候群は，リソソームとファゴソームの融合が障害される．	□	□

A　1-×（男児），2-○，3-○，4-○，5-×（MHCクラスI欠損症），6-○，7-○，8-○

9. 遺伝性血管性浮腫（HAE）は，CD55，CD59 の補体制御蛋白を欠損する． □ □

10. 発作性夜間ヘモグロビン尿症（PNH）は，C1 インヒビターを欠損する． □ □

B

1．免疫不全症とその障害の組合せで正しいのはどれか．

- □ ① X 連鎖無 γ - グロブリン血症 —— 細胞性免疫
- □ ② 高 IgM 症候群 —— 細胞性免疫
- □ ③ DiGeorge 症候群 —— 液性免疫
- □ ④ 重症複合免疫不全症 —— 液性免疫と細胞性免疫
- □ ⑤ 慢性肉芽腫症 —— 細胞性免疫

2．細胞性免疫機能が著しく低下するのはどれか．2 つ選べ．

- □ ① アデノシンデアミナーゼ（ADA）欠損症
- □ ② 多発性骨髄腫
- □ ③ X 連鎖無 γ - グロブリン血症
- □ ④ 後天性免疫不全症候群（AIDS）
- □ ⑤ 原発性マクログロブリン血症

3．貪食細胞に機能異常があるのはどれか．2 つ選べ．

- □ ① 高 IgM 症候群
- □ ② 白血球接着不全症
- □ ③ 慢性肉芽腫症
- □ ④ 選択的 IgA 欠損症
- □ ⑤ 遺伝性血管性浮腫（HAE）

4．発作性夜間ヘモグロビン尿症について正しいのはどれか．2 つ選べ．

- □ ① CD4 を欠損している．
- □ ② CD8 を欠損している．
- □ ③ CD55 を欠損している．
- □ ④ Ham 試験は，確定診断法である．
- □ ⑤ GPI アンカー合成の *PIG-A* 遺伝子の欠損である．

9-×（発作性夜間ヘモグロビン尿症），10-×（遺伝性血管性浮腫）

B 1-④（①，②液性免疫，③免疫不全を伴う特徴的な症候群，⑤食細胞の機能障害），2-①と④（②，③，⑤液性免疫），3-②と③（①，④液性免疫，⑤補体欠損症），4-③と⑤（①，②欠損していない，④補助的診断法）

F　アレルギー

学習の目標

- □ Ⅰ型アレルギー（アナフィラキシー型）
- □ Ⅱ型アレルギー（細胞傷害型）
- □ Ⅲ型アレルギー（免疫複合体型）
- □ Ⅳ型アレルギー（遅延型）
- □ 肥満細胞
- □ 脂質メディエータ
- □ 補体古典経路
- □ オプソニン作用
- □ 免疫複合体
- □ T細胞
- □ アナフィラキシーショック
- □ 自己免疫性溶血性貧血
- □ 全身性エリテマトーデス（SLE）
- □ ツベルクリン反応
- □ Basedow病
- □ 皮膚反応
- □ 総IgE定量（RIST）
- □ アレルゲン特異的IgE定量（RAST）
- □ 組織蛍光抗体法
- □ リンパ球細胞傷害性試験

1 アレルギーの機序，分類，疾患（表3-4）

表3-4　アレルギーの機序，分類，疾患

型	作用因子	機序	主な疾患と免疫現象
Ⅰ型（アナフィラキシー型）（即時型）数分～2時間	液性免疫 IgE	①肥満細胞のFcレセプターにIgEが結合→アレルゲンがIgEを架橋→細胞が活性化→ヒスタミンなどの化学伝達物質を放出，ロイコトリエン・プロスタグランジンなどの脂質メディエータを分泌→気管支の収縮，血管透過性の亢進	じんま疹，花粉症，気管支喘息，食物アレルギー，アナフィラキシーショック，アトピー性皮膚炎，アレルギー性鼻炎，アレルギー性結膜炎
Ⅱ型（細胞傷害型）数分～数時間	液性免疫 IgG IgM 補体	①細胞表面の抗原に抗体（IgGなど）が結合→補体古典経路の活性化→細胞溶解 ②細胞表面の抗原に抗体（IgGなど）が結合→オプソニン作用による貪食作用，NK細胞による抗体依存性細胞傷害（ADCC）	自己免疫性溶血性貧血，特発性血小板減少性紫斑病，胎児・新生児溶血性疾患，異型輸血，超急性移植片拒絶反応，重症筋無力症，グッドパスチャー症候群，馬杉腎炎，Basedow病，慢性甲状腺炎

型	作用因子	機序	主な疾患と免疫現象
Ⅲ型（免疫複合体型）数時間	液性免疫 IgG IgM 免疫複合体 補体	①免疫複合体（抗原＋抗体）→補体古典経路の活性化→細胞溶解 ②可溶性抗原に抗体（IgGなど）が結合→免疫複合体が組織に沈着→好中球が組織を細胞傷害	全身性エリテマトーデス（SLE），急性糸球体腎炎，過敏性肺臓炎，血清病，ループス腎炎，IgA腎症，関節リウマチ，Arthus反応，膜性腎症，アレルギー性気管支肺アスペルギルス症
Ⅳ型（ツベルクリン型）（遅延型）24～48時間	細胞性免疫 感作T細胞 マクロファージ	①抗原の侵入→マクロファージによる貪食→ヘルパーT（Th）細胞（CD4）の活性化→ケモカイン・サイトカインの産生→炎症反応 ②抗原の侵入→マクロファージによる貪食→細胞傷害性T（Tc）細胞（CD8）の活性化→組織傷害	接触性皮膚炎，ツベルクリン反応，結核，サルコイドーシス，GVHD，Stevens-Johnson症候群（SJS），中毒性表皮壊死症（TEN）
Ⅴ型	持続性甲状腺刺激物質	①細胞表面の甲状腺刺激ホルモン（TSH）レセプターに抗TSHR抗体が結合→甲状腺機能亢進	Basedow病（Ⅰ～Ⅳ型で分類する場合はⅡ型）

2 即時型アレルギーの検査法（皮膚反応，IgE定量，アレルゲン特異的IgE定量）（表3-5）

表3-5　即時型アレルギーの検査法

型	生体内検査	試験管内検査（血液検査）
Ⅰ型	皮膚反応（皮内テスト，スクラッチテスト，プリックテスト） 誘発試験	総IgE定量（Radio immunosorbent test：RIST） アレルゲン特異的IgE定量（Radio allergosorbent test：RAST） ヒスタミン遊離試験（Histamine Release Test HRT） 好酸球カチオン性蛋白質測定（ECP） TARC検査（thymus and activation-regulateed chemokine）

セルフ・チェック

A 次の文章で正しいものに○，誤っているものに×をつけよ．

	○	×
1. Ⅰ型アレルギーは，IgG抗体が関与する．	□	□
2. Ⅱ型アレルギーは，IgM抗体とIgG抗体が関与する．	□	□
3. Ⅲ型アレルギーは，IgM抗体とIgG抗体が関与する．	□	□
4. Ⅳ型アレルギーは，即時型アレルギーである．	□	□
5. Ⅲ型アレルギーの急性期には，血清中の補体が活性化され補体価(C3, C4, CH_{50})が高値になる．	□	□
6. ロイコトリエンは，Ⅱ型アレルギーにかかわる脂質メディエータである．	□	□
7. Ⅳ型アレルギーは，免疫複合体が関与するアレルギーである．	□	□
8. Basedow病は，Ⅱ型(Ⅴ型)アレルギーである．	□	□
9. Ⅰ型アレルギーの検査には，スクラッチテストとプリックテストがある．	□	□
10. ECP測定は，好酸球カチオン性蛋白質を測定するⅠ型アレルギー検査である．	□	□

A 1-×(IgE抗体)，2-○，3-○，4-×(遅延型)，5-×(低値)，6-×(Ⅰ型)，7-×(Ⅲ型)，8-○(Ⅱ型アレルギーに含まれることが多い)，9-○，10-○

B

1．遅延型アレルギーに最も関与するのはどれか．**2つ選べ．**

□ ① マクロファージ
□ ② T細胞
□ ③ B細胞
□ ④ 好塩基球
□ ⑤ 肥満細胞

2．**誤っている**組合せはどれか．

□ ① Ⅰ型アレルギー —— アナフィラキシーショック
□ ② Ⅱ型アレルギー —— 特発性血小板減少性紫斑病
□ ③ Ⅲ型アレルギー —— ループス腎炎
□ ④ Ⅳ型アレルギー —— 移植片対宿主病（GVHD）
□ ⑤ Ⅳ型アレルギー —— グッドパスチャー（Goodpasture）症候群

3．アレルゲンの同定検査はどれか．**2つ選べ．**

□ ① RAST
□ ② RIST
□ ③ Donath-Landsteiner試験
□ ④ Paul-Bannell反応
□ ⑤ ヒスタミン遊離試験

4．Ⅰ型アレルギーで起こるのはどれか．**2つ選べ．**

□ ① ツベルクリン反応
□ ② 血清病
□ ③ 自己免疫性溶血性貧血
□ ④ 気管支喘息
□ ⑤ じんま疹

B 1-①と②（③，④，⑤はいずれも即時型アレルギーで抗体が関与する），2-⑤〔グッドパスチャー（Goodpasture）症候群はⅡ型〕，3-①と⑤（②総IgE定量，③発作性寒冷ヘモグロビン尿症の検査，④伝染性単核球症の補助診断），4-④と⑤（①Ⅳ型，②Ⅲ型，③Ⅱ型）

5．II型アレルギーで起こるのはどれか．**2つ選べ．**
- □ ① 胎児・新生児溶血性疾患
- □ ② Arthus反応
- □ ③ ツベルクリン反応
- □ ④ アレルギー性鼻炎
- □ ⑤ 重症筋無力症

6．III型アレルギーで起こるのはどれか．**2つ選べ．**
- □ ① 接触性皮膚炎
- □ ② 馬杉腎炎
- □ ③ 急性糸球体腎炎
- □ ④ 全身性エリテマトーデス（SLE）
- □ ⑤ グッドパスチャー症候群

7．IV型アレルギーで起こるのはどれか．**2つ選べ．**
- □ ① 関節リウマチ
- □ ② 結核
- □ ③ Basedow病
- □ ④ サルコイドーシス
- □ ⑤ 異型輸血

8．アレルギーについて**誤っている**のはどれか．
- □ ① I型アレルギーは，肥満細胞の表面に結合しているIgE抗体をアレルゲンが架橋して起こる．
- □ ② I型アレルギーにかかわる肥満細胞は，好塩基球とは別の細胞である．
- □ ③ II型アレルギーは，細胞表面抗原に抗体が結合してオプソニン作用により貪食が促進される．
- □ ④ II型アレルギーには，自己免疫疾患である全身性エリテマトーデス（SLE）がある．
- □ ⑤ IV型アレルギーは，細胞性免疫を主体とした反応である．

5-①と⑤（②III型，③IV型，④I型），6-③と④（①IV型，②，⑤II型），7-②と④（①III型，③II型もしくはV型，⑤II型），8-④（III型）

G 自己免疫

学習の目標

- □ 抗サイログロブリン抗体
- □ 抗TSHレセプター抗体
- □ 抗アセチルコリンレセプター抗体
- □ 抗内因子抗体
- □ 抗赤血球抗体
- □ 抗血小板抗体
- □ 抗ミトコンドリア抗体
- □ 抗糸球体基底膜抗体
- □ Donath-Landsteiner抗体
- □ 抗dsDNA抗体
- □ 抗Sm抗体
- □ 抗Scl-70抗体
- □ 抗セントロメア抗体
- □ 抗Jo-1抗体
- □ 抗RNP抗体
- □ リウマトイド因子
- □ 抗CCP抗体
- □ MPO-ANCA
- □ PR3-ANCA
- □ 抗カルジオリピン抗体
- □ 抗SS-B抗体
- □ 間接蛍光抗体法
- □ 間接凝集法
- □ 酵素抗体法

1 自己免疫疾患の発生機序と分類

自己免疫疾患では，免疫機構になんらかの異常を起こして自己と非自己が認識できなくなり，免疫細胞が自己を攻撃する．

特定の細胞・組織・器官にのみ傷害がみられる臓器特異的自己免疫疾患と，全身に傷害がみられる全身性自己免疫疾患に大別される．

2 自己抗体の種類（表3-6）

各疾患の診断に用いられる自己抗体は以下のとおり．

表3-6 自己抗体の種類

臓器特異的自己免疫疾患	
慢性甲状腺炎（橋本病）	抗サイログロブリン抗体，抗マイクロソーム抗体，抗甲状腺ペルオキシダーゼ抗体
Basedow病	抗サイログロブリン抗体，抗マイクロソーム抗体，抗甲状腺ペルオキシダーゼ抗体，抗TSHレセプター抗体
重症筋無力症	抗アセチルコリンレセプター抗体
悪性貧血	抗内因子抗体，抗胃壁細胞抗体
自己免疫性溶血性貧血	抗赤血球抗体
特発性血小板減少性紫斑病	抗血小板抗体
原発性胆汁性胆管炎	抗ミトコンドリア抗体
自己免疫性肝炎	抗核抗体，抗平滑筋抗体
グッドパスチャー（Good pasture）症候群	抗糸球体基底膜抗体
I型糖尿病	抗GAD抗体
発作性寒冷ヘモグロビン尿症	Donath-Landsteiner（DL）抗体
全身性自己免疫疾患	
全身性エリテマトーデス（SLE）	抗核抗体，抗dsDNA抗体，抗Sm抗体，抗RNP抗体，抗SS-A抗体
全身性強皮症	抗核抗体，抗トポイソメラーゼI（Scl-70）抗体，抗セントロメア抗体
多発性筋炎，皮膚筋炎	抗核抗体，抗ヒスチジルtRNA合成酵素（Jo-1）抗体，抗ARS抗体
混合性結合組織病	抗核抗体，抗RNP抗体
関節リウマチ	リウマトイド因子，抗CCP抗体
顕微鏡的多発血管炎	p-ANCA（MPO-ANCA）
多発血管炎性肉芽腫症	c-ANCA（PR3-ANCA）
抗リン脂質抗体症候群	抗カルジオリピン-β_2-GPI複合体抗体
シェーグレン（Sjögren）症候群	抗核抗体，抗SS-A抗体，抗SS-B抗体，リウマトイド因子

3 自己抗体の検査法

1．関節リウマチ（rheumatoid arthritis：RA）関連抗体

(1) リウマトイド因子の検査

リウマトイド因子（rheumatoid factor：RF）は，ヒトIgGのFc部分に対する自己抗体で，関節リウマチ患者の血清と関節液で陽性率が高

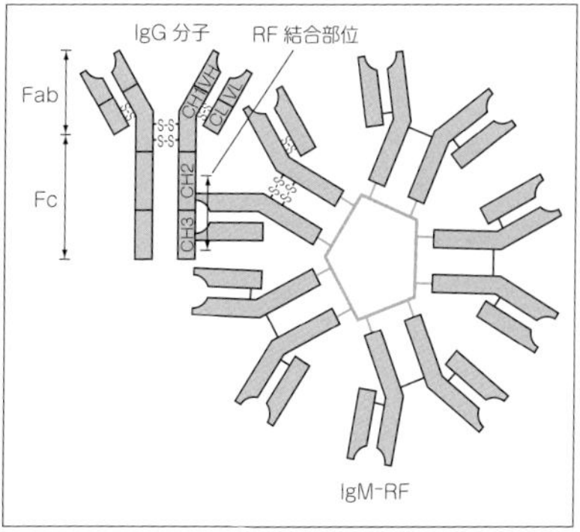

図3-10　リウマトイド因子（RF）の結合部位
（藤田清貴：最新臨床検査学講座 免疫検査学（窪田哲朗・他編），p.199，医歯薬出版，2017）

い（**図3-10**）．

関節リウマチの約70～80％，全身性エリテマトーデス（SLE）の約20～30％，慢性肝炎，肝硬変などの約20～50％，健常成人の数％がIgM-RF陽性になり，高齢になるほど陽性率が高い．活動性の高い関節リウマチや血管炎を伴う関節リウマチは，IgG-RF陽性になる．

シェーグレン（Sjögren）症候群，混合性結合組織病（MCTD）は，IgA-RF陽性になる．

①ワーラー・ローズ（Waaler-Rose）反応：手技の煩雑さから現在は行われていない（**図3-11**）．
②定性法：ラテックス凝集反応が用いられる．
③半定量法：ゼラチン粒子に変性ヒトあるいはウサギIgGを吸着させた間接凝集法（RAPA）が用いられる．
④定量法：免疫比濁法（TIA），ラテックス凝集免疫比濁法（LAIA），ラテックス凝集免疫比ろう法（LNIA），固相酵素免疫測定法（ELISA）が用いられる．

リウマチ熱の原因菌

リウマチ熱は，A群β溶血性連鎖球菌が原因で発症する疾患である．

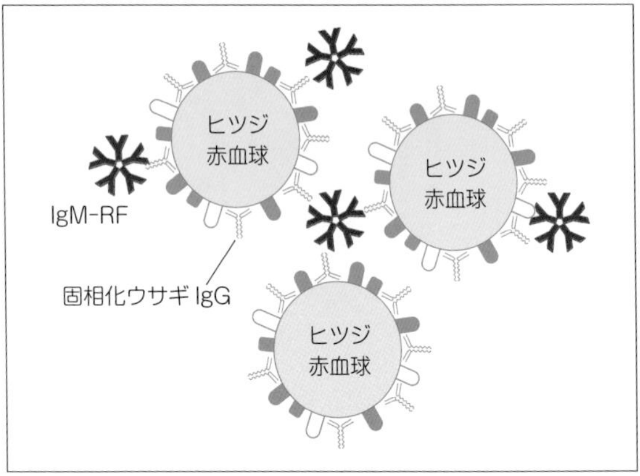

図3-11　Waaler-Rose反応
ヒツジ赤血球にウサギIgGを感作してRFを検出する.
（今福裕司：2. 注目される新マーカーの実力　3）リウマトイド因子の現況. *Medical Technology*, 36(1)：32, 2008を邦訳）

(2) 抗CCP（cyclic citrullinated peptide）抗体の検査

抗CCP抗体はシトルリンを含むペプチドの環状構造と反応する抗体である. 抗CCP抗体は関節リウマチの早期に出現し, リウマトイド因子に比べて特異度が高く, 約90～95%の特異度を有する.

固相酵素免疫測定法（ELISA）や化学発光免疫測定法（CLIA）が用いられる.

2. 抗核抗体（ANA）

①抗核抗体（anti-nuclear antibodies：ANA）：間接蛍光抗体法（IIF）が用いられる.

②間接蛍光抗体法で検出されるANAをFANA（fluorescent ANA）とよぶ.

③FANA陽性の染色パターンは, peripheral（辺縁）型, homogeneous（均質）型, speckled（斑紋）型, nucleolar（核小体）型, centromere（セントロメア）型に分類される（**表3-7, 図3-12**）.

3. 抗DNA抗体

二本鎖DNAと反応する抗dsDNA抗体は, SLEの疾患活動性や腎障害をよく反映する.

①抗DNA抗体の測定法は, RIAやELISAが用いられる.

表3-7　FANA染色パターンと関連する自己抗体

染色パターン	推定される抗体		代表的な疾患
peripheral型 （辺縁型）	抗DNA抗体		SLE
homogeneous型 （均質型）	抗ヒストン抗体		SLE 薬剤誘発性ループス
	抗DNP抗体		SLE
speckled型 （斑紋型）	抗ENA抗体	U1-RNP	MCTD, SLE, SSc
		Sm	SLE
		SS-A/Ro, SS-B/La	SS
		Scl-70	SSc（びまん性）
nucleolar型 （核小体型）	抗核小体抗体	RNA，リボゾーム	SSc
centromere型 （セントロメア型）	抗セントロメア抗体		SSc（限局性） CREST症候群

SLE：全身性エリテマトーデス，RA：関節リウマチ，MCTD：混合性結合組織病，SS：Sjögren症候群，SSc：全身性強皮症，DNP：deoxyribonucleoprotein，ENA：extractable nuclear antigen

（窪田哲朗：最新臨床検査学講座 免疫検査学（窪田哲朗・他編）．p.204，医歯薬出版，2017を改変）

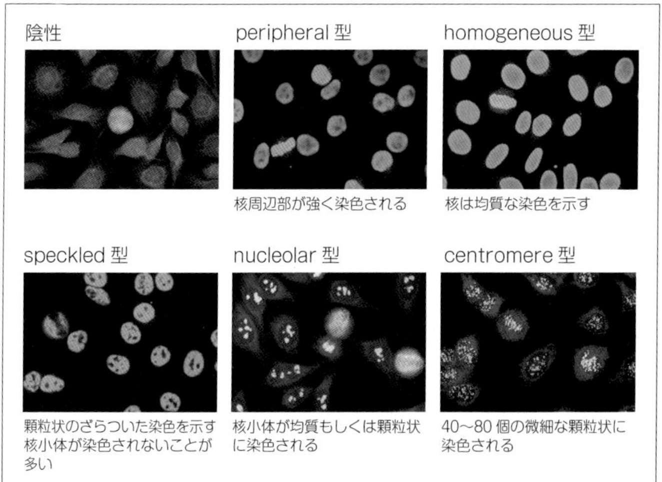

図3-12　間接蛍光抗体法によるFANAの染色パターン

（株式会社医学生物研究所 HP：https://ivd.mbl.co.jp/diagnostics/ana/pattern.html より）

②RIAとELISAで結果が乖離した場合は，原因として抗体の親和性が低いことや，免疫グロブリンクラスの違いなどが考えられる．

4．抗ENA抗体

ENA（extractable nuclear antigens）は，細胞核からリン酸緩衝生理食塩水で抽出できる可溶性核抗原である．

①間接蛍光抗体法の染色型がspeckled型を示す抗核抗体の対応抗原である．

②抗ENA抗体の検出・同定法は，二重免疫拡散法とELISA法が用いられる．

a）二重免疫拡散法：特異性に優れ，手技も簡単で，スクリーニング検査として利用される．

b）ELISA：二重免疫拡散法に比べ短時間に多数検体が測定でき，自動化が可能である．感度も高く，定量的な値が得られる．

5．抗ミトコンドリア抗体

①原発性胆汁性胆管炎に90％以上の高頻度で出現する自己抗体である．

②検査法は，間接蛍光抗体法，ELISA，ウエスタンブロット法が用いられる．

6．甲状腺自己抗体

(1) 抗サイログロブリン抗体

①橋本病やBasedow病などの自己免疫性甲状腺疾患で高い陽性率を示す．

②検査法は，PA法やECLIA法が用いられる．

(2) 抗マイクロソーム抗体

①甲状腺組織から得られたマイクロソーム分画に含まれる甲状腺ペルオキシダーゼに対する抗体である．

②検査法は，PA法やECLIA法が用いられる．

(3) 抗TSHレセプター抗体

①甲状腺刺激ホルモン（TSH）レセプターと反応する抗体である．

②検査法は，ECLIA法が用いられる．

7．Donath-Landsteiner抗体

発作性寒冷ヘモグロビン尿症は，二相性のDonath-Landsteiner（DL）抗体が病因になる．

①DL抗体は，ポリクローナルIgG抗体で，低力価でも赤血球を破壊する強力な溶血素である．低温下で赤血球に結合し，温度上昇

により補体を活性化して溶血を起こす抗体である．

②DL抗体は，血液型のP抗原に対して特異性をもつ．

セルフ・チェック

A 次の文章で正しいものに○，誤っているものに×をつけよ．

	○	×
1. リウマトイド因子は，ヒトIgGに対する自己抗体である．	□	□
2. 間接凝集法で検出されるリウマトイド因子は，主にIgGである．	□	□
3. 慢性甲状腺炎では，自己抗体として抗サイログロブリン抗体が検出される．	□	□
4. 悪性貧血では，自己抗体として抗内因子抗体が検出される．	□	□
5. 自己免疫性溶血性貧血では，自己抗体として抗血小板抗体が検出される．	□	□
6. グッドパスチャー(Goodpasture)症候群では，自己抗体として抗糸球体基底膜抗体が検出される．	□	□
7. 発作性夜間ヘモグロビン尿症では，自己抗体としてDonath-Landsteiner(DL)抗体が検出される．	□	□
8. 全身性エリテマトーデス(SLE)では，自己抗体による免疫複合体の形成により補体が消費され低値を示す．	□	□
9. 全身性強皮症では，自己抗体として抗Jo-1抗体が検出される．	□	□
10. 多発性筋炎では，自己抗体として抗Scl-70抗体が検出される．	□	□
11. 混合性結合組織病では，自己抗体として抗U1-RNP抗体が検出される．	□	□

A 1-○，2-×(IgM)，3-○，4-○，5-×(抗赤血球抗体)，6-○，7-×(発作性寒冷ヘモグロビン尿症)，8-○，9-×(抗Scl-70抗体)，10-×(抗Jo-1抗体)，11-○

12. 抗リン脂質抗体症候群では，自己抗体として
抗カルジオリピン-β_2-GPI複合体抗体が検出される．　□　□

13. シェーグレン（Sjögren）症候群では，自己抗体として
抗SS-B抗体が検出される．　□　□

B

1．関節リウマチの診断に用いられるのはどれか．**2つ選べ．**
- □　① 抗SS-A抗体
- □　② 抗SS-B抗体
- □　③ 抗CCP抗体
- □　④ リウマトイド因子
- □　⑤ 抗カルジオリピン-β_2-GPI複合体抗体

2．自己免疫疾患について正しいのはどれか．**2つ選べ．**
- □　① 全身性エリテマトーデス（SLE）の診断には，抗dsDNA抗体を用いる．
- □　② 抗リン脂質抗体は，抗核抗体である．
- □　③ リウマトイド因子は，IgGのFc部分に対する自己抗体である．
- □　④ シェーグレン（Sjögren）症候群では，抗セントロメア抗体が検出される．
- □　⑤ 橋本病では，抗ミトコンドリア抗体が検出される．

3．抗セントロメア抗体が診断に有用なのはどれか．
- □　① 関節リウマチ
- □　② 全身性エリテマトーデス（SLE）
- □　③ シェーグレン（Sjögren）症候群
- □　④ 多発性筋炎
- □　⑤ CREST症候群

12-○，13-○

B　1-③と④〔①シェーグレン（Sjögren）症候群や全身性エリテマトーデス（SLE），②シェーグレン（Sjögren）症候群，⑤抗リン脂質抗体症候群〕，2-①と③（②抗リン脂質抗体はカルジオリピンなどと反応する抗体，④抗SS-B抗体，⑤抗サイログロブリン抗体），3-⑤（①抗CCP抗体やリウマトイド因子，②抗dsDNA抗体や抗Sm抗体，③抗SS-B抗体，④抗Jo-1抗体）

4．自己抗体と特異性の高い自己免疫疾患の組合せで正しいのはどれか．

☐ ① 抗ミトコンドリア抗体 —— 原発性胆汁性胆管炎
☐ ② 抗Scl-70抗体 —— 全身性エリテマトーデス（SLE）
☐ ③ 抗SS-A抗体 —— 自己免疫性肝炎
☐ ④ 抗CCP抗体 —— シェーグレン（Sjögren）症候群
☐ ⑤ 抗TSHレセプター抗体 —— 重症筋無力症

5．抗受容体（レセプター）抗体により発生する自己免疫疾患はどれか．**2つ選べ**．

☐ ① Basedow病
☐ ② 原発性胆汁性胆管炎
☐ ③ 特発性血小板減少性紫斑病
☐ ④ 自己免疫性溶血性貧血
☐ ⑤ 重症筋無力症

6．Basedow病の診断に有用なのはどれか．

☐ ① 抗内因子抗体
☐ ② 抗ミトコンドリア抗体
☐ ③ 抗T3抗体
☐ ④ 抗T4抗体
☐ ⑤ 抗TSHレセプター抗体

7．間接蛍光抗体法による抗核抗体検査で辺縁（peripheral）型の染色パターンを示すのはどれか．

☐ ① 抗SS-A抗体
☐ ② 抗dsDNA抗体
☐ ③ 抗U1-RNP抗体
☐ ④ 抗Scl-70抗体
☐ ⑤ 抗Sm抗体

4-①〔②全身性強皮症，③シェーグレン（Sjögren）症候群や全身性エリテマトーデス，④関節リウマチ，⑤Basedow病〕，5-①と⑤（②抗ミトコンドリア抗体，③抗血小板抗体，④抗赤血球抗体），6-⑤（①悪性貧血，②原発性胆汁性胆管炎，③T3に対する自己抗体，④T4に対する自己抗体），7-②〔①，③，④，⑤斑紋型（speckled）型〕

8．45歳，女性．初発症状として発熱，関節痛，皮膚症状として蝶形紅斑が認められた．血液検査では，リンパ球の減少，間接抗グロブリン試験陽性を示し，自己抗体として抗DNA抗体が検出された．
考えられる疾患はどれか．
- ☐ ① 多発性筋炎
- ☐ ② 皮膚筋炎
- ☐ ③ 全身性エリテマトーデス（SLE）
- ☐ ④ 全身性強皮症
- ☐ ⑤ 混合性結合組織病

9．寒冷凝集反応が陽性になるのはどれか．
- ☐ ① マイコプラズマ肺炎
- ☐ ② 発作性夜間ヘモグロビン尿症
- ☐ ③ 特発性血小板減少性紫斑病
- ☐ ④ 悪性貧血
- ☐ ⑤ 多発血管炎性肉芽腫症

10．リウマトイド因子（RF）で正しいのはどれか．**2つ選べ．**
- ☐ ① 関節リウマチでは，98％以上が陽性になる．
- ☐ ② Waaler-Rose反応で検出される．
- ☐ ③ IgGのFab部分に対する自己抗体である．
- ☐ ④ ラテックス凝集反応で検出される．
- ☐ ⑤ リウマチ熱で特異的に検出される．

11．赤血球に対する自己抗体を検出する方法はどれか．
- ☐ ① Donath-Landsteiner反応
- ☐ ② Paul-Bunnell 反応
- ☐ ③ 混合受身赤血球凝集（MPHA）法
- ☐ ④ 赤血球凝集抑制反応（HI）
- ☐ ⑤ 補体結合反応（CF）

8-③，9-①，10-②と④（①約70～80％，③Fc部分，⑤リウマチ熱はA群β溶血性連鎖球菌が原因で発症する），11-①（②伝染性単核球症の補助診断，③血小板抗体の検査，④，⑤ウイルス感染症の抗体検査）

12. 臓器特異的な自己免疫疾患はどれか.
- □ ① 多発性筋炎
- □ ② 混合性結合組織病
- □ ③ 橋本病
- □ ④ 関節リウマチ
- □ ⑤ 多発血管炎性肉芽腫症

13. 全身性自己免疫疾患はどれか.
- □ ① 自己免疫性溶血性貧血
- □ ② 悪性貧血
- □ ③ 特発性血小板減少性紫斑病
- □ ④ グッドパスチャー(Goodpasture)症候群
- □ ⑤ シェーグレン(Sjögren)症候群

12-③(①, ②, ④, ⑤全身性自己免疫疾患), 13-⑤(①, ②, ③, ④臓器特異的自己免疫疾患)

H　炎症と急性期蛋白

学習の目標

- □ 炎症性サイトカイン
- □ IL-1
- □ IL-6
- □ TNF-α
- □ TNF-β
- □ C反応性蛋白（CRP）
- □ 血清アミロイドA蛋白（SAA）
- □ ハプトグロビン
- □ α_1-アンチトリプシン
- □ α_1-アンチキモトリプシン
- □ α_1-酸性糖蛋白
- □ セルロプラスミン
- □ 補体C3，C4
- □ アルブミン
- □ トランスサイレチン
- □ トランスフェリン

1　炎症性サイトカイン

主な炎症性サイトカインとして，IL-1，IL-6，TNF-αなどがある．一方，炎症を抑制する抗炎症性サイトカインとして，IL-10，TGF-βなどがある．

1．腫瘍壊死因子（tumor necrosis factor：TNF）

①TNF-αとTNF-βがあり，主な産生細胞は，TNF-αがマクロファージで，TNF-βはT細胞である．

②TNF-αとTNF-β双方がともに強い抗腫瘍活性を示す．腫瘍細胞のアポトーシスを誘導する．

③TNFの主な作用は，内皮細胞に接着因子を発現させ，白血球を結合させて遊走させることである．

④TNFはマクロファージにも作用してケモカインを産生させ，白血球を炎症の場へ導く．

2　C反応性蛋白（C-reactive protein：CRP）

C反応性蛋白（CRP）は病原体の侵入や組織破壊による炎症で，血清中で増加する急性期蛋白の代表的な成分である．

①侵入した病原体をマクロファージが貪食すると，マクロファージからIL-1，IL-6，TNF-αなどの炎症性サイトカインが遊離される．

②炎症性サイトカインの刺激によって，主に肝臓でCRPが産生され増加する．

③オプソニン作用があり，好中球やマクロファージの貪食作用を促進し，生体防御に関与する．

④ヒトでは，CRPと血清アミロイドA蛋白（serum amyloid A：SAA）が最も鋭敏に反応し，12時間以内に血中で増加する．

⑤炎症，悪性腫瘍などの組織損傷をきたす疾患の有無，疾患の重症度，治療効果，予後の判定などに用いる．

⑥検査は従来免疫比濁法やラテックス凝集免疫比濁法が用いられていたが，最近ではラテックス凝集免疫比ろう法も用いられている．

3 その他の急性期蛋白（図3-13）

①急性炎症で増加するその他の急性期蛋白として，α_1-アンチトリプシン，α_1-アンチキモトリプシン，α_1-酸性糖蛋白，ハプトグロビン，セルロプラスミンがある．補体C3とC4も上昇する．

②組織の損傷があるとマクロファージを中心に白血球の浸潤が起こり，サイトカインと総称される活性蛋白が産生される．

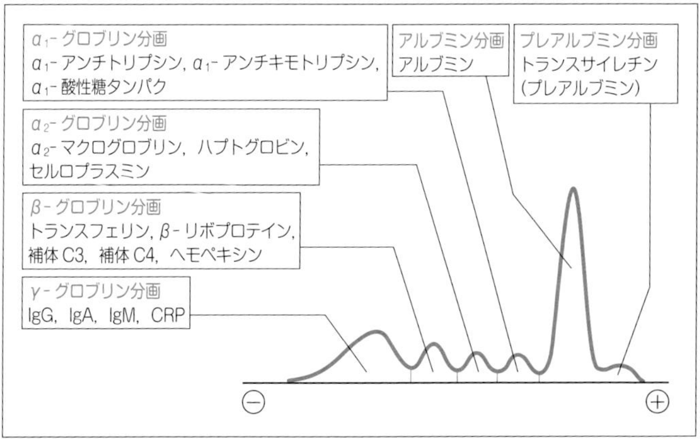

図3-13　血清蛋白の分画パターン

③IL-1, IL-6，腫瘍壊死因子（TNF）は，T細胞の活性化，発熱などの生物学的活性を有する．

④急性炎症で肝臓での合成が低下する物質：アルブミン，トランスサイレチン（プレアルブミン），トランスフェリン．

アルブミンが急性炎症時に低下する理由

サイトカインがアルブミンの合成を抑制し，分解を促進するためである．炎症が起こると血管の透過性が亢進して，血管外にアルブミンが漏れ出してしまうことも原因の一つである．

トランスフェリンが急性炎症時に低下する理由

炎症性サイトカインの刺激によりフェリチンの産生が増加し，細胞内の鉄が増加してトランスフェリン産生は低下する．トランスフェリンはアルブミンより低分子であり，腎臓からも排泄される．

セルフ・チェック

A 次の文章で正しいものに○，誤っているものに×をつけよ．

	○	×
1. IFN-γは，ヘルパーT細胞から産生される．	□	□
2. IFN-γは，マクロファージを活性化する．	□	□
3. IL-4は，Th1細胞への分化を促進する．	□	□
4. IL-12は，Th2細胞への分化を促進する．	□	□
5. CRPは，炎症性サイトカインで誘導される．	□	□
6. CRPは，病原体の侵入や組織の変性・壊死ですみやかに増加する．	□	□
7. SAA（serum amyloid A）は，急性期蛋白である．	□	□

B

1．炎症で血中濃度が低下するのはどれか．

□ ① 補体C3
□ ② CRP
□ ③ α_1-酸性糖蛋白
□ ④ α_1-アンチトリプシン
□ ⑤ トランスサイレチン

2．炎症で血中濃度が増加するのはどれか．2つ選べ．

□ ① アルブミン
□ ② ハプトグロビン
□ ③ トランスサイレチン
□ ④ トランスフェリン
□ ⑤ セルロプラスミン

A 1-○，2-○，3-×（Th2細胞），4-×（Th1細胞），5-○，6-○，7-○

B 1-⑤（①〜④は増加），2-②と⑤（①，③，④は低下する）

3．免疫電気泳動でα_2-グロブリン分画に認められる急性期蛋白はどれか．**2つ選べ．**

- □ ① ハプトグロビン
- □ ② セルロプラスミン
- □ ③ トランスサイレチン
- □ ④ トランスフェリン
- □ ⑤ 補体C3

4．免疫電気泳動でβ-グロブリン分画に認められる急性期蛋白はどれか．**2つ選べ．**

- □ ① ハプトグロビン
- □ ② セルロプラスミン
- □ ③ トランスサイレチン
- □ ④ 補体C3
- □ ⑤ 補体C4

5．C反応性蛋白（CRP）の産生を促すのはどれか．**2つ選べ．**

- □ ① インターロイキン-2（IL-2）
- □ ② インターロイキン-5（IL-5）
- □ ③ インターロイキン-6（IL-6）
- □ ④ インターロイキン-10（IL-10）
- □ ⑤ 腫瘍壊死因子（TNF）

6．C反応性蛋白（CRP）について正しいのはどれか．**2つ選べ．**

- □ ① 主に肝臓で産生される．
- □ ② 間接蛍光抗体法で検査する．
- □ ③ 形質細胞から産生される．
- □ ④ 健常人では陰性である．
- □ ⑤ オプソニン作用がある．

3-①と②（③プレアルブミン分画，④，⑤β-グロブリン分画），4-④と⑤（①と②α_2-グロブリン分画，③プレアルブミン分画），5-③と⑤，6-①と⑤（②ラテックス凝集免疫比濁法やラテックス凝集免疫比ろう法で検査する，③肝臓で産生される，④健常人にも微量に存在する）

I　異常免疫グロブリン症

学習の目標

- □ 多発性骨髄腫
- □ 原発性マクログロブリン血症
- □ MGUS
- □ H鎖病
- □ 全身性エリテマトーデス(SLE)
- □ 血管免疫芽球性T細胞リンパ腫
- □ キャッスルマン病
- □ Bence Jones蛋白
- □ クリオグロブリン

1　単クローン性および多クローン性の高免疫グロブリン血症

1．単クローン性の高免疫グロブリン血症(monoclonal hyperimmunoglobulinemia：M蛋白血症)

(1) 多発性骨髄腫(multiple myeloma)

①腫瘍化した形質細胞が単クローン性に増殖する疾患である．産生する免疫グロブリンの種類により，IgG型，IgA型，IgD型，IgE型，Bence Jones蛋白型がある．

②腫瘍細胞は，骨髄内で増殖し骨破壊を引き起こす．

③汎血球減少による貧血，出血傾向，易感染性の症状，赤沈亢進，高カルシウム血症，腎機能障害，アミロイドーシス，過粘稠度症候群などを認める．

④血清粘度が高くなり連銭形成を認める．

(2) 原発性マクログロブリン血症

①IgMを産生するB細胞および形質細胞が単クローン性に増殖する疾患である．

②多発性骨髄腫に比べて骨や腎臓の病変は少ない．

③血清粘度が高くなり連銭形成を認める．

(3) MGUS（monoclonal gammopathy of undetermined significance）

①骨髄中の形質細胞数が10％未満で，M蛋白量が3 g/dL未満である状態をいう．基礎疾患を認めず，特に臓器障害もみられない．

②発生率は，60歳以上で1％以上だが，年齢とともに増加する．

③多発性骨髄腫，原発性マクログロブリン血症などの発症リスクがあるため経過観察が必要である．

(4) H鎖病（heavy chain disease）

①H鎖のみを産生するB細胞および形質細胞の単クローン性腫瘍性増殖によって発症する．α鎖病が多く，次いでγ鎖病・μ鎖病の順でみられる．

②H鎖は可変部などを欠損した不完全な構造であることが多く，L鎖は伴わない．

2．多クローン性の高免疫グロブリン血症（polyclonal hyperimmunoglobulinemia）

(1) 慢性肝疾患

(2) 悪性腫瘍

(3) 全身性エリテマトーデス（SLE）

全身性自己免疫疾患で，初発症状としては発熱，関節痛，皮膚症状，レイノー現象などがみられる．

①皮膚症状では蝶形紅斑が特徴的であるが，脱毛や光線過敏症もよく認められる．

②内臓病変としては，胸膜炎，心外膜炎，糸球体腎炎（ループス腎炎），中枢神経症状（CNSループス）などをきたす．

③血液検査では，リンパ球減少を認めることが多い．

④直接抗グロブリン試験陽性の自己免疫性溶血性貧血で，自己免疫性血小板減少を認めることもある．

(4) 血管免疫芽球性T細胞リンパ腫（angioimmunoblastic T-cell lymphoma：AITL）

末梢性T細胞リンパ腫の一病型で，リンパ節腫脹，肝脾腫，発熱，体重減少などの全身症状を伴う．

①直接抗グロブリン試験陽性の自己免疫性溶血性貧血，寒冷凝集素症，クリオグロブリン血症を認める．

②他の自己免疫疾患を合併する頻度も高い．

(5) キャッスルマン病（Castleman's disease）

多クローン性の高γ-グロブリン血症を特徴とするリンパ増殖性疾

患である．リンパ節腫脹，肝脾腫，発熱，倦怠感，貧血，胸水，腹水などがみられる．

①血液検査では，小球性・正球性の貧血，高CRP血症がみられる．

2 Bence Jones蛋白（Bence Jones protein：BJP）

尿中にBence Jones蛋白（BJP）が認められた場合，多発性骨髄腫や原発性アミロイドーシスが強く疑われる．BJPは分子量が小さく，糸球体を通過して尿中に排出されるため血液中には少ない．

①BJPは多発性骨髄腫の尿中に60％程度みられるM蛋白である．ほとんどは二量体として合成・分泌され，分子量が小さいので尿中へ排出されやすい．

②L鎖（κ型またはλ型）のみが産生される．

③血清を56～60℃で熱処理すると混濁するが，100℃付近で再溶解する．

④腎機能障害を伴うことが多い．

3 クリオグロブリン

多発性骨髄腫や原発性マクログロブリン血症などの免疫グロブリン異常症，自己免疫疾患，C型肝炎ウイルス感染者にみられる温度依存性のM蛋白である．

①血清を低温（4℃）で保存すると白色沈殿またはゲル化するが，37℃に温めると再溶解する．

②可逆的変化を示す．

③タイプI，タイプII，タイプIIIの3タイプに分類される．

セルフ・チェック

A 次の文章で正しいものに○，誤っているものに×をつけよ．

	○	×
1. 多発性骨髄腫は，IgMを産生するB細胞の腫瘍化による疾患である．	□	□
2. 多発性骨髄腫では，血清粘度が高くなり連銭形成を認める．	□	□
3. 原発性マクログロブリン血症は，産生する免疫グロブリンの種類により，IgG型，IgA型，IgD型，IgE型がある．	□	□
4. MGUSは，骨髄中の形質細胞数が10％以上である．	□	□
5. H鎖病には，α鎖病・γ鎖病・μ鎖病などがある．	□	□
6. 全身性エリテマトーデス（SLE）は，多クローン性の高γ-グロブリン血症である．	□	□
7. 血管免疫芽球性T細胞リンパ腫では，クリオグロブリン血症を認める．	□	□
8. キャッスルマン病は，多クローン性の高γ-グロブリン血症である．	□	□
9. Bence Jones蛋白は，多発性骨髄腫の尿中に90％以上みられるM蛋白である．	□	□
10. クリオグロブリンは，多発性骨髄腫や原発性マクログロブリン血症などに認められる．	□	□
11. クリオグロブリンは，血清を低温（0～4℃）で保存するとみられる白色沈殿物である．	□	□

A 1-×（原発性マクログロブリン血症），2-○，3-×（多発性骨髄腫），4-×（10％未満），5-○，6-○，7-○，8-○，9-×（60％程度），10-○，11-○

B

1．クリオグロブリンについて**誤っている**のはどれか．
- □ ① 37℃加温でゲル化する．
- □ ② 低温（4℃）で白色沈殿がみられる．
- □ ③ M蛋白型が存在する．
- □ ④ 白色沈殿およびゲル化は，可逆的な変化である．
- □ ⑤ C型肝炎で陽性率が高い．

2．クリオグロブリンと関連の深い検査所見はどれか．
- □ ① HAV抗体陽性
- □ ② HBs抗体陽性
- □ ③ HCV抗体陽性
- □ ④ HIV抗体陽性
- □ ⑤ HTLV-1抗体陽性

3．多クローン性高γ-グロブリン血症をきたすのはどれか．
- □ ① ネフローゼ症候群
- □ ② クッシング（Cushing）症候群
- □ ③ 肝硬変
- □ ④ 原発性マクログロブリン血症
- □ ⑤ 多発性骨髄腫

4．Bence Jones蛋白について正しいのはどれか．**2つ選べ**．
- □ ① 補体結合性をもつ．
- □ ② 56～60℃の熱処理で混濁し，100℃付近で再溶解する．
- □ ③ 抗Fc抗体と反応する．
- □ ④ 単クローン性の遊離L鎖である．
- □ ⑤ 定常部ドメインは4個からなる．

B 1-①（沈殿物は再溶解する），2-③（C型肝炎による慢性肝障害の患者血清を低温にすることで生じる），3-③（①腎疾患および膠原病など，②内分泌疾患，④，⑤単クローン性），4-②と④（①，③，⑤H鎖）

5．Bence Jones蛋白について**誤っている**のはどれか．

- □ ① 多発性骨髄腫の尿中には，60％程度認められる．
- □ ② 原発性アミロイドーシスが疑われる．
- □ ③ M蛋白である．
- □ ④ ほとんどは分子量の小さい2量体として存在し，尿中に排泄される．
- □ ⑤ 免疫グロブリンH鎖の一部分である．

5-⑤（L鎖）

4　免疫検査の基礎知識と技術

A　抗体の作製

学習の目標

□ アジュバント
□ リポ多糖(LPS)
□ アルミニウム塩
□ モノクローナル抗体
□ ハイブリドーマ
□ 形質細胞腫
□ クローニング
□ アフィニティクロマトグラフィ
□ Protein A
□ Protein G

1 抗血清の作り方

1．動物への免疫

動物にある抗原を免疫して抗血清(抗体)を作製する際は，抗原の免疫原性・投与量・投与回数・免疫期間・アジュバント(免疫賦活剤)の使用などを考慮して，特異性と高抗体価を得る必要がある.

2．アジュバントとは

①アジュバントは，免疫原となる抗原に混合して注射すると免疫応答を増強させる.

②フロイントアジュバントは，抗体産生における免疫原の注入に際して，抗原と油中水型エマルジョンの形成に用いられ，免疫動物において抗原をゆっくりと放出させ，強力かつ長期間にわたり持続的な免疫応答を促進する.

③また，抗原の一部成分を精製して接種するワクチンは，一般的に効き目が弱いので，免疫原性をより強くし，ワクチンの効果を高めるためにアジュバントを一緒に投与する.

④アジュバントとしては，結核菌や百日咳菌の死菌・細菌のリポ多糖(Lipopolysaccharide：LPS)などの細菌成分を用いたものもあるが，アルミニウム塩(水酸化アルミニウム)がよく用いられる.

⑤アジュバントは，ジフテリア，百日咳，破傷風，ヒトパピローマ

ウイルス(HPV)，肺炎球菌，B型肝炎，インフルエンザなどのワクチンに使用される．

2 モノクローナル抗体作製技術(図4-1)

①マウスなどの免疫動物に抗原を2～3回投与した後，動物の脾臓またはリンパ節からB細胞を取り出して，それに形質細胞腫をポリエチレングリコールを用いて融合させることにより，B細胞の抗体産生能と形質細胞腫の増殖能とを兼ね備えた融合細胞(ハイブリドーマ)が作製される．この過程は通常4～6か月を要する．

②ハイブリドーマは，抗体を産生しながら半永久的に増殖するので，HAT選択培地で細胞を増やしてその培養上清から抗体を精製し，モノクローナル抗体を安定的に得ることができる．

③クローニング(限界希釈法)という方法で，ハイブリドーマのなかから，親和性や特異性に優れたモノクローナル抗体を産生する細胞を選択することが重要である．

3 免疫グロブリンの分離，精製

1．ハイブリドーマを樹立した後の流れ

一般的に①遠心分離・フィルター濾過，②アフィニティクロマトグラフィ，③ゲル濾過クロマトグラフィなどを行い目的の抗体を高純度に精製する．

2．Protein A/Gのアフィニティクロマトグラフィ(図4-2)

①Protein AまたはProtein Gを結合した粒子が充填されたカラムを用いてIgGを精製する．

②Protein Aは黄色ブドウ球菌の細胞壁蛋白質，Protein GはG群溶血性連鎖球菌の細胞壁から分離した蛋白質である．

③Protein A/GはIgGのFc部分に特異的に結合する蛋白質である．

④Protein AとProtein Gは，動物種やサブクラスによる免疫グロブリンへの結合力が異なる．

3．抗原アフィニティ精製(図4-3)

①免疫した抗原と同じ抗原を結合した粒子が充填されたカラムを用いて，抗原に結合するIgGを精製する．

②IgGのFab部分が粒子上の抗原に結合する．

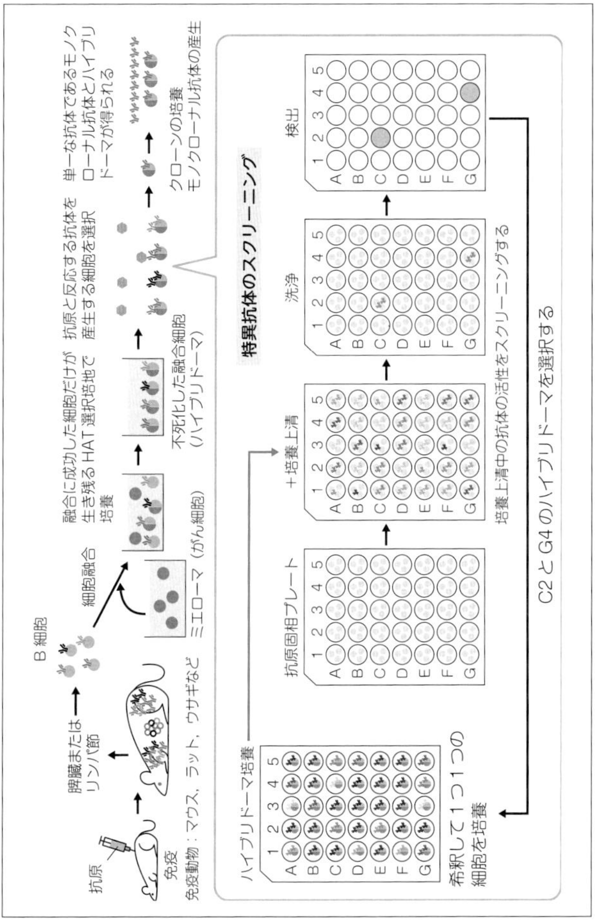

図 4-1　モノクローナル抗体作製方法の概要
（株式会社医学生物学研究所 HP：https://ruo.mbl.co.jp/bio/support/method/antibody-production.html）

アフィニティ担体の選択

ハイブリドーマ細胞培養上清はIgG以外の蛋白質をほとんど含まないので，Protein AやProtein Gをリガンドとしたアフィニティクロマトグラフィにより，ワンステップで高純度な抗体を精製することができる．

マウス由来のモノクローナルIgGはProtein AよりもProtein Gに強い親和性を示すため，精製に用いるアフィニティ担体としてはProtein Gが推奨される．

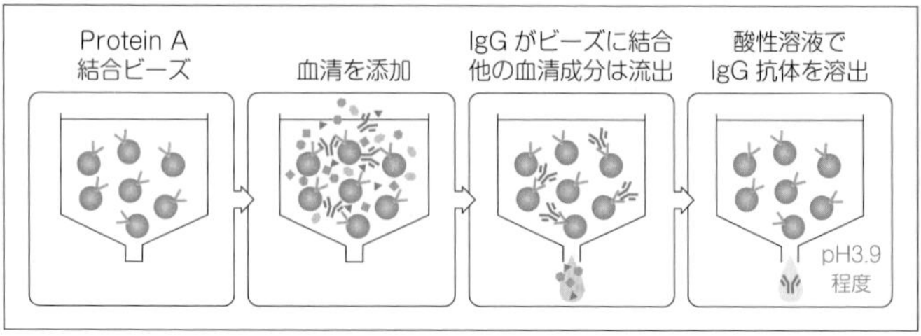

図4-2　Protein Aを用いた抗体精製

（株式会社医学生物学研究所HP：https://ruo.mbl.co.jp/bio/support/method/antibody-production.html）

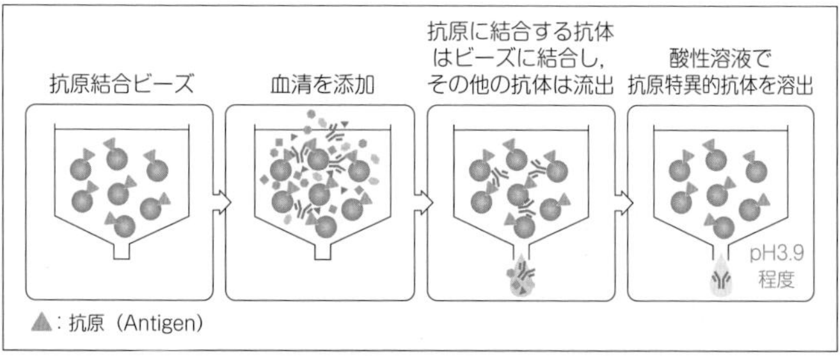

図4-3　抗原アフィニティ精製

（株式会社医学生物学研究所HP：https://ruo.mbl.co.jp/bio/support/method/antibody-production.html）

③Protein A/Gのアフィニティクロマトグラフィより，抗原に結合する特異的抗体の回収率は高いが，回収できる抗体の絶対量は少なくなる．

モノクローナル抗体の特性

①細胞工学的手法でつくられる．
②1つのB細胞クローンのみに由来する均一な抗体である．
③1つの抗原決定基（エピトープ）に対する抗体で交差反応性はない．
④臨床検査や研究用の試薬として利用されている（例：リンパ球サブセットの抗体試薬など）．
⑤M蛋白血症は，体内で特定の抗体産生クローンが増殖する．

セルフ・チェック

A 次の文章で正しいものに○，誤っているものに×をつけよ．

	○	×
1. アジュバントとは，免疫賦活剤のことである．	□	□
2. フロイントアジュバントは，抗原と油中水型エマルジョンの形成に用いられる．	□	□
3. エピトープとは，抗原決定基のことである．	□	□
4. 融合細胞（ハイブリドーマ）を作製すると，約1年間は安定したモノクローナル抗体を得ることができる．	□	□
5. クローニングとは，限界希釈法のことである．	□	□
6. 融合細胞（ハイブリドーマ）は，HAT選択培地で培養する．	□	□
7. モノクローナル抗体は，リンパ球サブセットの抗体試薬として用いられる．	□	□

B

1．アジュバントについて**誤っている**のはどれか．

□ ① アジュバントは，単独で抗体産生させることができる．

□ ② アジュバントは，抗原と一緒に投与すると免疫応答を増強させる．

□ ③ フロイントアジュバントは，長期間にわたり持続的な免疫応答を促進させる．

□ ④ アジュバントは，ワクチンと一緒に投与すると効果が高くなる．

□ ⑤ アルミニウム塩がよく用いられる．

A 1-○，2-○，3-○，4-×（半永久的に），5-○，6-○，7-○

B 1-①（免疫原と一緒に投与する）

2．モノクローナル抗体について正しいのはどれか．**2つ選べ．**

- □ ① 動物に抗原を免疫してから通常4週間で作製できる．
- □ ② IgGのサブクラスは同一である．
- □ ③ 交差反応性を有する．
- □ ④ 1つの抗原決定基に対する抗体である．
- □ ⑤ T細胞とB細胞の融合細胞（ハイブリドーマ）から作製する．

3．Protein A/Gのアフィニティクロマトグラフィについて**誤っている**のはどれか．

- □ ① Protein Aは，黄色ブドウ球菌の細胞壁蛋白質である．
- □ ② Protein Gは，G群溶血性連鎖球菌の細胞壁から分離した蛋白質である．
- □ ③ モノクローナルIgGは，Protein AよりもProtein Gに強い親和性を示す．
- □ ④ Protein A/Gは，モノクローナルIgGのFab部位と特異的に結合する．
- □ ⑤ Protein A/Gは，抗原アフィニティ精製に比べて，抗体の回収率が高い．

2-②と④〔①4～6か月，③有さない，⑤骨髄腫細胞（ミエローマ）〕，**3**-④（Fc部分）

B　免疫器具・機器の取扱い

学習の目標

- □ 蛍光顕微鏡
- □ CCDカメラ
- □ フローサイトメータ
- □ CD抗原
- □ FITC・PE
- □ 前方散乱光（FSC）
- □ 側方散乱光（SSC）
- □ ゲーティング

1 蛍光顕微鏡

①蛍光顕微鏡はさまざまな蛍光色素や蛍光蛋白質を駆使し，細胞のみならず特定の蛋白質や分子をも可視化して，その局在や挙動までも捉える．より高い解像度をもたらすことが利点である．

②分子が特定の波長の光を吸収し，異なる波長の光（すなわち蛍光）を発する場合，この分子を蛍光物質とよぶ．

③通常，蛍光物質が放出する波長は，吸収した光よりも低エネルギーである（例：青色の光を吸収して緑色の光を発する，緑色の光を吸収して赤色の光を発する）．

④肉眼で見える光（可視光）は，通常400～700 nmの範囲である．

⑤一般的な蛍光顕微鏡において，発光された光を収集するCCDカメラは，人間の目よりも検出レンジが広いため，可視外の光を使用しても問題にはならない（**図4-4**）．

2 フローサイトメータ（flow cytometer：FCM）

①フローサイトメータ（**図4-5，6**）は，CD（cluster of differentiation）抗原などの細胞表面抗原を認識する蛍光標識モノクローナル抗体と反応させた細胞を，流体中に高速で一列に流し，一つ一つの細胞にレーザーを照射して，散乱光および蛍光強度を測定する機器である．

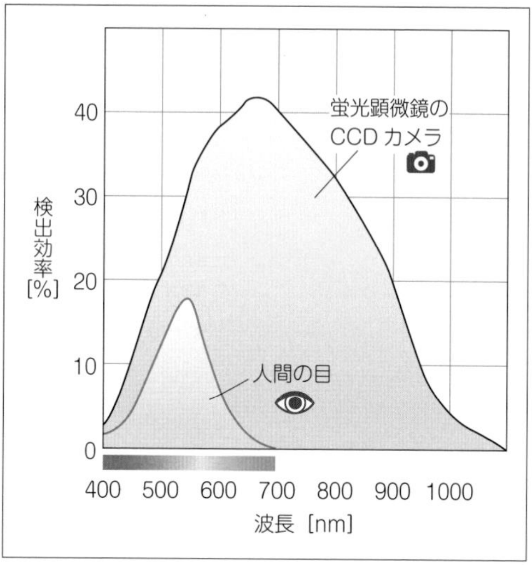

図4-4　人間の目と比較した，CCDカメラの光検出レンジおよび効率

（サーモフィッシャーHP：www.thermofisher.com © 2020 Thermo Fisher Scientific Inc. Used under permission.）

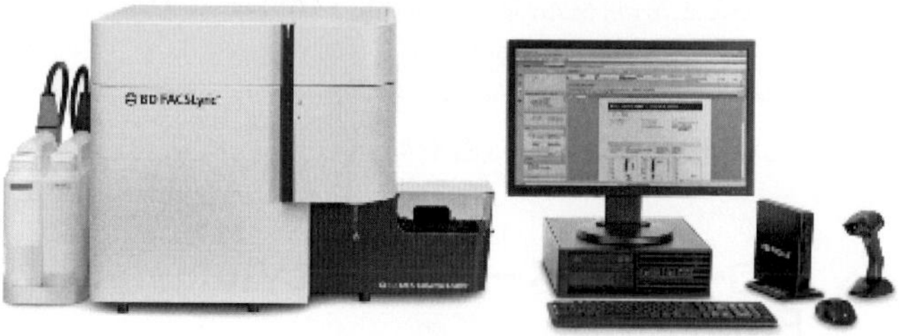

図4-5　フローサイトメータ（FCM）

（日本ベクトン・ディッキンソン株式会社提供）

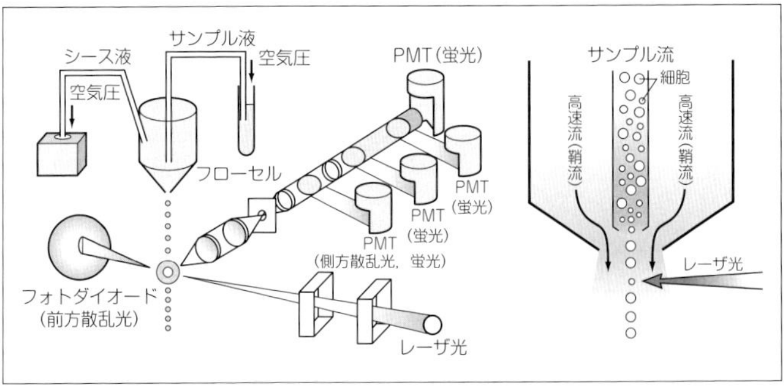

図4-6　フローサイトメータの概略図とフローセル内の様子
(東 克巳：最新臨床検査学講座 血液検査学. p149. 医歯薬出版, 2016)

②一般的にフローサイトメータに用いられるレーザーは，アルゴン・ヘリウム・ネオンといった励起物質になるガスを使用している．

③前方散乱光(forward scatter：FSC)は，細胞の大きさや表面積を反映し，側方散乱光(side scatter：SSC)は，細胞の内部構造の複雑さや細胞内顆粒の多さなどを反映して(**図4-7**)，各細胞の特徴により，サイトグラムとして描写することができる(**図4-8a**)．

④蛍光強度を測定することで，細胞の同定や細胞群の構成比を計測できる．

⑤短時間に大量の細胞を処理し，多様なマーカーを解析できる．

⑥蛍光色素には，フルオレセインイソチオシアネート(FITC：fluorescein isothiocyanate)・フィコエリスリン(PE)などを用いる．

⑦**図4-8a**に描写されるリンパ球領域R1をゲーティング後，蛍光色素FITC標識CD3(T細胞)と，蛍光色素PE標識CD19(B細胞)の2種類の抗体を使用した二重染色では，リンパ球サブセットを解析することができる(**図4-8b**)．

⑧FCMでは浮遊している白血球，赤血球，血小板などの血液細胞，動物や植物の細胞，酵母，バクテリア，プランクトン，核，ラテックスなどの人工粒子を測定できる．

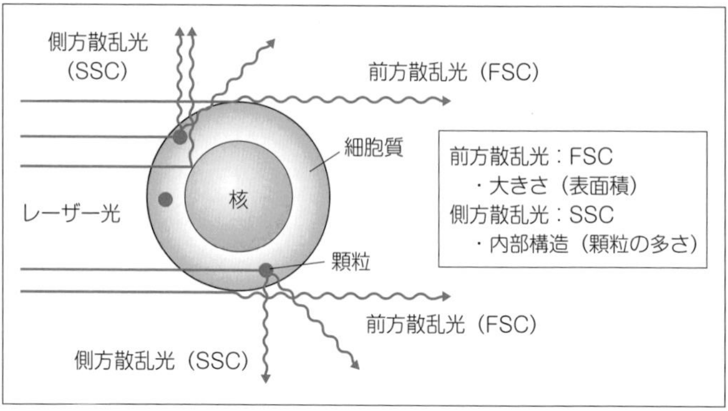

図4-7　細胞にレーザー光がヒットした時に発する散乱光

細胞など粒子にレーザー光がヒットすると，あらゆる方向にレーザー光と同じ波長の光を発する．

（日本サイトメトリー技術者認定協議会編：スタンダードフローサイトメトリー 第2版，p9，医歯薬出版，2009）

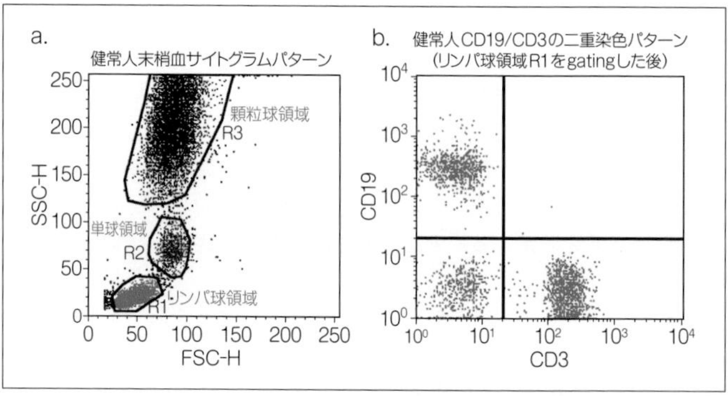

図4-8　FCM解析像

（東 克巳：最新臨床検査学講座 血液検査学．p150．医歯薬出版，2016）

セルフ・チェック

A 次の文章で正しいものに○，誤っているものに×をつけよ．

	○	×
1. 蛍光顕微鏡では，特定の蛋白質や分子も可視化することができる．	□	□
2. 肉眼で見える光（可視光）は，通常700〜900 nmの範囲である．	□	□
3. フルオレセインイソチオシアネート（FITC）は，蛍光色素として使用される．	□	□
4. 末梢血中のリンパ球は，T細胞よりB細胞の方が多い．	□	□
5. フローサイトメトリのゲーティング操作により一部の細胞集団だけを解析することができる．	□	□

B

1．フローサイトメトリで正しいのはどれか．

□ ① ラテックスビーズなどの人工粒子は測定できない．

□ ② 各細胞の特徴によりサイトグラムとして描写することができる．

□ ③ CD3陽性細胞の測定でB細胞の割合を計測できる．

□ ④ CD19陽性細胞の測定でT細胞の割合を計測できる．

□ ⑤ 前方散乱光から細胞の内部構造に関する情報が得られる．

2．フローサイトメトリで**誤っている**のはどれか．

□ ① 核内DNA量を測定できる．

□ ② リンパ球サブセット検査に使用する．

□ ③ 測定器の光源は，レーザー光を使用する．

□ ④ 側方散乱光は，細胞の大きさを反映する．

□ ⑤ 細胞はシース液によって一列になって流れる．

A 1-○，2-×（400〜700 nm），3-○，4-×（T細胞の方が多い），5-○

B 1-②（①ラテックス粒子，酵母，バクテリア，プランクトンなども測定できる，③T細胞，④B細胞，⑤細胞の大きさや表面積を反映する），2-④（細胞の内部構造の複雑さを反映する）

3．リンパ球サブセットの計測について正しいのはどれか．2つ選べ．

- □　① 酵素標識モノクローナル抗体を用いる．
- □　② 細胞表面抗原（CD 抗原）を表出している細胞数を計測できる．
- □　③ FITC 以外の蛍光色素は使用しない．
- □　④ 前方散乱光は細胞内顆粒の多さを反映する．
- □　⑤ サイトグラムから特定の領域をゲーディングする．

3-②と⑤（①蛍光標識モノクローナル抗体，③PE などを使用する，④側方散乱光）

C　検査目的別採血，血清・血漿の処理・保存

学習の目標

- □ 寒冷凝集反応用検体
- □ クリオグロブリン検査用検体
- □ 補体検査用検体
- □ 直接抗グロブリン試験用検体
- □ 血清補体価（CH_{50}）
- □ コールドアクティベーション（cold activation）
- □ 慢性肝障害
- □ 不活性化（非働化）

1 寒冷凝集反応

①寒冷凝集素価を測定する場合は，採血器具・採血管をあらかじめ37℃に加温した状態で採血し，血清分離まで37℃に保つ．

②血清分離前に被検血液を冷蔵庫に入れておくと，寒冷凝集素が自己の赤血球に結合するので，その結果血清中の寒冷凝集素が減少して，寒冷凝集素価は真の値よりも低くなる．

2 クリオグロブリン検査

①クリオグロブリンを測定する場合は，採血器具・採血管をあらかじめ37℃に加温した状態で採血し，血清分離まで37℃に保つ．

②透明な小試験管に入れた血清を，冷蔵庫（4℃）に24時間放置後，白色沈殿またはゲル化が認められたときは，血清を37℃に加温して，沈殿物が再溶解するかどうかを確認する．再溶解すればクリオグロブリン陽性とする．フィブリンは再溶解しない．

③クリオグロブリンの主な構成成分は，病的な免疫グロブリンで，寒冷沈降性の特性をもつM蛋白，または寒冷沈降性の免疫複合体（immune complex）である．M蛋白の場合，低温で立体構造が変化し，溶解性が減少して白濁ないしゲル化すると考えられる．

3 補体検査

①補体成分は不安定で，温度やpHなどの影響を受けることから，採血後はすみやかに検査する．すぐに検査できない場合は，分離した血清をすみやかに凍結保存する（試薬によっては－40℃以下で凍結保存するよう記載がある）．

②C型肝炎による慢性肝障害の患者では，血清を冷蔵庫（4℃）に1～2時間放置するとクリオグロブリンを生じ，これに補体のC1が反応してCH_{50}が低下する．この現象をコールドアクティベーション（cold activation）とよぶ．

③コールドアクティベーションは採血後に試験管内で補体活性が起こっている現象なので，体内のC3，C4は正常である．血清補体価（CH_{50}）は必ずしも生体内の補体活性を反映していない．補体の低下が採血後の低下でないことに注意する．

④コールドアクティベーションは，EDTAを添加した血漿ではみられない．

4 直接抗グロブリン試験（direct antiglobulin test：DAT）

①直接抗グロブリン試験では，生体内で赤血球にIgGが感作されているかを確認する．

②寒冷凝集素価が高い場合は，採血後低温下で赤血球に寒冷凝集素が反応して，赤血球には活性化された補体成分が結合する．直接抗グロブリン試験では，抗ヒトグロブリン血清中の抗補体と反応して偽陽性を呈することがある．

③自己抗体吸収試験や解離試験を行う場合は，赤血球を検査で使用するため抗凝固剤入りで分離剤なしの試験管を使用する．

コールドアクティベーション（cold activation）

HCVに対して特異性をもつIgM型のクリオグロブリン（補体活性化物質）が原因である．

5 不活性化（非働化）

①補体成分には，易熱性成分（C1，C2，C5，C8，C9，Factor B）が存在し，56℃，30分間の加熱処理で補体活性が失活する．これを非働化という．血清中の抗体による凝集反応や，細菌凝集反応をみる検査では，補体系が活性化されて細胞が溶解されるのを防ぐために非働化することがある．

②補体系は，20以上の蛋白質からなる．

③CH_{50}は血清補体価なので，血清を非働化してはいけない．

④免疫電気泳動法を行う場合は，温度依存性蛋白が影響を受けるので，血清を非働化してはいけない．

6 血清・血漿の保存

1．抗血清および被検血清の保存

①温度，湿度，光，pH，保存期間などの条件が影響するので，短期間であれば冷蔵，長期間であれば凍結や凍結乾燥して保存するとよい．

②冷蔵や凍結が不可の検査項目もあるので注意する．

③アジ化ナトリウムは，細菌の増殖を防止する防腐剤で，血清（血漿）に0.1％の割合で添加し冷蔵（4℃）で保存する．

④アジ化ナトリウムは毒性があるので，誤って目や口に入ったり，皮膚に付着したりしないように注意する．

⑤全血を冷蔵（4℃）で保存してはいけない検査として，直接抗グロブリン試験，寒冷凝集反応，Donath-Landsteiner試験，クリオグロブリン検査などがある．

寒冷凝集素が検査におよぼす影響

寒冷凝集素価が高い場合は，血液型判定や交差適合試験で，判定不能もしくは判定保留となることがある．

血液型検査や交差適合試験では，37℃に加温した状態で採血し，直ちに血漿分離を行う．赤血球は37℃の生理食塩液で3回洗浄し，オモテ検査用および副試験用の赤血球浮遊液として使用する．

血漿は，ZZAPなどで処理した自己赤血球を用いて4℃で寒冷凝集素を自己吸収し，ウラ検査用および主試験用の血漿として使用する．

セルフ・チェック

A 次の文章で正しいものに○，誤っているものに×をつけよ．

	○	×
1. 寒冷凝集素は，ZZAPなどで処理した自己赤血球を用いて37℃で自己吸収することができる．	□	□
2. クリオグロブリン検査用検体は，採血後37℃に保つ．	□	□
3. クリオグロブリンの白色沈殿は，不可逆的な変化である．	□	□
4. クリオグロブリン検査では，フィブリンとの判別に注意する．	□	□
5. 不活化した血清を翌日使用する場合は，再度不活化しなくてよい．	□	□
6. EDTAを添加した血漿では，コールドアクティベーションはみられない．	□	□
7. 自己抗体吸収試験を行う場合は，抗凝固剤入りで分離剤なしの試験管で採血する．	□	□
8. 解離試験を行う場合は，抗凝固剤入りで分離剤なしの試験管で採血する．	□	□
9. 56℃，30分間の加熱処理で補体活性を失活させることを非働化という．	□	□
10. 血清・血漿の長期間保存する場合は，冷蔵（4℃）を行う．	□	□
11. 血清・血漿は，測定する検査項目に関係なく凍結保存が適切である．	□	□
12. アジ化ナトリウムは，細菌の増殖を防止する防腐剤である．	□	□

A 1-×（4℃），2-○，3-×（可逆的），4-○，5-×（補体活性は回復するので再度不活化する），6-○，7-○，8-○，9-○，10-×（凍結・凍結乾燥），11-×（検査項目によっては冷蔵や凍結が不可の場合もある），12-○

B

1．寒冷凝集素について正しいのはどれか．**2つ選べ．**
- □ ① ABO血液型検査に影響する．
- □ ② 採血後の血液は，血清分離まで室温に保つ．
- □ ③ IgG抗体である．
- □ ④ 交差適合試験に影響する．
- □ ⑤ 結核の患者では，高い抗体価を示すことがある．

2．検査まで全血のままで検体を冷蔵保存できるのはどれか．
- □ ① HBs抗体検査
- □ ② クリオグロブリン検査
- □ ③ 寒冷凝集反応
- □ ④ 直接抗グロブリン試験
- □ ⑤ Donath-Landsteiner試験

3．血清を不活化する検査はどれか．
- □ ① 血清補体価（CH_{50}）測定
- □ ② Paul-Bunnell反応
- □ ③ Donath-Landsteiner試験
- □ ④ 免疫電気泳動法
- □ ⑤ Ham試験

4．ヒツジ赤血球を使用する血清反応はどれか．**2つ選べ．**
- □ ① Waaler-Rose反応
- □ ② Paul-Bunnell反応
- □ ③ Ham試験
- □ ④ 直接抗グロブリン試験
- □ ⑤ 間接抗グロブリン試験

B 1-①と④（②37℃，③IgM抗体，⑤マイコプラズマ肺炎），2-①，3-②，4-①と②〔③発作性夜間ヘモグロビン尿症（PNH）の検査，④，⑤はヒトの抗体検査〕

D　血液細胞の分離・調製法

学習の目標

- □ 末梢血単核球（PBMC）
- □ ヒト多核顆粒球
- □ フィコール・コンレイ液
- □ ナイロンウールカラム法
- □ リンフォクイック法
- □ イムノビーズ法

1 赤血球

細胞成分の比重は赤血球が最も重いので，4,000 g（約3,700 rpm，回転半径26 cm）で約6分間程度遠心することで，赤血球は最下部に沈むため，赤血球と血漿（血清）を分離することができる．

2 顆粒球

EDTAなどの抗凝固剤入り採血の全血からヒト多核顆粒球（好塩基球，好中球，好酸球）の分離ができる．分離方法には，抗体と磁気ビーズを用いる免疫磁気分離法がある．

3 単核球（単球，リンパ球）

①末梢血単核球（peripheral blood mononuclear cells：PBMC）は，単球，T細胞，B細胞，NK細胞など球状の核をもつ血球細胞である．

②末梢血単核球の分離には比重遠心法がある（**図4-9**）．リンパ球分離比重液であるフィコール・コンレイ液に，ヘパリン加末梢血を重層し遠心すると，リンパ球層と赤血球および顆粒球層の間が比重液（分離剤）となり，リンパ球層を容易に採取することができる．リンパ球層には血小板，単球なども混入しているため，トロンビン処理で純度を高める．

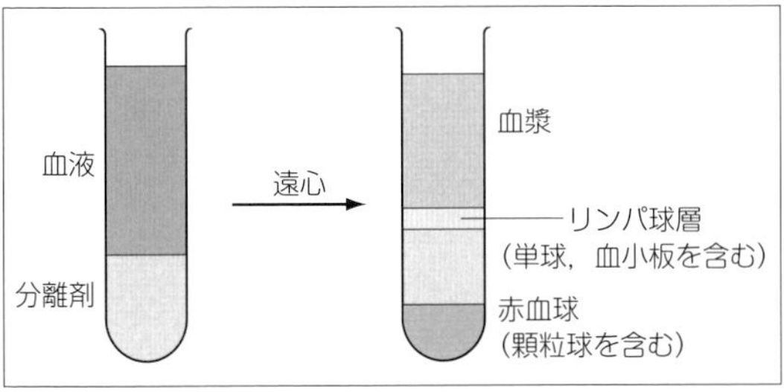

図4-9　比重遠心法による末梢血単核球の分離
（窪田哲朗：最新臨床検査学講座 免疫検査学（窪田哲朗・他編）．p.214，医歯薬出版，2017）

4 T細胞とB細胞の分離方法

1．ナイロンウールカラム法

B細胞がナイロンウールに付着する性質を利用した方法であるが，現在ではあまり使用されていない．

2．リンフォクイック法

目的細胞以外の細胞に特異的なモノクローナル抗体と補体を反応させ，溶解および除去する方法．回収率はやや劣るが純度は高い．

3．イムノビーズ法

磁性体ビーズに目的細胞と結合するモノクローナル抗体をコーティングし血液と混合する．目的細胞に結合した磁性体ビーズをマグネットに結合させて，浮遊している余分な成分は洗浄除去することにより分離する方法．T細胞およびB細胞と特異的に結合する抗体がコートされている磁性体ビーズを使用する．純度・回収率が最も高く，操作も簡便なため，よく用いられる．

セルフ・チェック

A　次の文章で正しいものに○，誤っているものに×をつけよ．

	○	×
1. 赤血球の分離・調製には，抗凝固剤と分離剤入りの試験管を使用する．	□	□
2. フィコール・コンレイ液は，リンパ球分離比重液である．	□	□
3. T細胞とB細胞の分離には，イムノビーズ法を用いる．	□	□

B

1．比重遠心法による末梢血単核球（PBMC）の分離でリンパ球層はどれか．ただし，試験管内には分離剤を含んでいる．

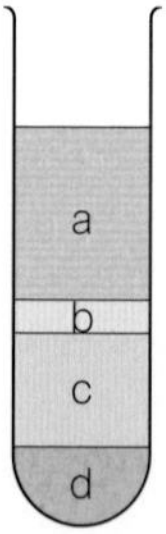

□　① a
□　② b
□　③ c
□　④ d
□　⑤ c と d

A　1-×（分離剤なし），2-○，3-○
B　1-②（①血漿，③分離剤，④赤血球）

2．フローサイトメータで末梢血の細胞分画をみたときにリンパ球を示すのはどれか．

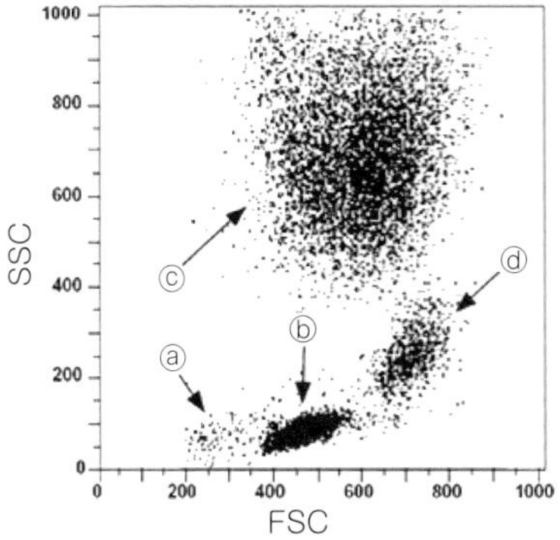

- □ ① a
- □ ② b
- □ ③ c
- □ ④ d
- □ ⑤ c と d

2-②（①死細胞，③顆粒球，④単球）

5　免疫機能検査

A　液性免疫機能検査

学習の目標

- □ 免疫電気泳動・免疫固定法による解析
- □ 免疫グロブリンの定量(IgGサブクラス，IgG4含む)

1　免疫電気泳動・免疫固定法による解析

1．免疫電気泳動法

血清蛋白抗原が電気泳動法によって分離される過程(支持体電気泳動法)と分離された蛋白抗原と対応する抗体とがゲル内で拡散し，最適比のところで沈降線が形成されるゲル内沈降反応(オクタロニー法)を組み合わせた分析法である．一般的には免疫電気泳動法はGrabar-Williams法を指す(2章p.70図2-7を参照)．

①薄い寒天中の試料孔に血清検体を入れ，電気泳動して血清蛋白を分画する(支持体電気泳動法)．

a)通常，ベロナール緩衝液(pH8.6，イオン強度0.05)を用いる．

b)蛋白は負に荷電する．

c)アルブミンは陽極側に，γ-グロブリンは陰極側に分画される．

d)温度依存性蛋白が影響を受けるため被検検体(血清)を不活化してはいけない．

②室温(あるいは4℃)で抗血清と反応させると，抗血清中の各抗体と分画された蛋白とが寒天内を拡散し，各抗体と対応する蛋白が出会ったところで沈降線を形成する(オクタロニー法)．反応後，脱蛋白・脱塩した後，染色(アミドブラック10Bなど)・脱色して各沈降線を判読する．

a)正常血清では20～30本の沈降線が認められる(**図5-1**)．

③沈降線の数，位置，太さや濃さ，長短などから半定量的に蛋白の増減を総合判断する(5種類の沈降線を指標とする)(**図5-2**)．

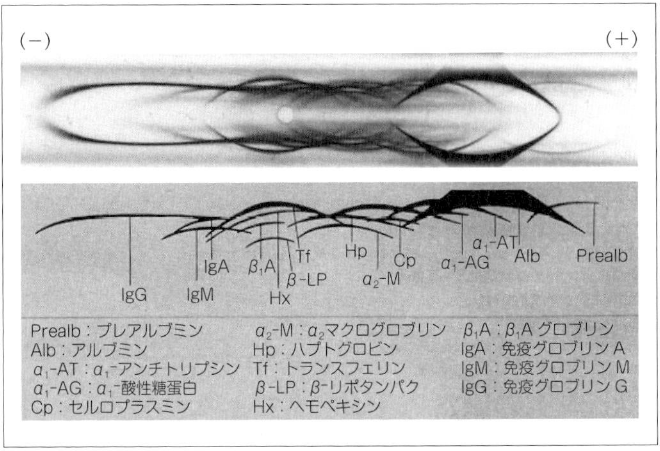

図5-1　正常ヒト血清の免疫電気泳動像とその沈降線

（藤田清貴：最新臨床検査学講座　免疫検査学（窪田哲朗・他編）．p.135，医歯薬出版，2017）

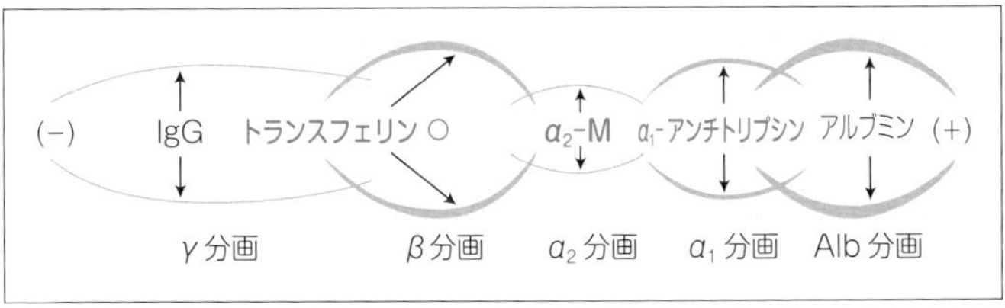

図5-2　指標となる5種類の沈降線

④分子量が大きいほど拡散速度が遅く，曲率半径が小さくなり，沈降線は抗原側に形成される．
⑤抗原濃度が高いほど血清側に沈降線が形成される．
⑥沈降線は抗原と抗体が最適比のところで最も鮮明で細くなる．
⑦抗原抗体複合体の蛋白濃度が高い場合，白色の沈降線が形成されず，透明な線が見られることがあり，clear line現象とよぶ．
⑧応用例として，血清蛋白の定性と性状分析などがある．

表5-1　主な血清蛋白の病態的変動

電気泳動分画	血清蛋白(略語)	病態時変動
アルブミン	アルブミン(Alb)	肝疾患，ネフローゼ症候群で減少
α_1-グロブリン	α_1-アンチトリプシン (α_1AT)	炎症性疾患・悪性腫瘍で増加，肺気腫で減少
α_2-グロブリン	ハプトグロビン(Hp) 遺伝子型 Hp1-1 Hp2-1 Hp2-2	溶血性貧血，肝実質障害で減少 心筋梗塞，炎症性疾患で増加
	セルロプラスミン(Cp)	新生児，ウィルソン病で減少 慢性感染症で増加
	α_2-マクログロブリン (α_2-M)	ネフローゼ症候群，肝硬変で増加
β-グロブリン	トランスフェリン(Tf)	ネフローゼ症候群，肝硬変，慢性感染症で減少
	ヘモペキシン(Hx)	溶血性貧血，肝硬変で減少
	β_{1C}/β_{1A}-グロブリン(C3)	急性糸球体腎炎，SLEで減少
	β_{1E}-グロブリン(C4)	〃
	β_{1F}-グロブリン(C5)	〃
	β-リポプロテイン(βLp)	無β-リポプロテイン血症で認められない
γ-グロブリン	γA-グロブリン(IgA)	IgA骨髄腫で増加
	γM-グロブリン(IgM)	原発性マクログロブリン血症で増加
	γG-グロブリン(IgG)	IgG骨髄腫で増加
	γD-グロブリン(IgD)	IgD骨髄腫で増加
	γE-グロブリン(IgE)	IgE骨髄腫，アレルギー性疾患で増加

(新臨床検査技師教育研究会編：臨床検査知識の整理．臨床免疫学．p.30，医歯薬出版，2004，一部改変)

a)電気泳動分画と主な血清蛋白の病態的変動を**表5-1**に示す．

b)M蛋白血症では免疫グロブリンの沈降線にM-bowが認められる．

2．免疫固定法

免疫固定法(Immunofixation Electrophoresis：IFE)は，電気泳動と抗原抗体反応を組み合わせた蛋白同定法である．

支持体電気泳動法によって抗原蛋白などの試料を分離後，その上に特異抗血清をしみこませたセルロースアセテート膜(セ・ア膜)を重ねる．その後，湿潤箱内で抗原抗体反応させ，沈降物を形成させた

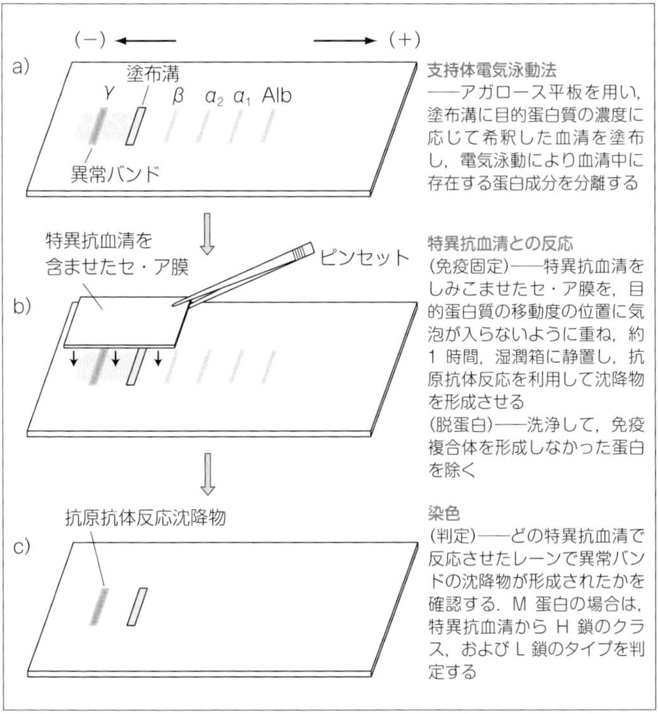

図5-3　免疫固定電気泳動法の原理

(藤田清貴：最新臨床検査学講座　免疫検査学(窪田哲朗・他編)．p.140，医歯薬出版，2017)

後，蛋白染色してバンドを同定する(**図5-3**)．

①特異抗血清を用いることにより，単一の蛋白を検出できる．

②微量のM蛋白や複数のM蛋白の存在する症例で有効である(**図5-4**)．

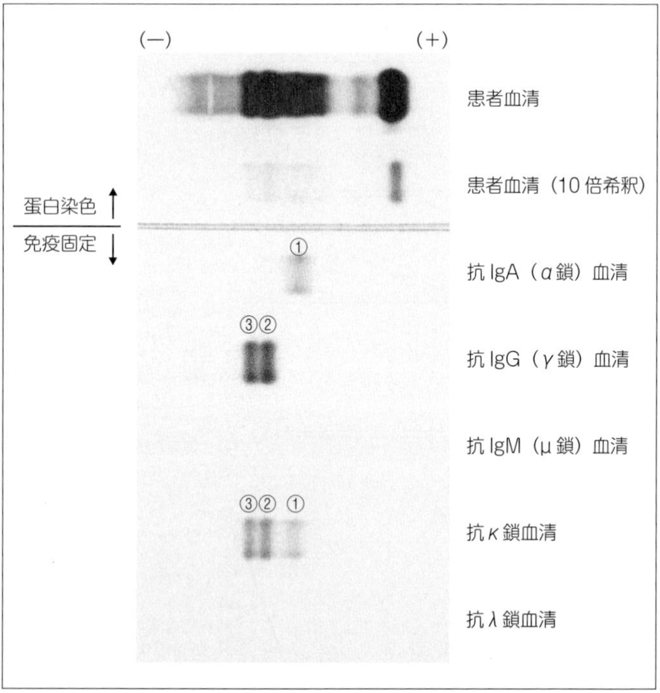

図5-4　複合型M蛋白血症例の免疫固定泳動パターン

①：IgA-κ型M蛋白，②③：IgG-κ型M蛋白

（藤田清貴：最新臨床検査学講座　免疫検査学（窪田哲朗・他編）．p.140，医歯薬出版，2017）

2 免疫グロブリンの定量（IgGサブクラス，IgG4含む）

1．免疫グロブリンの定量

免疫グロブリンには，IgG，IgA，IgM，IgD，IgEの5つのクラスがあり，各免疫グロブリンの量的あるいは質的な異常をとらえることによって免疫機能異常を知る手がかりとなる．

(1) IgG，IgA，IgMの測定

溶液内沈降反応である免疫比濁法と免疫比ろう法が一般的である．国際標準物質（CRM470）を用いた健常人の国内基準値は，IgG：870

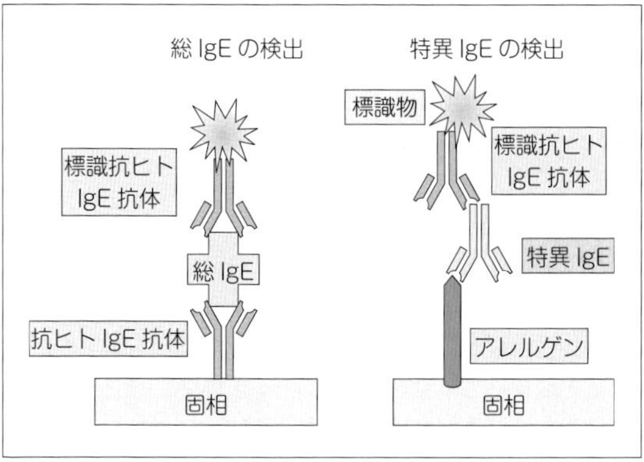

図5-5　IgE測定法の原理

総IgEの検出では固相に抗IgE抗体を結合させて血液中の総IgE量を測定する．特異IgEの検出では各アレルゲンを固相に結合させ，それに反応する特異IgE量を測定する．

（窪田哲朗：最新臨床検査学講座　免疫検査学（窪田哲朗・他編）．p.197，医歯薬出版，2017を改変）

～1700 mg/dL，IgA：110～410 mg/dL，IgM：35～220（M：33～190，F：46～260）mg/dLである．

(2) IgDの測定

従来の単純放射免疫拡散法（single radical immunodiffusion：SRID）では1 mg/dL以下が正確に測定できなかったが，ラテックス凝集免疫測定法（latex agglutination immunoassay：LAIA）や免疫比ろう法（nephelometric immunoassay）の開発によって低値でも測定が可能になった（基準値：9.0 mg/dL以下）．

(3) IgEの測定

従来，ラジオイムノアッセイ（radioimmunoassay：RIA）が用いられていたが，現在は測定感度や特異性に優れた化学発光酵素免疫測定法（chemiluminescence enzyme immunoassay：CLEIA），蛍光酵素免疫測定法（fluorescence enzyme immunoassay：FEIA），ラテックス凝集免疫比濁法（latex photometric immunoassay：LPIA）などが用いられている．

①総IgEの定量：固相抗IgE抗体と検体中のIgEを結合させ，洗浄後に標識抗IgE抗体を反応させるサンドイッチ法が用いられる．基準値は測定法により若干異なるが，年齢によって変動があり，

表5-2　IgGサブクラスの基準範囲

IgG1	IgG2	IgG3	IgG4
423～1,225 mg/dL (比率，31.5～72.4%)	233～1,362 mg/dL (20.4～62.7%)	16～126 mg/dL (1.2～8.6%)	3.2～220 mg/dL (0.2～14.6%)

(藤田清貴：最新臨床検査学講座　免疫検査学(窪田哲朗・他編)．p.222，医歯薬出版，2017)

19歳以上では27.5～138.3 IU/mLである(国際単位：IU/mL).

②特異的IgE抗体の検出：固相にあらかじめ既知の各アレルゲンを結合しておき，これに被検血清を反応させた後，標識ヒト抗IgE抗体を用いて血清中の特異IgE量を測定する(**図5-5**).

(4) IgGサブクラスの測定

従来，IgGサブクラスは単純放射免疫拡散法で測定されていたが，現在は反応特異性に優れているモノクローナル抗体を用いた酵素免疫測定法が主流である．他の検査法として，免疫比ろう法，免疫比濁法，ラテックス凝集比濁法がある．

a）ヒトIgGには，H鎖の定常領域の相違によってIgG1(総IgGの60～70%)，IgG2(総IgGの20～25%)，IgG3(総IgGの7～9%)，IgG4(総IgGの3～6%)のサブクラスが存在する．

b）WHO検定のモノクロナール抗体と標準血清を使用した酵素免疫測定法における健常人のIgGサブクラスの基準範囲を**表5-2**に示す．

c）臨床的には，IgGサブクラスの低下・欠損が免疫不全状態に合併して起こることが報告されており，さらに感染症，アレルギー，自己免疫疾患の診断においてIgGサブクラスの測定が重要となっている(他の膵臓または胆道系の疾患との区別に有用である)．

d）IgG4はサブクラスのなかで1番少ないタイプであるが，近年，IgG4関連疾患が注目されている．全身の臓器にIgG4産生形質細胞の浸潤を特徴とした原因不明の疾患を起こし，血清IgG4濃度の上昇が認められる．自己免疫性膵炎では血清IgG4濃度が高値を示す．

セルフ・チェック

A 次の文章で正しいものに○，誤っているものに×をつけよ．

○ ×

1. 免疫電気泳動法は支持体電気泳動法と溶液内沈降反応を組み合わせた分析法である． □ □
2. 免疫電気泳動法はGrabar-Williams法とよばれる． □ □
3. 免疫電気泳動法では分子量の小さい蛋白の沈降線は抗血清側に形成される． □ □
4. 免疫電気泳動法はpH7.4ベロナール緩衝液が用いられる． □ □
5. 免疫電気泳動法でα_1-アンチトリプシンはβ領域に沈降線が形成される． □ □
6. 免疫電気泳動法でハプトグロビンはα_2領域に沈降線が形成される． □ □
7. 免疫電気泳動法でα_2-マクログロブリンはα_2領域に沈降線が形成される． □ □
8. 免疫電気泳動法でトランスフェリンはα_1領域に沈降線が形成される． □ □
9. 免疫電気泳動法でIgGはγ領域に沈降線が形成される． □ □
10. 免疫電気泳動法では不活化した血清を検体として用いる． □ □
11. M蛋白血症では免疫グロブリンの沈降線にM-bowが認められる． □ □
12. 免疫固定法では特異抗血清をしみこませたセルロースアセテート膜が用いられる． □ □
13. IgG，IgA，IgMの定量はゲル内沈降反応である免疫比濁法が用いられる． □ □
14. IgD測定にはラテックス凝集免疫測定法が用いられる． □ □
15. 感染症，アレルギー，自己免疫疾患の診断においてIgGサブクラスの測定が重要である． □ □

A 1-×（ゲル内沈降反応），2-○，3-○，4-×（pH8.6），5-×（α_1領域），6-○，7-○，8-×（β領域），9-○，10-×（不活化しない），11-○，12-○，13-×（溶液内沈降反応），14-○，15-○

16. IgG4関連疾患は全身の臓器にIgG4産生形質細胞が浸潤し，血中IgG4が高値である．　□ □
17. 自己免疫性膵炎の患者では血清IgG4濃度が低値を示す．　□ □
18. IgGサブクラスの測定では酵素免疫測定法が主流である．　□ □

B

1．免疫電気泳動法（Grabar-Williams法）について正しいのはどれか．**2つ選べ**．
- □ ① 不活化した血清を用いる．
- □ ② IgGの沈降線はβ領域に形成される．
- □ ③ トランスフェリンの沈降線はα_1領域に形成される．
- □ ④ 分子量の大きい蛋白の沈降線は抗原側に形成される．
- □ ⑤ 支持体電気泳動法とゲル内沈降反応とを組み合わせた方法である．

2．体液性免疫能に**関係がない**のはどれか．**2つ選べ**．
- □ ① リンパ球の細胞膜蛍光抗体法
- □ ② Bリンパ球
- □ ③ リンホカイン
- □ ④ マクロファージ遊走阻止試験
- □ ⑤ 中和抗体

3．健常成人血清の免疫電気泳動法で観察されるのはどれか．**2つ選べ**．
- □ ① IgD
- □ ② ハプトグロビン
- □ ③ C反応性蛋白（CRP）
- □ ④ フェリチン
- □ ⑤ α_2-マクログロブリン

16-○，17-×（高値），18-○

B　1-④と⑤（①不活化していない血清，②γ領域，③β領域），2-③と④，3-②と⑤（①，③，④健常成人血清は濃度が低いため観察できない）

4．免疫電気泳動法が診断に**用いられない**のはどれか．

- □ ① 自己免疫性溶血性貧血
- □ ② 原発性マクログロブリン血症
- □ ③ H鎖病
- □ ④ 多発性骨髄腫
- □ ⑤ IgG型M蛋白血症

5．抗ヒト全血清による免疫電気泳動像を写真で示す．最も考えられるのはどれか．

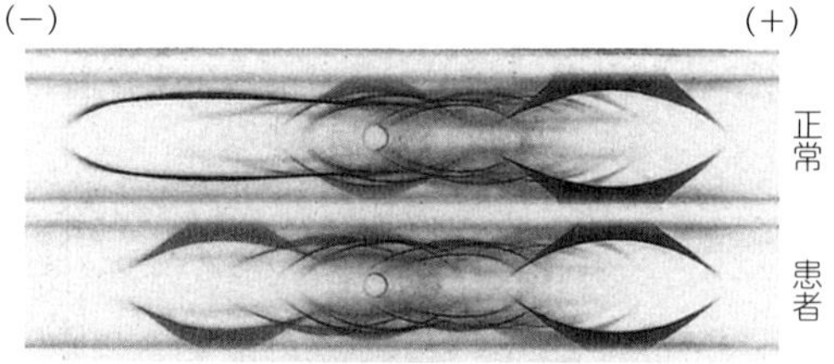

- □ ① 全身性エリテマトーデス
- □ ② 肝硬変症
- □ ③ 無γ-グロブリン血症
- □ ④ ネフローゼ症候群
- □ ⑤ 多発性骨髄腫

6．免疫電気泳動でβ分画に含まれる血清蛋白成分はどれか．2つ選べ．

- □ ① ハプトグロビン
- □ ② IgM
- □ ③ 補体C3
- □ ④ トランスフェリン
- □ ⑤ セルロプラスミン

4-①（直接クームス試験などが診断に用いられる），5-⑤（IgG型多発性骨髄腫が考えられる），6-③と④（p.155，図3-13参照）

7．免疫電気泳動でα_1～α_2分画に含まれる血清蛋白成分はどれか．**2つ選べ**．

- □ ① ハプトグロビン
- □ ② IgM
- □ ③ ヘモペキシン
- □ ④ トランスフェリン
- □ ⑤ セルロプラスミン

8．血清蛋白の免疫電気泳動でCRPが含まれる分画はどれか．

- □ ① アルブミン分画
- □ ② α_1分画
- □ ③ α_2分画
- □ ④ β分画
- □ ⑤ γ分画

7-①と⑤（②γ分画，③，④β分画），8-⑤（p.155，図3-13参照）

B　細胞性免疫機能検査

学習の目標

- □ リンパ球サブセットの解析（CD4，CD8，CD3，CD19，CD20，CD23，CD34，CD4/CD8）
- □ サイトカインの定量
- □ リンパ球幼若化試験
- □ 遅延型皮膚反応（ツベルクリン反応を含む）
- □ 結核菌特異的全血インターフェロンγ産生能（IGRA）

1 リンパ球サブセットの解析

①リンパ球サブセットの解析は，フローサイトメトリ（flow cytometry：FCM）によって，個々の細胞の大きさと細胞内部構造から細胞を分類し，さらに細胞に特異的な細胞表面抗原（CD抗原）に対する蛍光標識モノクローナル抗体を用いて特定の細胞を識別する方法である（2章p.84図2-15を参照）．

a）細胞の大きさ：前方散乱光（forward scatter：FSC）

b）細胞内部構造の複雑さ：側方散乱光（side scatter：SSC）

c）代表的な蛍光色素：FITC（Fluorescein Isothiocyanate）やPE（Phycoerythrin）

②臨床的には末梢血中のT細胞・B細胞の割合（百分率）や特定サブセットの細胞数，T細胞/B細胞比（CD4/CD8比）の変化を調べ，免疫能などを評価することが可能である．

③被検検体は末梢血単核球あるいは全血が使われる．

④各細胞は特異的なCD抗原を発現している（リンパ系細胞の主なCD抗原として，T細胞系にはCD3（T細胞），CD4（ヘルパーT細胞），CD8（細胞傷害性T細胞），B細胞系には，CD19，CD20，CD23（活性化B細胞などに発現），その他としてCD34（造血幹細胞），CD38（活性化T細胞およびB細胞などに発現）などがある（1章p.17表1-1を参照）．

2 サイトカインの定量

サイトカインは細胞から分泌される低分子の蛋白質や糖蛋白質などの生理活性物質であり，代表的なものとしてインターロイキン（IL），インターフェロン（IFN），マクロファージ遊走阻止因子（MIF）などがあり，特異的なレセプターを表出している細胞に作用する．

①1つのサイトカインが，他のサイトカインの機能と重複するものもあり，autocrine, paracrine, endocrineの3機構で作用する．（1章p.19を参照）

②サイトカインの測定には検出したいサイトカインに対する特異的なモノクローナル抗体を用いたELISA法やCLEIA法が用いられる．

③特殊な検査法として末梢血T細胞を結核菌由来ペプチドにより刺激することで分泌されるIFN-γを定量して結核菌の診断をするQuantiFERON（ELISA法）やELISPOT法（T-SPOT）がある．

3 リンパ球幼若化試験

リンパ球の免疫能検査の1つであり，患者リンパ球（PBMC：リンパ球単核球層）を培養プレートに播種した後，フィトヘムアグルチニン（PHA），コンカナバリンA（Con A），リポポリサッカライド（LPS），スタフィロコッカス・アウレウスコーワン1（SAC），ポークウィードマイトジェン（PWM）などのマイトジェン（分裂促進因子）で刺激し，^{3}H-チミジンを加えてリンパ球の幼若化現象を調べる試験である．

①マイトジェンで活性化したリンパ球は，DNA合成をして^{3}H-チミジンを取り込むので，反応終了後に液体シンチレーションカウンターで放射活性を測定する．

②刺激する細胞によってマイトジェンが異なる．

a）T細胞を活性化：PHA，ConA

b）B細胞を活性化：LPS，SAC

c）T細胞とB細胞の両方を活性化：PWM

4 遅延型皮膚反応（ツベルクリン反応を含む）

抗原を皮内に注射すると細胞免疫反応（リンパ球やマクロファージ

の浸潤・集積による反応）が始まり，24〜72時間後に発赤，硬結が出現する．発疹，硬結の有無と大きさを測定し，患者がその抗原に感作されているかどうかを判定する．

①代表的なⅣ型アレルギーの検査として，パッチテスト（アレルギー接触皮膚炎の診断）とツベルクリン反応（結核菌感染の有無の判定）がある．

a）ツベルクリン反応は精製ツベルクリン（purified protein derivative：PPD）を皮内注射し，48時間後（72時間以内は可）の発赤・腫脹などの反応をみて，結核菌感染の有無を判断する．

b）ツベルクリン反応は，BCG接種歴のある者は陽性となることが多い．

c）BCG接種の影響を区別できないため，最近ではインターフェロン-γ（IFN-γ）を測定する方法が用いられている．

5 結核菌特異的インターフェロン-γ産生能（IGRA）

結核菌特異的インターフェロン-γ遊離測定法（Interferon-ganmma release assay：IGRA）は，結核菌感染の診断に用いられる．本法は，BCGや非結核性抗酸菌との反応性がないため特異性が高い検査である．

①結核菌特異抗原刺激によって患者エフェクターT細胞［結核菌抗原に感作されたヘルパーT細胞（CD4陽性Th1細胞）］から遊離されたインターフェロン-γ（IFN-γ）をELISAで検出する検査である．

②最近では，ヘルパーT細胞と細胞傷害性T細胞の両細胞からIFN-γを遊離することが可能となり，より高感度に結核菌感染の診断ができるようになった．

③IFN-γに対する抗体を固相化したプレート上で患者リンパ球を結核菌特異抗原（ESAT-6，CFP-10）と培養し，その結果，反応したリンパ球が産生したIFN-γを標識二次抗体によって検出するELISPOT法（T-SPOT）も用いられる（**図5-6**）．

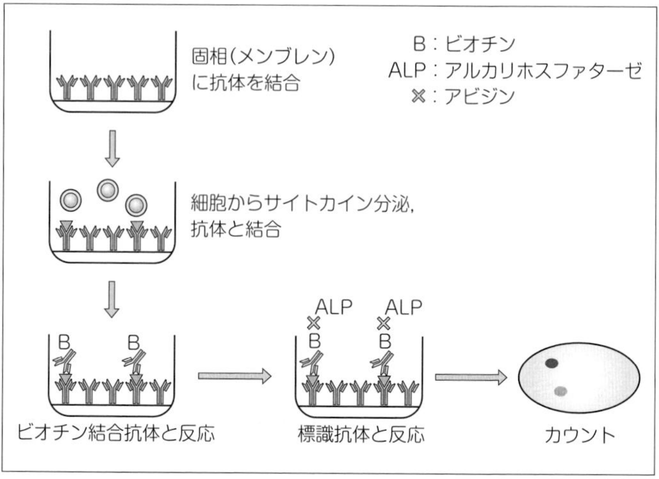

図5-6　ELISPOT

96穴培養用またはELISA用プレート，あるいは感度を高めるために抗体を吸着しやすいニトロセルロース膜を敷いたプレートを用いる．ELISAの場合と異なり，産物が水に不溶性の基質5-bromo-4-chloro-3-indolyl phosphateを使うので，サイトカイン産生細胞があった場所に点状の発色が生じ，弱拡大の顕微鏡で数えることができる．
（窪田哲朗：最新臨床検査学講座　免疫検査学（窪田哲朗・他編）．p.215，医歯薬出版，2017）

セルフ・チェック

A　次の文章で正しいものに○，誤っているものに×をつけよ．

	○	×
1. リンパ球サブセットの解析はフローサイトメトリによって解析される．	□	□
2. CD4抗原は細胞傷害性T細胞の指標である．	□	□
3. フローサイトメトリにおける側方散乱光は細胞の大きさを示す．	□	□

A　1-○，2-×（ヘルパーT細胞），3-×（前方散乱光）

4. リンパ球サブセットの解析では，蛍光標識したCD抗原特異的なポリクローナル抗体が用いられる． □ □
5. サイトカインは細胞から分泌される生理活性物質である． □ □
6. サイトカイン測定にはサイトカインに対する特異的モノクローナル抗体を用いたELISA法が用いられる． □ □
7. QuantiFERON（ELISA法）はIFN-γを定量して結核菌の診断をする検査法である． □ □
8. フィトヘムアグルチニン（PHA）によるリンパ球幼若化試験は細胞性免疫機能検査である． □ □
9. Con AとPHAはB細胞を活性化するマイトジェンである． □ □
10. スタフィロコッカス・アウレウスコーワン1（SAC）はT細胞を活性化するマイトジェンである． □ □
11. ポークウィードマイトジェン（PWM）はT細胞とB細胞を両方活性化するマイトジェンである． □ □
12. 遅延型皮膚反応は細胞免疫反応が関与する． □ □
13. ツベルクリン反応はⅡ型アレルギー反応である． □ □
14. ツベルクリン反応はBCG接種歴があると陰性となることが多い． □ □
15. 結核菌特異的インターフェロン-γ遊離測定法（IGRA）は結核菌感染の診断に用いられる． □ □
16. 結核菌特異的インターフェロン-γ遊離測定法（IGRA）は，ヘルパーT細胞と細胞傷害性T細胞から遊離されたIFN-γを測定する． □ □
17. 結核菌感染の診断としてIFN-γを検出するELISPOT法（T-SPOT）が用いられる． □ □

4-×（モノクローナル抗体），5-○，6-○，7-○，8-○，9-×（T細胞），10-×（B細胞），11-○，12-○，13-×（Ⅳ型アレルギー反応），14-×（陽性），15-○，16-○，17-○

B

1．リンパ球機能検査でB細胞のみのマイトジェンはどれか．2つ選べ．

- □ ① リポポリサッカライド（LPS）
- □ ② フィトヘムアグルチニン（PHA）
- □ ③ コンカナバリンA（Con A）
- □ ④ ポークウィードマイトジェン（PWM）
- □ ⑤ スタフィロコッカス・アウレウスコーワン1（SAC）

2．リンパ球サブセットの解析に**関係ない**ものはどれか．

- □ ① フローサイトメトリ
- □ ② CD4/CD8比
- □ ③ CD抗原特異的ポリクローナル抗体
- □ ④ 末梢血単核球
- □ ⑤ T細胞・B細胞百分率

3．サイトカインの定量法について**誤っている**ものはどれか．

- □ ① 免疫比ろう法
- □ ② ELISA法
- □ ③ 化学発光酵素免疫測定法（CLEIA法）
- □ ④ QuantiFERON（ELISA法）
- □ ⑤ ELISPOT

4．インターフェロン-γ遊離試験が用いられるのはどれか．

- □ ① C型肝炎ウイルス感染症
- □ ② マイコプラズマ感染症
- □ ③ 結核菌感染症
- □ ④ インフルエンザウイルス感染症
- □ ⑤ 溶血性連鎖球菌感染症

B　1-①と⑤，2-③（リンパ球サブセット解析にはCD抗原特異的モノクローナル抗体を用いる），3-①，4-③

C　食細胞機能検査

学習の目標

- □ 貪食能
- □ 活性酸素産生能
- □ 遊走能

1　貪食能，遊走能，活性酸素産生能

マクロファージや好中球は代表的な貪食細胞である．これらの細胞は貪食能，遊走能，活性化酸素産生能(殺菌能)があり，各検査によって，食細胞機能が評価される．

1．貪食能検査

①蛍光標識したラテックス粒子などを被検者血液に加え，血液中の貪食細胞に貪食させた後，フローサイトメトリを用いて蛍光を発する貪食細胞の比率を求める．

②蛍光色素や化学発光物質(ルミノールなど)を利用した検査法もある．

2．遊走能検査

①Boyden Chamber法

走化性因子により誘引された遊走細胞がBoyden Chamberのポリカーボネート製のメンブレンを通り抜け，メンブレンの底面に接着する．非遊走細胞は上側チャンバーに残る．メンブレンを通り抜けた遊走細胞を下側チャンバーに剝離させた後，遊走細胞を溶解・定量する．

②アガロースプレート(agarose-plate)法

3つのウエルを用いて，中央に細胞浮遊液，左右に走化性因子と対照液を入れ，各ウエルに細胞遊走した距離を測定して，遊走能を評価する．

走化性因子までの距離(A)/対照液までの距離(B)をchemotactic index，A−Bをchemotactic differentialとして評価する．

3．活性酸素産生能検査

①貪食細胞は細菌を貪食したり，あるいはPhorbol 12-myristate 13-acetate（PMA）などで刺激すると細胞内に活性酸素を産生する．産生された活性酸素量から貪食細胞の活性酸素産生能を判定する．

②活性酸素産生能の測定には，NBT色素還元能試験やH_2O_2を検出する蛍光プローブ（DCFHやDHR-123）を用いたフローサイトメトリ法がある．

セルフ・チェック

A 次の文章で正しいものに○，誤っているものに×をつけよ．

	○	×
1. リンパ球は貪食細胞の1つである．	□	□
2. 好中球は貪食能，遊走能，活性化酸素産生能を有する．	□	□
3. 貪食能検査において蛍光標識したラテックス粒子などが用いられる．	□	□
4. 遊走能検査は白血球機能検査法の1つである．	□	□
5. 貪食細胞の殺菌能の検査としてNBT色素還元能試験がある．	□	□
6. 貪食細胞はPMAなどの刺激により活性酸素を産生する．	□	□

B

1．細胞性免疫機能検査に**関係がない**のはどれか．

□ ① 好中球殺菌能試験
□ ② リンパ球幼若化試験
□ ③ マクロファージ遊走阻止試験
□ ④ 好中球貪食能試験
□ ⑤ 免疫グロブリン定量

A 1-×（マクロファージ，好中球），2-○，3-○，4-○，5-○，6-○
B 1-⑤（液性免疫機能検査）

2．T細胞機能の指標となるのはどれか．**2つ選べ**．

- □ ① 貪食能
- □ ② 遊走能
- □ ③ CD4/CD8比
- □ ④ 活性酸素産生能
- □ ⑤ ツベルクリン反応

3．好中球機能に**関係しない**ものはどれか．

- □ ① 抗体産生能
- □ ② 遊走能
- □ ③ 活性酸素産生能
- □ ④ 貪食能
- □ ⑤ 殺菌能

2-③と⑤（①，②，④貪食細胞），3-①（B細胞機能）

D　補体系検査

学習の目標

- ☐ 血清補体価（CH_{50}）測定
- ☐ 補体成分の定量（C3，C4 など）

補体は，生体防御機構における抗体や貪食細胞の機能を補助する重要な蛋白質である．補体系検査には補体活性を測定する血清補体価（CH_{50}）と補体成分の定量（主にC3，C4）をする測定系がある．

1 血清補体価（CH_{50}）測定

血清補体価（CH_{50}）測定は，古典経路（C1～C9）の総合的な活性を示す指標である．

①被検検体には不活化していない血清を用いる．すぐに測定しない場合には－80℃で保存する．

②本法は，ヒツジ赤血球（E）に対する抗体が結合した感作ヒツジ赤血球（EA）と検体を反応させ，検体中の補体量に比例してEAが溶血する溶血反応を波長541 nmで比色することにより，被検血清中の補体価を求める．

③CH_{50}単位（U/mL）は，EAを50％溶血させるに必要な補体量を示す．1単位は，7.5 mLの反応液（Ca^{2+}，Mg^{2+}を含むpH7.4，イオン強度0.147のゼラチンベロナール緩衝液）に含まれる5×10^8個のEAの50％を37℃，60分で溶血させるのに必要な補体量と定義されている．

④Mayer原法では反応液が7.5 mLと多いため，通常Mayer原法の1/2.5（3 mL）の反応容量にしたMayer変法が広く用いられる．この場合，CH_{50}の値は2.5倍となるので，この値を1/2.5倍してCH_{50}とする．

⑤自動化分析法には感作赤血球またはリポソーム（リポソーム免疫測定法）を用いる方法がある．

⑥健常人の基準値

補体価（CH_{50}）：30～46 U/mL（リポソーム免疫測定法）

CH_{50}が高値	リウマチ熱，関節リウマチ，悪性腫瘍，感染症など.
CH_{50}が低値	全身性エリテマトーデス（SLE），自己免疫性溶血性貧血（AIHA），膜性増殖性糸球体腎炎，慢性肝炎，肝硬変など.

⑦通常，CH_{50}は血清を用いて測定されるが，寒冷活性化のある検体においては，補体活性化を回避するため，EDTA加血漿を用いて測定する（EDTAは低温で補体の活性化を抑制する）.

2 補体成分の定量（C3，C4など）

①臨床検査では，血中に最も多く存在する補体C3とC4の蛋白量を測定する．C3は補体活性の3経路（古典経路，別経路，レクチン経路）に関与し，C4は2経路（古典経路，レクチン経路）に関与する.

②免疫電気泳動すると，いずれもβ-グロブリン分画に沈降線をつくり，C3はβ_{1C}/β_{1A}-グロブリン，C4はβ_{1E}-グロブリンとよばれる.

③これらの測定には，各補体成分に特異的な抗血清を用いた免疫比ろう法，免疫比濁法，ラテックス凝集比濁法が用いられている.

④健常人の基準値

C3：86～160 mg/dL（免疫比濁法）

C4：17～45 mg/dL（免疫比濁法）

C1q：8.8～15.3 mg/dL（免疫比ろう法）

⑤C3，C4はCH_{50}と組み合わせて測定することにより，疾患の病態の把握ができるため，診断，活動性および治療の指標に用いられる（感染症，自己免疫疾患，炎症性疾患などの鑑別に用いられる）.

CH_{50}，C3，C4のすべてが低値	急性糸球体腎炎，SLE，慢性肝炎，肝硬変など.
CH_{50}とC3が低値でC4が正常	膜性増殖性糸球体腎炎など.
CH_{50}とC4が低値でC3が正常	遺伝性血管神経性浮腫，C4欠損症など.
CH_{50}が低値でC3とC4が正常	コールドアクチベーション.

セルフ・チェック

A　次の文章で正しいものに○，誤っているものに×をつけよ．

	○	×
1. 補体は生体防御機構における抗体や貪食細胞の機能を補助する蛋白質である．	□	□
2. 血清補体価（CH_{50}）測定では，感作ヒツジ赤血球を50％溶血させるのに必要な補体量を示す．	□	□
3. 血清補体価（CH_{50}）測定にはCa^{2+}，Mg^{2+}を含むpH8.6のゼラチンベロナール緩衝液を用いる．	□	□
4. 血清補体価（CH_{50}）測定には患者赤血球を用いる．	□	□
5. 血清補体価（CH_{50}）測定用検体には不活化した血清を用いる．	□	□
6. 血清補体価（CH_{50}）が低下する疾患に急性感染症がある．	□	□
7. 全身性エリテマトーデスでは血清補体価（CH_{50}）が低値を示す．	□	□
8. 自己免疫性疾患では血清補体価（CH_{50}）は高値になる．	□	□
9. 悪性腫瘍では血清補体価（CH_{50}）が高値を示す．	□	□
10. 寒冷活性化のある検体においては，EDTA加血漿を用いてCH_{50}を測定する．	□	□
11. 血清検体は血清補体価（CH_{50}）をすぐに測定しない場合には4℃に保存する．	□	□
12. 血清補体成分の中でC4成分が最も多い．	□	□
13. C3とC4成分は免疫比濁法により測定される．	□	□
14. C4は補体活性の古典経路，別経路，レクチン経路の3経路に関与する．	□	□
15. C3は電気泳動の移動度からβ_{1C}/β_{1A}-グロブリンとよばれている．	□	□

A　1-○，2-○，3-×（pH 7.4），4-×（感作ヒツジ赤血球），5-×（不活化しない），6-×（高値になる），7-○，8-×（低値になる），9-○，10-○，11-×（−80℃），12-×（C3成分），13-○，14-×（C3），15-○

B

1．血清補体価（CH_{50}）が高値を示すのはどれか．**2つ選べ．**

- □ ① 自己免疫性溶血性貧血
- □ ② 敗血症
- □ ③ 膜性増殖性糸球体腎炎
- □ ④ 悪性腫瘍
- □ ⑤ 慢性肝炎

2．血清補体価（CH_{50}）が低下するのはどれか．**2つ選べ．**

- □ ① 全身性エリテマトーデス
- □ ② 悪性リンパ腫
- □ ③ 感染症
- □ ④ 肝硬変
- □ ⑤ 関節リウマチ

3．血清補体価（CH_{50}）測定法で**誤っている**のはどれか．

- □ ① 希釈液にCa^{2+}，Mg^{2+}を至適に含む生理食塩液が用いられる．
- □ ② 感作ヒツジ赤血球浮遊液は5×10^8個/mLである．
- □ ③ 検体は不活化しない．
- □ ④ 溶血反応を波長541 nmで測定する．
- □ ⑤ 被検血清をすぐに測定しない場合には−80℃で保存する．

4．C3，C4補体成分の定量について**誤っている**のはどれか．

- □ ① ラテックス凝集比濁法が用いられる．
- □ ② 肝疾患ではC3，C4がともに低下する
- □ ③ C4成分には補体活性の3経路が関与する．
- □ ④ 免疫比濁法が用いられる．
- □ ⑤ CH_{50}の結果と組み合わせて診断する．

B 1-②と④（①，③，⑤低値），2-①と④（②，③，⑤高値），3-①（ゼラチンベロナール緩衝液），4-③（C3）

6　輸血の基礎知識

A　血液型と同種抗原

学習の目標

- ☐ ABO血液型
- ☐ ABO血液型の亜型と変種
- ☐ ABO血液型物質の変化（後天性Bを含む）
- ☐ Rh血液型（抗原，遺伝，出現頻度など）
- ☐ 血液型キメラとモザイク
- ☐ その他の血液型
- ☐ 白血球抗原（HLA）と分類
- ☐ 血小板抗原（HPA）と分類
- ☐ 血清型（アロタイプ）

1　ABO血液型（構造，遺伝，出現頻度など）

1900年，オーストリアのカールーランドシュタイナー（Karl Landsteiner）らは，6人のヒトから血液を採り，赤血球と血清に分けてそれぞれを混ぜ合わせると赤血球が凝集する場合と，凝集しない場合があることを発見した．1901年，これらの結果からA型，B型，C型（後にO型）の3つに分類した．

翌年にはデカステロ（Decastello）らがAB型を追加し，現在のABO血液型として確立された．血清学的な現象を整理したものが「ランドシュタイナーの法則」とよばれ，ABO血液型の判定に用いられる（**表6-1**）．

表6-1　ランドシュタイナーの法則

血液型	赤血球膜上の抗原	血清中の抗体
A	A	抗B
B	B	抗A
O	なし	抗A，抗B
AB	A，B	なし

（細井英司：最新臨床検査学講座　免疫検査学（窪田哲朗・他編）．p.272，医歯薬出版，2017）

1．ABO血液型抗原の生合成と構造（図6-1）

①ABO血液型抗原は糖鎖でできている．

②ABO血液型抗原の基本となるH抗原は，赤血球膜上の前駆体糖鎖の末端*D*-ガラクトースにH糖転移酵素によって*L*-フコースが付加されてつくられる（H抗原はABO抗原の基本構造）．

③ABO（H）抗原はH抗原の末端*D*-ガラクトースに各糖転移酵素によってオリゴ糖が付加されてつくられる（α1，3結合）．

a）A抗原：A糖転移酵素によって，*N*-アセチルガラクトサミンが付加．

b）B抗原：B糖転移酵素によって，*D*-ガラクトースが付加．

c）O（H）抗原：O糖転移酵素は不活性であり，H抗原がそのままO型抗原となる．

d）各遺伝子は，ABO抗原そのものをつくるのではなく，抗原の特異性を決定するオリゴ糖を付加する糖転移酵素をつくる．

④前駆体糖鎖の末端*D*-ガラクトースと*N*-アセチルグルコサミンとの結合によってII型糖鎖［ABO（H）抗原）］とＩ型糖鎖（ABO型物質）に区別される．

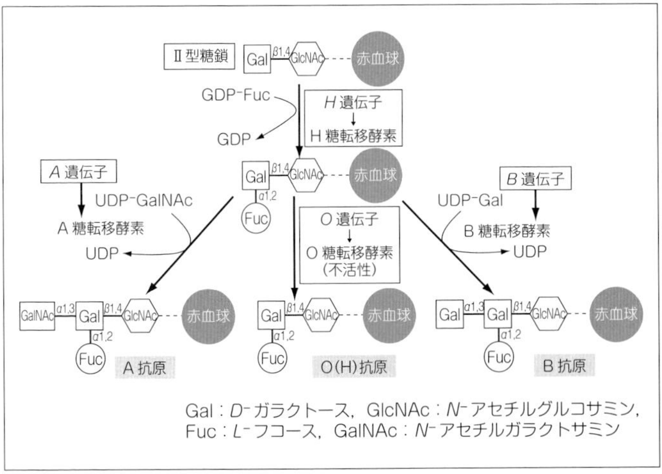

図6-1　A，B，O（H）抗原の生合成

（Eiji Hosoi, Reviews；Biological and clinical aspects of ABO blood group system. *The Journal of Medical Investigation.* 55（3,4），p.174-182, 2008を改変）

a）赤血球膜上のABO(H)抗原：前駆体糖鎖の末端*D*-ガラクトースが*N*-アセチルグルコサミンとβ1，4結合した糖鎖はII型糖鎖.

b）組織上や唾液などの体液中に分泌される血液型物質（A，B，H型物質）：前駆体糖鎖の末端*D*-ガラクトースと*N*-アセチルグルコサミンとがβ1，3結合したI型糖鎖.

⑤赤血球膜上のA抗原やB抗原は，出生時には十分発達しておらず，新生児期の血液型判定は特に慎重を期す必要がある．生後2～4年までには成人の抗原発現レベルに発達し，原則的には終生変わることがないとされている.

2．ABO血液型の遺伝形式

①ABO血液型は第9番染色体の長腕に位置するABO遺伝子座の3つの主要な対立遺伝子（*A*，*B*，*O*）により決定される.

a）*A*遺伝子と*B*遺伝子は共優性で，*O*遺伝子は*A*遺伝子と*B*遺伝子に対して劣性形質である.

b）*ABO*遺伝子はメンデルの法則に従って両親から1つずつ遺伝し，*ABO*遺伝子の組み合わせによって各ABO血液型の遺伝子型が決定する（**表6-2**）.

②*ABO*遺伝子は7つのエクソンをもち，そのcDNAは354アミノ酸残基をコードする（**図6-2**）.

a）*ABO*遺伝子座の3つの主要な対立遺伝子のcDNAには塩基配列に違いがあり，*A*対立遺伝子に比べ*B*対立遺伝子は7カ所に塩基置換，そのうちの4塩基置換（非同義置換）によりアミノ酸置換が生じる.

b）*O*対立遺伝子は*A*対立遺伝子の261番の1塩基（261G）が欠失しており，コドン118番目以降の蛋白翻訳が行われず，酵素活性が生じない.

3．ABO血液型の出現頻度（表6-3）

①ABO血液型の出現頻度は人種や地域，国によって異なる.

②日本人の出現頻度はA，O，B，ABの順で，おおよそ4：3：2：1の割合である.

③白人，黒人ともにO型の頻度が高い.

表6-2　ABO血液型の遺伝

両親の組み合わせ		子供の型
A×A	*AA*×*AA* *AA*×*AO* *AO*×*AO*	*AA* *AA*, *AO* *AA*, *AO*, *OO*
A×O	*AA*×*OO* *AO*×*OO*	*AO* *AO*, *OO*
A×B	*AA*×*BB* *AA*×*BO* *AO*×*BB* *AO*×*BO*	*AB* *AB*, *AO* *AB*, *BO* *AB*, *AO*, *BO*, *OO*
A×AB	*AA*×*AB* (*AB/O*) *AO*×*AB* (*AB/O*)	*AA*, *AB*, (*AO*) *AA*, *AB*, *AO*, *BO*, (*OO*)
O×O	*OO*×*OO*	*OO*
O×B	*OO*×*BB* *OO*×*BO*	*BO* *OO*, *BO*
O×AB	*OO*×*AB* (*AB/O*)	*AO*, *BO*, (*AB*), (*OO*)
B×B	*BB*×*BB* *BB*×*BO* *BO*×*BO*	*BB* *BB*, *BO* *BB*, *BO*, *OO*
B×AB	*BB*×*AB* (*AB/O*) *BO*×*AB* (*AB/O*)	*AB*, *BB*, (*BO*) *AB*, *BB*, *AO*, *BO*, (*OO*)
AB×AB	*AB* (*AB/O*)＊×*AB* (*AB/O*)＊	*AA*, *BB*, *AB*, (*AO*), (*BO*), (*OO* ?)＊

(　　) はcis ABの関係する場合
＊：cis AB同士の組み合わせの場合に考えられ，実例はまだみつかっていない
(細井英司：最新臨床検査学講座　免疫検査学(窪田哲朗・他編). p.274，医歯薬出版，2017)

2 ABO血液型の亜型と変種

ABO血液型は赤血球膜上のA，BあるいはH抗原の有無(抗原量)と血清中の抗A，抗Bの判定により決定される．赤球膜上のA，BあるいはH抗原が通常の抗原量に比べて少ない場合，対応する抗血清との反応が弱くなったり，あるいは反応しない場合がある．このような血液型を総称して亜型(subgroup)，または変異型(variant)とよぶ．

1．A型亜型

①A抗原量はA_1に比べ，A_2，A_3，A_x，A_m，Aelの順に少ない．

②抗A_1レクチンとは反応を示さないが，抗Hレクチンとは強い凝集反応を示す．

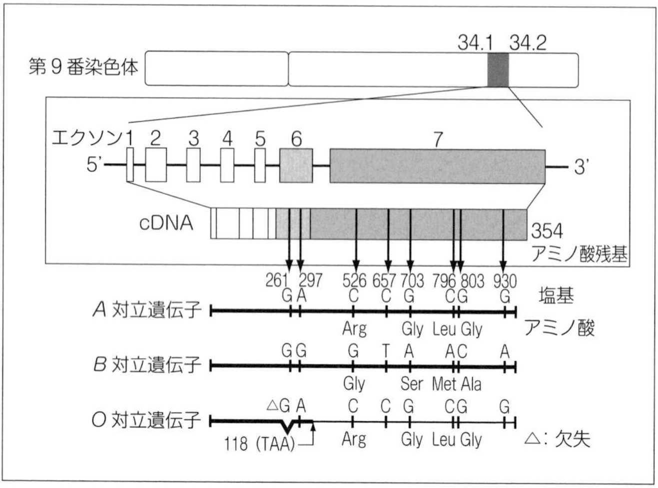

図6-2　*ABO*遺伝子の構造と各対立遺伝子の塩基置換とアミノ酸置換
（細井英司：臨床病理，45（2），1997，一部改変）

表6-3　ABO血液型の頻度（%）

表現型	遺伝子型	日本人	白人*	黒人*
A	*AA*，*AO*	40	43	27
B	*BB*，*BO*	20	9	20
O	*OO*	30	44	49
AB	*AB*	10	4	4

（日本赤十字社「愛のかたち献血」．H27年4月第20版，p.24
＊：Reid，M.E.，et al.：FactsBook 3rd ed.，p.43，2012）

a）抗A_1レクチン：ヒマラヤ原産フジマメの種子から抽出したA_1抗原に特異的に反応する植物凝集素

b）抗Hレクチンはハリエニシダの種子から抽出したH抗原に特異的に反応する植物凝集素

③白人社会ではA型の亜型が多い．

④A_2型は欧米人ではA型の約20％，日本人では0.2％である．A_2型のヒトは血清中に抗A_1抗体が存在するときがある．

2．B型亜型

①B型亜型ではB抗原量がBに比べ，B_3，B_x，B_m，Belの順に少ない．

②日本人ではB型の亜型であるB_mが最も多い．

a）オモテ試験でO型，ウラ試験でB型と判定される（ABO血液型検査：オモテ・ウラ試験）．

b）抗B抗体を用いた吸着解離試験によってB抗原を確認できる．

3．O型亜型

①インドのBombay（ボンベイ）で発見されたH抗原をもたないBombay（O_h）型がある．

a）O_h型の出現頻度はインドのボンベイ地方では7,600人に1人くらいで，極めてまれな血液型である．

b）O_h型は抗A，抗B，抗Hと反応せず，血清中に抗A，抗Bのほか37℃で反応する強い抗Hをもつため，輸血においては同型の適合血液が必要である．

4．AB型亜型

①AB型亜型にはA_2B，AxB，A_1B_x，A_mB，A_1B_m，AelB，A_1Belおよびcis ABなどがある．

②cisAB型は*A*遺伝子と*B*遺伝子が同一染色体上に存在して遺伝しており，*A*と*B*遺伝子の位置関係からcisABとよばれる．

a）地域集積性があり，表現型（遺伝子型）にはA_2B_3（A_2B_3/O），A_1B_3（A_2B_3/A_1），A_2B（A_2B_3/B）の3種類がある．

b）AB型とO型の親子関係が成り立つ珍しい血液型である．

c）血清学的検査では血液型を確定できないため家系調査が必要であるが，*ABO*遺伝子解析により確定できる．

d）cisAB型はアミノ酸置換によって生じる．

3　ABO血液型物質の変化

ABO血液型は，原則的には一生変わることはないが，後天的変化を示すものとして，急性骨髄性白血病や骨髄異形成症候群などの血液疾患，獲得性（後天性）B（acquired B）や造血幹細胞移植による人工的変化がある．

1．血液疾患

急性骨髄性白血病や骨髄異形成症候群などの血液疾患に多くみられる．

①A，B抗原が減少し，例えばA_1型のA抗原が減少し，O型と区別ができなくなる場合がある．

②血液疾患によるA，B抗原減弱は，治療により抗原が正常に戻ることが報告されている.

③ABO亜型が疑われる症例は病名を確認し，血液型を判断することが重要である.

2．獲得性(後天性)B(acquired B)

直腸癌や大腸癌などの消化管疾患での細菌感染時に細菌由来のデアセチラーゼ(deacetylase)が，A型患者の赤血球膜上のA型抗原決定基である*N*-アセチルガラクトサミンに作用して，B型の抗原決定基であるガラクトースに類似することで抗B試薬と反応し，AB型様を示す現象である.

a)ヒト由来あるいは動物由来の抗体試薬(抗B)と強く反応するが，通常，モノクローナル抗体試薬(抗B)とは交差反応を起こさない.

b)使用試薬の添付文書を確認する必要がある.

3．血液型不適合造血幹細胞移植

ABO血液型が異なるドナーから造血幹細胞移植を受け，移植された造血幹細胞が生着すると最終的にはドナーと同じABO血液型に変わる．患者の造血幹細胞移植歴を知ることが重要である.

4．汎血球凝集反応(polyagglutination)

細菌が産生する酵素が赤血球膜上に潜在抗原(T，Tn，Tkなど)を露出させることによって，ヒト由来あるいは動物由来の抗体試薬(抗Aおよび抗B)と反応する.

a)通常，モノクローナル抗体試薬(抗Aおよび抗B)とは交差反応を起こさない.

b)使用試薬の添付文書を確認する必要がある.

4　Rh血液型(抗原，遺伝，出現頻度など)

1．Rh血液型の歴史

①1939年，LevineとStetsonは，新生児溶血性疾患の患児を分娩した母親に夫の血液を輸血した際に強い溶血性副作用を認めた症例を報告し，その原因が母親のもつ夫の赤血球膜抗原に反応する抗体にあることを明らかにした.

②1940年，LandsteinerとWienerは，アカゲザル(Rhesus monkey)の赤血球をウサギなどに免疫して得られた抗体が，白人赤

血球の85％を凝集することを見出した．この新しい血液型をRhesus monkeyの頭文字をとってRhと名づけた．

③当初，LevineらとLandsteinerらが発見した抗原は，同じ抗原としてRh系のなかで扱われていたが，ヒト由来の抗体とアカゲザルの赤血球によって得られた動物由来の抗体との反応性の違いから，それぞれが異なる抗原を認識していることが明らかとなった．現在，Levineらが発見した抗原はD抗原，Landsteinerらが発見した抗原はLW抗原として区別され，Rh系から独立して取り扱われている．

2．D陽性とD陰性

D陽性は赤血球膜上にD抗原を発現していること，D陰性とはD抗原を赤血球膜上に発現していないことをそれぞれ意味する．

①D陰性者が輸血や妊娠などでD抗原陽性の血液で免疫されると，抗Dを産生することがある．

②抗Dは重篤な溶血性輸血副作用や新生児溶血性疾患の原因抗体となるため，D陰性者への対応には注意を払う必要がある．

3．各抗原の免疫原性

Rh系抗原，特にD，C，c，E，eの5種類のなかでは，D抗原が最も強い免疫原性をもつ．また，抗体の産生能力もD>E>c>C>eの順となる（c，C，eの間にはほとんど差がないとする報告もある）．

4．Rh血液型の表記法（表現型と遺伝子型）

Rh血液型の表記法は，フィシャー-レース（Fisher-Race）によるCDE表記法とWienerによるRh-hr表記法がある．

①Fisher-Raceは，Rh抗原の発現パターンから3つの遺伝子座（*D*/*d*，*C*/*c*，*E*/*e*）が密接に連鎖して，ハプロタイプで遺伝するという考え方である（*d*遺伝子および*d*抗原は存在しないが，遺伝の説明において利用されている）．

②一方，Wienerは1つの遺伝子座に複数の抗原性を有する抗原蛋白を発現させる遺伝子が1つ存在するという考え方である．

③現在，Rh抗原は*RHD*と*RHCE*の2つの遺伝子が密接に連鎖していることが明らかとなり，FisherらのRh血液型の表記法が一般的になっている．

5．遺伝子と遺伝形式

Rh抗原は第1番染色体上の短腕に位置する相同性の高い2つの遺伝子（*RHD*遺伝子と*RHCE*遺伝子）によってつくられる．

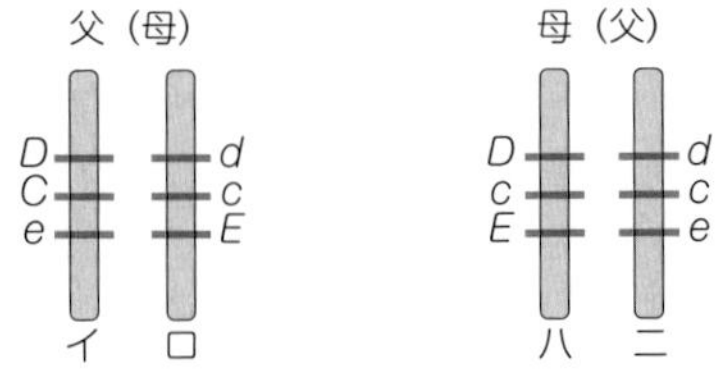

ハプロタイプの組み合わせ	イ　ハ	イ　ニ	ロ　ハ	ロ　ニ
子の遺伝子型	*DCe/DcE*	*DCe/dce*	*dcE/DcE*	*dcE/dce*
子の血球と抗体の反応	CcDEe +++++	CcDEe +++0+	CcDEe 0+++0	CcDEe 0+0++
子の表現型	CcDEe	CcDee	ccDEE	ccdEe

図6-3　Rh血液型の遺伝　Fisher-Raceの命名法による表記
（永尾暢夫・他：*Medical Technology*, **22**(**7**)：538～550, 1994．一部改変）

①各遺伝子は，RhD蛋白とRhCcEe蛋白をコードしている．これらの蛋白は，Rh関連糖蛋白（RhAG）と複合体を形成して赤血球膜に発現する．

②*RHD*遺伝子はD抗原発現を規定しており，D陰性者は主として*RHD*遺伝子を完全あるいは部分的に欠損している．

　a）白人のD陰性者：*RHD*遺伝子をほぼ完全に欠損．

　b）アフリカ系黒人のD陰性者の66％：不活性な*RHD*遺伝子．

　c）日本人，アジア人のD陰性者の一部：不活性な*RHD*遺伝子．

③*RHCE*遺伝子はC，E座の抗原を規定しており，*RHCe*, *RHCE*, *RHcE*, *RHce*の対立遺伝子の存在が知られている．

④Rh血液型の父母から子への遺伝はハプロタイプで遺伝する（**図6-3**）．

6．出現頻度（表6-4）

①日本人のD陽性者の頻度は99.5％，D陰性者の頻度は0.5％（200人に1人）である．一方，白人ではD陽性者の頻度は85％，陰性者の頻度は15％であり，人種によって大きな違いがある．

②日本人のE抗原の保有者と非保有者の比率は約50％であることから，E抗原非保有者がE抗原陽性赤血球で免疫される機会が多

い（抗Eは Rh 系の抗体のなかで最も多く検出される抗体である）.

表6-4　日本人の Rh 血液型の表現型・遺伝子型とそれらの頻度

	抗原					代表される表現型*			遺伝子型	頻度** (%)
	D	C	c	E	e	慣用表記	CDE表記	Rh-hr		
D+ (99.5%)	+	+	−	−	+	CCDee	DCe/DCe	R_1R_1	DCe/DCe*, DCe/dCe	42.98
	+	+	+	+	+	CcDEe	DCe/DcE	R_1R_2	DCe/DcE*, DCe/dcE, DCE/Dce, Dce/dCE, DCE/dce, DcE/dCe	37.44
	+	−	+	+	−	ccDEE	DcE/DcE	R_2R_2	DcE/DcE*, DcE/dcE	9.06
	+	+	+	−	+	CcDee	DCe/dce	R_1r	DCe/dce*, DCe/Dce, Dce/dCe	6.50
	+	−	+	+	+	ccDEe	DcE/dce	R_2r	DcE/dce*, DcE/dce, Dce/dcE	3.06
	+	+	−	+	+	CCDEe	DCe/DCE	R_1Rz	DCe/DCE*, DCE/dCe, DCe/dCE	0.46
	+	+	+	+	−	CcDEE	DcE/DCE	R_2Rz	DcE/DCE*, DCE/dcE, DcE/dCE	0.32
	+	−	+	−	+	ccDee	Dce/Dce	R_0r	Dce/Dce, Dce/dce	0.12
	+	+	−	+	−	CCDEE	DCE/DCE	RzRz	DCE/DCE, DCE/dCE	0.05
D− (0.5%)	−	−	+	+	+	ccdEe	dcE/dce	r"r	dcE/dce	36.39
	−	−	+	−	+	ccdee	dce/dce	rr	dce/dce	26.28
	−	−	+	+	−	ccdEE	dcE/dcE	r"r"	dcE/dcE	18.60
	−	+	+	−	+	Ccdee	dCe/dce	r'r	dCe/dce	8.96
	−	+	+	+	+	CcdEe	dCe/dcE	r'r"	dCe/dcE*, dce/dCE	7.48
	−	+	−	−	+	CCdee	dCe/dCe	r'r'	dCe/dCe	1.67
	−	+	+	+	−	CcdEE	dCe/dCE	$r''r_y$	dCe/dCE	0.35
	−	+	−	+	+	CCdEe	dCe/dCE	$r'r_y$	dCe/dCE	0.18
	−	+	−	+	−	CCdEE	dCE/dCE	r_yr_y	dCE/dCE	0.08

*: 日本人において最も多いと想定される表現型または遺伝子型
**: 日赤「まれな血液型に関する研究班資料」による
（谷 慶彦・他：新版 日本輸血・細胞治療学会認定医制度審議会カリキュラム．p.81, 2012）

5 Rh血液型の変異型

1．変異型

D抗原の変異型としては，わが国ではweak D，partial DとDEL(Del)型などが知られている．いずれも抗Dの産生を防止し，妊娠・輸血時のトラブルを防ぐことが必要である．

(1) weak D

weak DはD陽性者の赤血球膜上のD抗原と質的な違いはないが，抗原量が少ないD陽性のRh血液型である．通常，抗D試薬との直後判定では陰性であり，D陰性確認試験により陽性となる．

①weak Dは*RHD*遺伝子のミスセンス変異によって抗原量が減少する遺伝子型(low-grade)と抗原量が比較的多い遺伝子干渉型(high-grade：*DCe/dCe*などのようにC遺伝子がD遺伝子の*trans*位に存在するためにD抗原の発現が抑制される)の2つに分けられる．

②最近の抗D試薬では，遺伝子干渉型によるD抗原の減少したタイプは，通常のD陽性と判定される．

③輸血では受血者としてはD陰性，供血者ではD陽性として取り扱う．

(2) partial D

partial DはD抗原がもつ多くの抗原決定基(エピトープ)の一部が欠損している血液型である．

①通常，ポリクローナル抗Dと陽性であり，モノクローナル抗Dとは陰性～弱陽性の反応態度を示すことで検出されるが，モノクローナル抗D試薬の特異性の違いで，その反応性が異なる場合がある．

②血清中に抗Dを産生して溶血性輸血副作用や新生児溶血性疾患の原因となるため臨床上重要である．

③輸血では受血者としてはD陰性，供血者ではD陽性として取り扱う必要がある．

④E抗原にもpartial Dと同様にpartial Eがある．

(3) DEL(Del)

DELはD陰性確認試験でD陰性と判定されたなかで，抗Dを用いた吸着解離試験によってD抗原が検出される非常に弱いD抗原を発現しているRh血液型である．

①日本ではD抗原の免疫原性が極めて弱いことより，D陰性として

取り扱われているが，最近になってDELの赤血球が輸血されたD陰性者が抗Dを産生したとする報告がある．今後DELの輸血への対応が必要である．

②日本人のD陰性者の約10％がDELであり，そのほとんどがC抗原をもつことが報告されている．

(4) まれなRh血液型

①D- -：D抗原量が通常に比べ非常に多く，Rh抗原（C，c，E，e）を発現していないまれなRh血液型で，日本人の頻度は約20万人に1人とされている．

a）抗体をもたない場合はRhD陽性として扱われることが多い．

b）輸血や妊娠などによって抗Rh17（抗Hro）を産生しやすい．

c）抗Hroは溶血性輸血副作用や新生児溶血性疾患の原因抗体となる．

②Rhnull：Rh系抗原をすべて発現していないまれなRh血液型である．

a）輸血や妊娠などによって抗Rh29を産生しやすくなり，溶血性輸血副作用や新生児溶血性疾患の原因抗体となる．

b）Rhnull型のヒトは口唇状赤血球や球状赤血球などの形態異常や貧血を認めることがある．

6 血液型キメラとモザイク

1．キメラ

キメラ（chimera）とは，同一個体が2つの遺伝子（接合子）に由来する異なった細胞を共存している状態である．キメラには2卵性双生児キメラ（twin chimera）と2精子性キメラ（dispermic chimera）がある．血液型が異なる2卵性双生児の一方が，O型とA型血球が混在した血液をもつ血液型キメラの報告が最初である．

2．モザイク

モザイクは単一の接合子に由来する遺伝子的に表現型の異なる2つ以上の細胞集団が混在するものであり，単一の受精卵から突然変異などにより生じる．

7 その他の血液型

血液型抗原は赤血球膜上の抗原で糖鎖系抗原と蛋白系抗原に大別されており，それぞれ固有の構造を有している．各抗原に対する不規則抗体は臨床的に重要である．

1．代表的な糖鎖系抗原

ABO抗原以外に，Lewis，P1PK，H，Iなどの抗原がある．

①Lewis抗原は血漿中のLewis抗原をもつスフィンゴ脂質が赤血球表面に吸着したものである．

②臍帯血では成人に比べてi抗原量が多いが，年齢とともにI抗原が増加し，i抗原が減少する．

2．代表的な蛋白系抗原

Rh抗原以外に，MNS，Kell，Kidd，Duffy，Diego，Xgなどの抗原がある．

①Diego血液型におけるDi^a抗原は蒙古系の民族に特有の抗原である．

②MNS抗原は蛋白分解酵素により破壊される．

8 白血球抗原（HLA）と分類

①白血球抗原（Human Leukocyte Antigen：HLA）は，赤血球以外のほぼすべての細胞に分布しており，ヒトの主要組織適合抗原遺伝子複合体（Major Histocompatibility Complex：MHC）として知られている．HLA抗原は「自己」と「非自己」の識別などの免疫反応に重要な役割をもつ．

②ヒトMHC（HLA）抗原は膜蛋白質であり，これらをコードする遺伝子はヒトの第6染色体短腕部の遺伝子領域に存在する．これらは，古典的クラスⅠ分子のHLA-A，B，C抗原，古典的クラスⅡ分子のHLA-DR，DQ，DP抗原をコードする．また，各クラスには非古典的クラス分子が存在する（図6-4）．

1．MHCクラスⅠ分子：HLA-A，C，B抗原（図6-5）

①クラスⅠ分子はα鎖とβ_2-ミクログロブリンが非共有結合して形成される．

②α鎖はα1，α2，α3ドメインに分けられ，α3ドメインにはT細胞のCD8分子が結合する部位がある．

③赤血球を除くリンパ球，顆粒球，単球，血小板などに存在する．

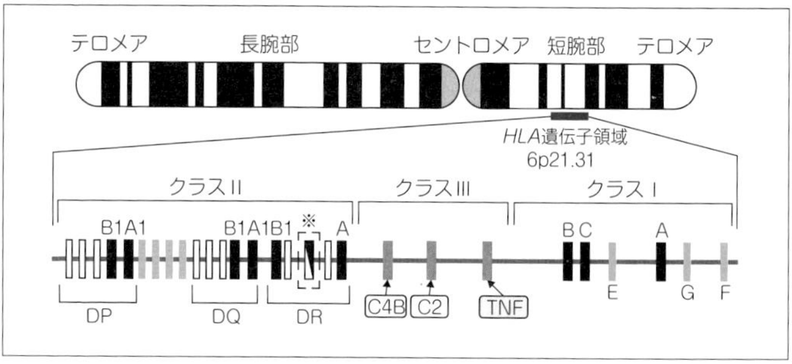

図6-4　HLA領域の遺伝子構造

※：*HLA-DR*遺伝子群は人により，その発現遺伝子座数が異なる．
：古典的*HLA*遺伝子，　：非古典的*HLA*遺伝子，　：その他 発現遺伝子，
：偽遺伝子．
この領域では，127個の発現遺伝子を含む，計238個の遺伝子が同定されている．
C4B，C2：補体成分，TNF：腫瘍壊死因子．
（藤原孝記：スタンダード 輸血検査テキスト 第3版（認定輸血検査技師制度協議会カリキュラム委員会編），p.131，医歯薬出版，2017）

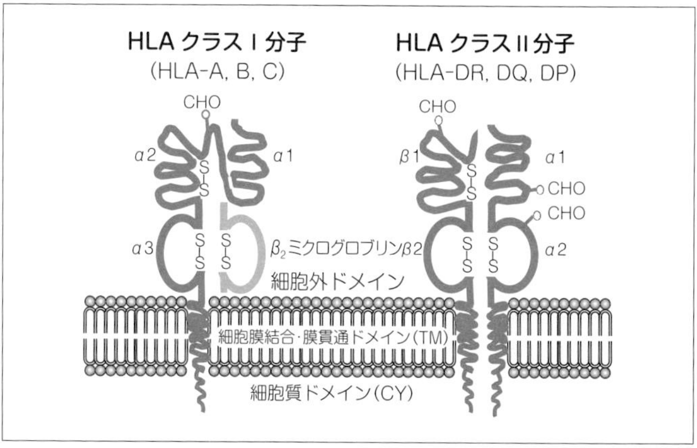

図6-5　HLA分子の構造

CHO：糖質，S-S：ジスルフィド結合．
（藤原孝記：スタンダード 輸血検査テキスト 第3版（認定輸血検査技師制度協議会カリキュラム委員会編），p.132，医歯薬出版，2017）

④HLA-A，B，C抗原はリンパ球細胞傷害試験（lymphocyte cytotoxicity test：LCT）により検出される．全リンパ球またはT細胞，HLA抗血清，補体，エオジン色素が用いられる．また，DNAタイピングによっても検出される．

2．MHCクラスII分子：HLA-DR，DQ，DP抗原（図6-5）

①α鎖とβ鎖が非共有結合したヘテロダイマーとなっている．

②β2ドメインにはT細胞のCD4分子が結合する部位がある．

③樹状細胞，マクロファージ，B細胞などの抗原提示細胞に存在する．

④HLA-DR，DQ抗原はリンパ球細胞傷害試験（LCT）により検出される．B細胞，HLA抗血清，補体，エオジン色素が用いられる．

⑤HLA-D抗原（主にHLA-DR，DQ抗原を反映）は，リンパ球混合培養試験（MLC）により検出される（検体：全リンパ球）．

⑥HLA-DP抗原は二次刺激MLC反応によるPLTにより検出される（検体：全リンパ球）．

⑦HLA-DR，DQ，DP抗原はDNAタイピングにより検出される．

9 血小板抗原（HPA）と分類

血小板膜上には血小板特異抗原（human platelet antigen：HPA）とその他の抗原としてABO抗原，HLAクラスI抗原などの同種抗原が存在する．

①HPAは2つの対立抗原からなり，頻度の高い方がa型，低い方がb型と命名されている．現在，HPA-1a，HPA-1b，HPA-2a，HPA-2b，HPA-3a，HPA-3b，HPA-4a，HPA-4b，HPA-5a，HPA-5b，HPA-15a，HPA-15bが分類されている．

②HPA-4はわが国で発見された血小板型である．新生児血小板減少症患児の母親から検出された抗血小板抗体によって発見された．

③HPA-1b発現は心筋梗塞や血栓症のリスクファクターである．

④血小板におけるHPAやHPAに対する抗体は，新生児血小板減少症，血小板輸血不応，輸血後紫斑病や骨髄移植成績への関与において重要である．

10 血清型(アロタイプ)

①免疫グロブリンの定常部における遺伝的に異なるわずかな遺伝形質の違いを血清型(アロタイプ)とよぶ.

②メンデルの法則で遺伝し，人類学の研究や法医学検査に用いられる.

③血液型のように個人標識としての遺伝形質がある.

④代表的なものとして，IgGのH鎖上にあるものをGm，IgAのH鎖上にあるものをAm，κ型L鎖上のものをKmとよぶ.

セルフ・チェック

A 次の文章で正しいものに○，誤っているものに×をつけよ.

	○	×
1. ABO血液型判定にランドシュタイナーの法則が用いられる.	□	□
2. ABO血液型抗原は糖鎖系抗原である.	□	□
3. A抗原はH抗原に*D*-ガラクトースが付加されてつくられる.	□	□
4. 赤血球膜上のABO抗原が出生時には十分発達していない.	□	□
5. *ABO*遺伝子は第1番染色体に存在する.	□	□
6. ABO血液型は*ABO*遺伝子座の3つの主要な対立遺伝子(*A*，*B*，*O*)により決定される.	□	□
7. *ABO*遺伝子はメンデルの法則に従って両親から1つずつ遺伝する.	□	□
8. *A*遺伝子によりA糖転移酵素がつくられる.	□	□
9. *O*遺伝子は*A*遺伝子と*B*遺伝子に対して優性である.	□	□

A 1-○，2-○，3-×(*N*-アセチルグルコサミン)，4-○，5-×(第9番染色体)，6-○，7-○，8-○，9-×(劣性)

10. 日本人の抗原頻度はA，O，B，ABの順に4：3：2：1の割合である． □ □
11. 白人と黒人はともにA型の頻度が高い． □ □
12. A型亜型では通常のA型に比べて赤血球膜上のA抗原量が少ない． □ □
13. 日本人ではB型の亜型であるBmが最も多い． □ □
14. O型亜型にH型の抗原をもたないBombay（Oh）型がある． □ □
15. cisAB型はAB型とO型の親子関係が成り立たない． □ □
16. A型亜型は抗A_1レクチンと反応しないが抗Hレクチンとは強く反応する． □ □
17. ABO血液型は原則的には一生変わることはない． □ □
18. 急性骨髄性白血病はABO血液型の後天的変化を示すことがある． □ □
19. 獲得性（後天性）Bは消化管疾患の細菌感染時に認められる場合がある． □ □
20. 汎血球凝集反応は赤血球膜上の潜在抗原（T，Tn，Tkなど）と関係がある． □ □
21. 通常，獲得性（後天性）BによるB型様抗原はモノクローナール抗体試薬（抗B）と交差反応を起こす． □ □
22. 骨髄移植を受けた患者赤血球膜上のABO抗原はドナー型に変わる． □ □
23. D陽性は赤血球膜上にD抗原を発現している． □ □
24. D抗原は最も強い免疫原性をもつ． □ □
25. Rh血液型は父母から子へハプロタイプで遺伝する． □ □
26. Rh抗原は第1番染色体上の1つの遺伝子によってつくられる． □ □
27. 日本人のD陰性者の頻度は15％である． □ □
28. 日本人で最も多いRh表現型はCcDEeである． □ □

10-○，11-×（O型），12-○，13-○，14-○，15-×（成り立つ），16-○，17-○，18-○，19-○，20-○，21-×（起こさない），22-○，23-○，24-○，25-○，26-×〔×（2つ：*RHD*遺伝子と*RHCE*遺伝子）〕，27-×（0.5％），28-×（CCDee：42.98％）

29. weak Dは赤血球膜上のD抗原量が少ないD陽性のRh血液型である. □ □
30. partial DはD抗原エピトープの一部が欠損しているRh血液型である. □ □
31. weak Dにおける輸血では受血者としてはD陽性として取り扱う. □ □
32. DELはD陰性確認試験でD陰性と判定される. □ □
33. D- -は通常のD陽性に比べD抗原量が非常に少ない. □ □
34. RhnullはRh系抗原をすべて発現していないまれなRh血液型である. □ □
35. Rhnullの赤血球は口唇状赤血球などの形態異常を認めることがある. □ □
36. モザイクは同一個体が2つの遺伝子に由来する異なった細胞を共存している. □ □
37. キメラは単一の接合子に由来する遺伝子的に表現型の異なる2つ以上の細胞集団が混在する. □ □
38. Rh抗原は糖鎖系抗原である. □ □
39. Lewis血液型は蛋白系抗原である. □ □
40. Lewis抗原は血漿中のLewis抗原をもつスフィンゴ脂質が赤血球表面に吸着したものである. □ □
41. Diego血液型におけるDi^{a}抗原は蒙古系の人種に特有の抗原である. □ □
42. 臍帯血は成人に比べてI抗原量が多い. □ □
43. MNS抗原は蛋白分解酵素により破壊される. □ □
44. HLA抗原は「自己」と「非自己」の識別に重要な役割をもっている. □ □
45. HLA抗原は白血球膜上にのみ発現している. □ □
46. HLA抗原はヒト第6染色体に存在する遺伝子により決定される. □ □

29-○，30-○，31-×（D陰性），32-○（日本人のD陰性者の約10％），33-×（多い），34-○，35-○，36-×（キメラ），37-×（モザイク），38-×（蛋白系抗原），39-×（糖鎖系抗原），40-○，41-○，42-×（i抗原），43-○，44-○，45-×（ほぼすべての細胞），46-○

47. ヒトMHCクラスⅠ分子にはHLA-DR，DQ，DP抗原がある． □ □
48. MHCクラスⅡ分子にはHLA-A，B，C抗原がある． □ □
49. MHCクラスⅠ分子はα鎖とβ鎖が非共有結合して形成される． □ □
50. MHCクラスⅡ分子はα鎖とβ2-ミクログロブリンが非共有結合して形成される． □ □
51. MHCクラスⅡ分子は赤血球を除くリンパ球，顆粒球，単球，血小板などに存在する． □ □
52. MHCクラスⅠ分子はBリンパ球，マクロファージ，単球，樹状細胞に存在する． □ □
53. HLA-A，B，C抗原はリンパ球細胞傷害試験（LCT）により検出される． □ □
54. HLA-DR，DQ抗原はリンパ球細胞傷害試験（LCT）により検出される． □ □
55. リンパ球細胞傷害試験（LCT）によるクラスⅡ抗原検査では全リンパ球が用いられる． □ □
56. リンパ球細胞傷害試験（LCT）によるクラスⅠ抗原検査ではBリンパ球が用いられる． □ □
57. 血小板膜上には血小板特異抗原（HPA）のみが存在する． □ □
58. 血清型をイデオタイプという． □ □
59. 血清型（アロタイプ）は免疫グロブリンの定常部における遺伝的に異なるわずかな遺伝形質の違いをいう． □ □
60. アロタイプはメンデルの法則で遺伝する． □ □

47-×（クラスⅡ分子），**48**-×（クラスⅠ分子），**49**-×（MHCクラスⅡ分子），**50**-×（MHCクラスⅠ分子），**51**-×（クラスⅠ分子），**52**-×（クラスⅡ分子），**53**-○，**54**-○，**55**-×（クラスⅠ抗原），**56**-×（クラスⅡ抗原），**57**-×（ABO抗原，HLAクラスⅠ抗原などの同種抗原が存在），**58**-×（アロタイプ），**59**-○，**60**-○

B

1．日本人のABO血液型の頻度（%）として正しいのはどれか．

		A型	B型	O型	AB型
□	①	10%	40%	30%	20%
□	②	20%	10%	40%	30%
□	③	30%	20%	10%	40%
□	④	40%	30%	25%	5%
□	⑤	40%	20%	30%	10%

2．ABO血液型について正しいのはどれか．**2つ選べ**．

□ ① A型の日本人の約20%がA_2型である．
□ ② 白人ではA型の亜型が多い．
□ ③ 日本人ではB型の亜型であるB_m型が最も多い．
□ ④ ABO血液型の亜型では抗Hレクチンと弱い凝集反応を示す．
□ ⑤ ボンベイ（Bombay）型（Oh）はB型の変種である．

3．ABO血液型で**誤っている**のはどれか．

□ ① 赤血球膜上のA，B抗原は，出生時に十分発達している．
□ ② O型の血清はAB型血球を凝集させる．
□ ③ 日本人のA型の頻度は約40%である．
□ ④ Bm型は日本人に多い．
□ ⑤ cisAB型はAB型とO型の親子関係が成り立つ珍しい血液型である．

4．ABO血液型がAB型で，かつRhD陰性者の平均的日本人集団における発生頻度について正しいのはどれか．

□ ① 0.05%
□ ② 0.1%
□ ③ 0.2%
□ ④ 0.3%
□ ⑤ 0.4%

B 1-⑤，2-②と③（①0.2%，④強い凝集反応，⑤O型），3-①（発達していない），4-①（AB型の頻度は1/10，RhD陰性の頻度は1/200，2つの積は1/2,000，よって0.05%となる）

5．ABO血液型について正しいのはどれか．**2つ選べ．**

□ ① ABO血液型抗原は蛋白系抗原である．

□ ② *ABO*遺伝子座の3つの対立遺伝子は第1番染色体上に存在する．

□ ③ A型の欧米人において約10%がA_2型である．

□ ④ O型亜型にBombay(Oh)型がある．

□ ⑤ 分泌型では血液型物質が体液中に存在する．

6．ABO血液型で**誤っている**のはどれか．

□ ① ABO血液型抗原は糖鎖抗原である．

□ ② 急性骨髄性白血病においてABO血液型が後天的変化を示すことがある．

□ ③ 骨髄異形成症候群で後天性Bが認められる場合がある．

□ ④ 骨髄移植を受けた患者赤血球膜上のABO抗原はドナー型に変わる．

□ ⑤ 細菌由来のデアセチラーゼはA型抗原をB型抗原様に変化させることが可能である．

7．Rh血液型について**誤っている**のはどれか．

□ ① E抗原が最も強い免疫原性をもつ．

□ ② 日本人の輸血による抗体産生は抗Eが最も多い．

□ ③ D抗原が最も抗体産生能が強い．

□ ④ 日本人のRh陽性率は99.5%である．

□ ⑤ 両親がRh陽性でも児はRh陰性になることがある．

8．Rh血液型について**誤っている**のはどれか．

□ ① Rh血液型の遺伝はハプロタイプで遺伝する．

□ ② Rh抗原は第1番染色体上の1つの遺伝子によりつくられる．

□ ③ 日本人で最も多いRh表現型はCCDeeである．

□ ④ weak Dの赤血球膜上D抗原量は通常のD陽性者より減弱している．

□ ⑤ Rh血液型抗原は蛋白系抗原である．

5-④と⑤(①糖鎖系抗原，②第9番，③20%)，6-③(消化管疾患)，7-①(D抗原)，8-②(2つ：*RHD*遺伝子と*RHCE*遺伝子)

9．Rh血液型の亜型について**誤っている**のはどれか．

- ☐ ① weak D患者への輸血時にはD陰性として取り扱う．
- ☐ ② partial DはD抗原量が少ない．
- ☐ ③ DELはD陰性確認試験でD陰性と判定される．
- ☐ ④ D- -は通常のD陽性に比べD抗原量が非常に多い．
- ☐ ⑤ RhnullはRh系抗原をすべて発現していないRh血液型である．

10．血液型抗原について正しいのはどれか．**2つ選べ．**

- ☐ ① Lewis血液型は蛋白系抗原である．
- ☐ ② MNS血液型抗原は糖鎖系抗原である．
- ☐ ③ Diego血液型におけるDi^{a}抗原は蒙古系の人種に特有の抗原である．
- ☐ ④ 臍帯血は成人に比べてI抗原量が多い．
- ☐ ⑤ MNS抗原は蛋白分解酵素により破壊される．

11．キメラについて正しいのはどれか．**2つ選べ．**

- ☐ ① 単一接合子に由来する遺伝子的に表現型の異なる2つ以上の細胞集団が混在する．
- ☐ ② 血液型が異なる2卵性双生児の報告が最初である．
- ☐ ③ 血液型キメラではO型とA型血球が混在した血液をもつことがある．
- ☐ ④ 2卵性双生児キメラより2精子性キメラが多い．
- ☐ ⑤ 単一の受精卵から突然変異などにより生じる．

12．白血球抗原(HLA)について**誤っている**のはどれか．

- ☐ ① HLA抗原は白血球膜上にのみに発現している．
- ☐ ② HLA抗原は「自己」と「非自己」の識別に重要である．
- ☐ ③ HLA抗原はヒト第6染色体に存在する遺伝子により決定される．
- ☐ ④ HLA抗原はヒトの主要組織適合抗原遺伝子複合体(MHC)である．
- ☐ ⑤ ヒトMHC抗原はクラスI分子とクラスII分子に分類される．

9-②(D抗原決定基の一部が欠損している)，10-③と⑤(①糖鎖系抗原，②蛋白系抗原，④i抗原)，11-②と③(①，⑤モザイク，④少ない)，12-①(ほぼすべての細胞)

13. MHCクラスⅠ分子について**誤っている**のはどれか.

- □ ① MHCクラスⅠ分子にはHLA-A, B, C抗原がある.
- □ ② α鎖とβ鎖が非共有結合して形成される.
- □ ③ リンパ球細胞傷害試験の検体に全リンパ球またはT細胞を用いる.
- □ ④ リンパ球細胞傷害試験ではHLA抗血清, 補体, エオジン色素が用いられる.
- □ ⑤ HLA-A, B, C抗原は赤血球を除くリンパ球, 顆粒球, 単球, 血小板に存在する.

14. MHCクラスⅡ分子について**誤っている**のはどれか.

- □ ① MHCクラスⅡ分子にはHLA-DR, DQ, DP抗原がある.
- □ ② α鎖とβ鎖が非共有結合したヘテロダイマーとなっている.
- □ ③ HLA-DR, DQ, DP抗原はBリンパ球, マクロファージ, 単球, 樹状細胞に存在する.
- □ ④ HLA-DR, DQ抗原はDNAタイピングにより検出される.
- □ ⑤ リンパ球細胞傷害試験の検体にはTリンパ球が用いられる.

15. 血小板膜抗原について**誤っている**のはどれか.

- □ ① 血小板膜上には血小板特異抗原(HPA)が存在する.
- □ ② 血小板膜上にはABO抗原とHLAクラスⅠ抗原が存在する.
- □ ③ HPA-4はわが国で発見された血小板型である.
- □ ④ 血小板特異抗原に対する抗体は血小板輸血不応などの疾患に関与する.
- □ ⑤ 血小板特異抗原(HPA-2b)発現は心筋梗塞のリスクファクターに関与する.

16. 血清型(アロタイプ)について**誤っている**のはどれか.

- □ ① 免疫グロブリンの超可変部における遺伝的に異なるわずかな遺伝形質の違いをいう.
- □ ② 遺伝形質の違いがIgGのH鎖上にあるものをGmという.
- □ ③ 法医学検査や人類学の研究で用いられる.
- □ ④ メンデルの法則で遺伝する.
- □ ⑤ 血清蛋白にみられる遺伝形質をいう.

13-②(α鎖と$β_2$-ミクログロブリン), 14-⑤(Bリンパ球), 15-⑤(HPA-1b), 16-①(定常部)

7　輸血検査

A　輸血前検査

学習の目標

- □ 献血者血液の検査
- □ 血液型検査
- □ 不規則抗体スクリーニング
- □ 交差適合試験(適合性試験)
- □ 血液介在性感染症の検査

我が国の輸血血液は自己血などを除き，献血で確保した献血者血液を使用している．病院での輸血実施では不適合輸血や溶血性輸血副作用を未然に防ぐため，輸血前検査として患者のABO血液型検査，RhD血液型検査，不規則抗体検査(スクリーニング・同定)および献血者血液との交差適合試験を実施し，その結果により輸血の適合性や安全性を確認する．

1 献血者血液の検査

献血者血液が輸血血液として適正か否かは多くの基準に基づいて判断される．検査は献血者に対する本人確認・問診から始まり，採血した血液に関して以下の検査が実施され，輸血用血液製剤としての基準に適合した血液のみ使用される．

1．献血受付時の検査

比重もしくは血色素量，血圧，脈拍，血球計数検査，血液型〔(ABO血液型オモテ検査のみ(仮判定)〕，心電図(成分献血が初回で40歳以上の場合)

2．全献血者について行っている検査(品質部門：検査部門)

①血液型検査：ABO血液型検査，RhD血液型検査(陰性，weak D，partial Dを含む)

②不規則抗体検査

③感染症検査〔梅毒血清学的検査(TP抗体)，B型肝炎ウイルス検査(HBs抗原，HBs抗体，HBc抗体)，C型肝炎ウイルス検査(HCV抗体)，ヒト免疫不全ウイルス検査(HIV-1，HIV-2抗体)，HTLV-1

抗体検査，ヒトパルボウイルスB19抗原検査(伝染性紅斑)〕
④生化学検査(ALT，γ-GTP，総蛋白，アルブミン，A/G比，コレステロール，グリコアルブミン)
⑤核酸増幅検査(NAT：nucleic acid amplification test)：B型肝炎ウイルス検査(DNA)，C型肝炎ウイルス検査(RNA)，HIV検査(RNA)
a)1999年から実施している.
b)当初は20人の検体をプールした検査であったが，安全性の向上のため2014年8月1日から個別検体によるNATを開始した.
c)2020年8月5日採血分よりE型肝炎ウイルス(RNA)検査(NAT検査)が開始された.

3．一部の献血者血液への検査(品質部門：検査部門)

①血球計数検査(RBC，Hb，Ht，MCV，MCH，MCHC，WBC，PLT)
②HLA検査：HLA適合血小板登録者，骨髄移植ドナー登録者
③サイトメガロウイルス抗体検査：サイトメガロウイルス抗体陰性血液確保対象者
④抗原陰性血の検索：臨床的意義をもつ不規則抗体保有者への適合血液選択(医療機関の要望)
⑤まれな血液型の検出：出現頻度がおおむね1％以下を示す血液型の検出[保有者がみつかれば，血液の保存(−80℃以下保存で10年間有効)と登録をお願いする]
⑥*Trypanosoma cruzi*(クルーズ・トリパノソーマ)抗体検査：シャーガス病の検査.

2 輸血時の輸血検査〔血液型検査，不規則抗体スクリーニング，交差適合試験(適合性試験)〕

1．輸血検査に用いる患者検体

血液型検査，不規則抗体検査および交差適合試験に用いる患者検体は以下の条件を満たす必要がある.
①過去3カ月以内に新たな輸血歴や妊娠歴がある場合，あるいはこれらが不明な患者については，輸血予定日前3日以内に採血した検体を用いる.
②採血には，プレーン採血管(凝固血)またはEDTA加採血管等(抗

凝固血）を用いる.

a）凝固血では血清，抗凝固血では血漿が得られる.

b）原則，不規則抗体検査（スクリーニング・同定）および交差適合試験においては，血清を用いる.

③全血の冷蔵保存は避け，血清（血漿）分離後，冷蔵保存する.

④血清（血漿）は不活化してはならない.

⑤溶血してはいけない.

⑥ABO血液型検査の検体は，同一患者から異なる時点での2検体で，二重チェックが必要である.

⑦原則として，血液型検査での検体と交差適合試験での検体は別の時点で採血した検体を用いる（**図7-1**）.

3 血液型検査

輸血を実施する上で患者のABOおよびRhD血液型を確定し，原則

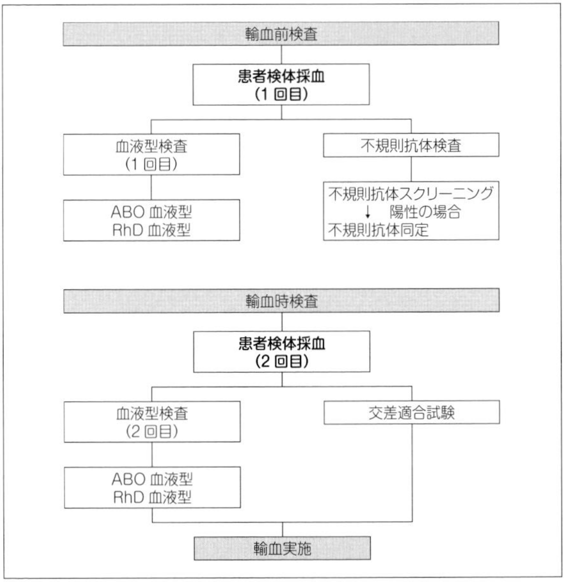

図7-1　輸血時の血液型検査から交差適合試験までの流れ

（細井英司：最新臨床検査学講座　免疫検査学（窪田哲朗・他編）．p.268，医歯薬出版，2017）

として同型の血液を輸血する（輸血検査の必須項目である）．

①赤血球膜上に存在するABO血液型抗原（A抗原，B抗原）と血清中の規則抗体（抗A，抗B）との反応によって起こる血管内溶血反応による輸血副作用を防ぐ．

②RhD陰性者の抗Dの産生による輸血副作用（血管外溶血），新生児溶血性疾患の回避が大きな目的である．

4 不規則抗体スクリーニング（図7-2）

輸血時に患者と供血者間で，すべての血液型を一致させることは不可能であるため，輸血前検査として不規則抗体検査が実施されている．

①不規則抗体には，明らかな免疫の機会がない人に検出される自然抗体（主にIgM型）と，輸血や妊娠などが免疫刺激となって産生される多様な血液型抗原に対する免疫抗体（主にIgG型）があり，輸血の実施には不規則抗体の有無と不規則抗体の同定が必要である．

②特に37℃で反応する免疫抗体は，溶血性輸血副作用や新生児溶血疾患を引き起こす可能性が高く，臨床的に重要である．

③不規則抗体スクリーニング検査の術式としては，下記の方法を組み合わせて行われるが，必ず37℃で反応する臨床的に意義のある不規則抗体を検出できる間接抗グロブリン法を含む適正な方法を用いる．

a）生理食塩液法

b）蛋白分解酵素法（ブロメリン法，フィシン法）

c）アルブミン法

d）間接抗グロブリン法（反応増強剤としてアルブミン，ポリエチレングリコール（PEG），低イオン強度溶液（LISS）のいずれかを組み合わせる）

e）各反応系において自己対照をおくことが望ましい（日本輸血細胞治療学会の赤血球型ガイドラインでは自己対照を含める必要はないと記載されている）．

④不規則抗体検査用パネル血球は，O型ヒト赤血球2～4本を1セットとしたスクリーニング用血球試薬である．パネル血球はできるだけ多くの血液型抗原およびDi^a抗原を含む血球を選択する．

⑤不規則抗体の判定法として，スクリーニング結果について量的効果を考慮し，消去法により推定する．Rh系，MNSs系，Duffy,

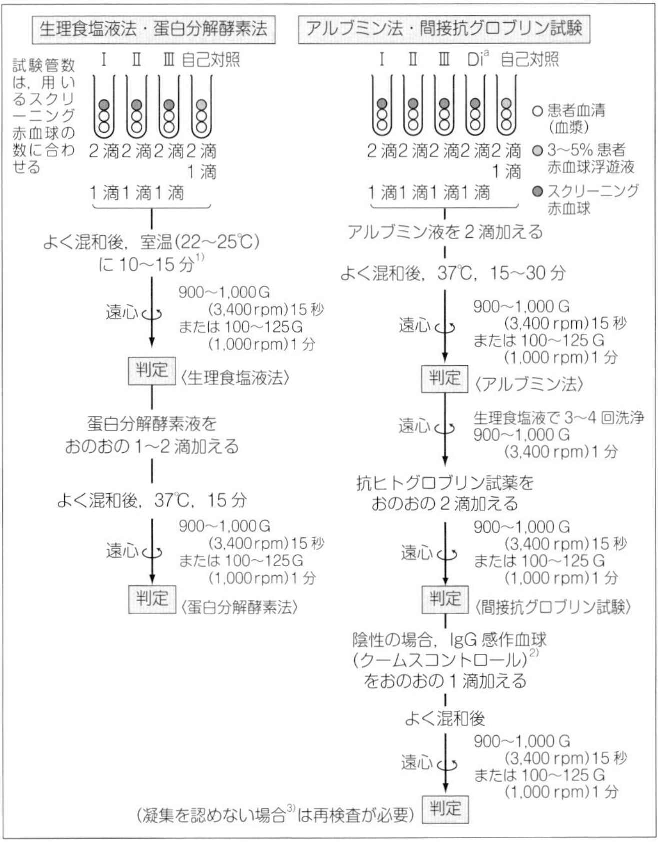

図 7-2　不規則抗体スクリーニング検査法

1) 必ずしも室温に放置する必要はなく，次の操作に進んでもよい

2) 抗グロブリン試験（クームス試験）陰性を確認するための血球．抗ヒトグロブリン試薬の抗 IgG 活性を証明するために，O 型 RhD 陽性（プール）血球に抗 D 抗体（IgG）を感作したもので，抗ヒトグロブリン試薬と反応して凝集する．つまり，凝集が認められれば，操作および試薬が適切であったことを示す

3) 原因としては次のようなことが考えられる

①洗浄が不十分であり，抗ヒトグロブリン試薬が中和された

②抗ヒトグロブリン試薬の入れ忘れか，それが不活性なものであった

③IgG 感作血球（クームスコントロール）が古くなり，不活性なものであった

（松井智浩：最新臨床検査学講座　免疫検査学（窪田哲朗・他編）．p.312，医歯薬出版，2017 を抜粋）

表7-1　不規則抗体スクリーニング検査の判定例

スクリーニング赤血球No.	スクリーニング赤血球に含まれる抗原													special antigen typing**	凝集
	D (×)	C (×)	E	c (×)	e (×)	Fy^a (×)	Fy^b	Jk^a (×)	Jk^b	Le^a	Le^b (×)	M (×)	N (×)		
Ⅰ	+ (×)	+ (×)	0	0	+ (×)	+ (×)	0	+ (／)	+ (／)	0	+ (×)	+ (×)	0		(0)
Ⅱ	+	0	+	+	0	+	+	+	+	+	0	+	+		(3+)
Ⅲ	0	0	0	+ (×)	+ (×)	+ (／)	+ (／)	+ (×)	0	0	+ (×)	0	+ (×)		(0)
DIA*	+	0	+	+	+	+	+	0	+	0	0	0	+	Di^a (+)	(2+)

＋：赤血球にその抗原が存在する　（抗原陽性）
0：赤血球にその抗原が存在しない（抗原陰性）

*　Di^a抗原を含んだスクリーニング赤血球を表す．
**　低頻度抗原陽性あるいは高頻度抗原陰性など，特別な抗原の有無を示す．

考え方と手順

①スクリーニング赤血球Ⅰの結果より，量的効果を考慮しなくてよい抗原DとLe^bに「×」を，量的効果を示すホモ接合赤血球抗原C，e，Fy^a，Mに「×」を，また，量的効果を示すヘテロ接合赤血球抗原Jk^aとJk^bに「／」を記入する．
②スクリーニング赤血球Ⅲの結果より，量的効果を考慮しなくてよい抗原Le^bに「×」を，量的効果を示すホモ接合赤血球抗原c，e，Jk^a，Nに「×」を，また，量的効果を示すヘテロ接合赤血球抗原Fy^aとFy^bに「／」を記入する．
③最終的に「×」が1つ以上ついた抗原D，C，c，e，Fy^a，Jk^a，Le^b，M，Nは，抗原表の“抗原名”に「×」を記入し，「／」のみの抗原Fy^bとJk^bや，無印の抗原E，Le^a，Di^a（Di^a抗原を見落とさないように注意する）は，抗原表の“抗原名”はそのまま（無印）にしておく．
④以上より，「否定できる抗体」は抗D，抗C，抗c，抗e，抗Fy^a，抗Jk^a，抗Le^b，抗M，抗N抗体，「可能性の高い抗体」は抗E抗体，「否定できない抗体」は抗Fy^b，抗Jk^b，抗Le^a，抗Di^a抗体となる．
（松井智浩：最新臨床検査学講座　免疫検査学（窪田哲朗・他編）．p.318，医歯薬出版，2017を一部抜粋）

Kiddの抗原に対する抗体検出には量的効果を考える必要がある（表7-1）．

5 交差適合試験（適合性試験）

交差適合試験は輸血時に起こる不規則抗体による溶血性副作用やABO血液型不適合などを未然に防ぐために行われる検査である．

①輸血を行う前に患者血液と供血者血液（血液製剤）との間で必ず行う最終検査であり，主試験と副試験がある（図7-3）．
　a）主試験（患者血清＋供血者赤血球）：患者血清中に供血者赤血球と反応する抗体が存在しないかを調べる組み合わせである．

b）副試験（供血者血漿＋患者赤血球）：供血者血漿中に患者赤血球と反応する抗体が存在しないかを調べる組み合わせである．

c）自己対照（患者血清＋患者赤血球）：陰性対照．

原則的にはどちらか一方でも凝集や溶血が認められれば輸血を行うことができない（ただし，主試験が陰性で副試験が陽性の場合には，主治医の判断で輸血を実施する場合がある）．交差適合試験の結果の解釈を**表7-2**に示す．

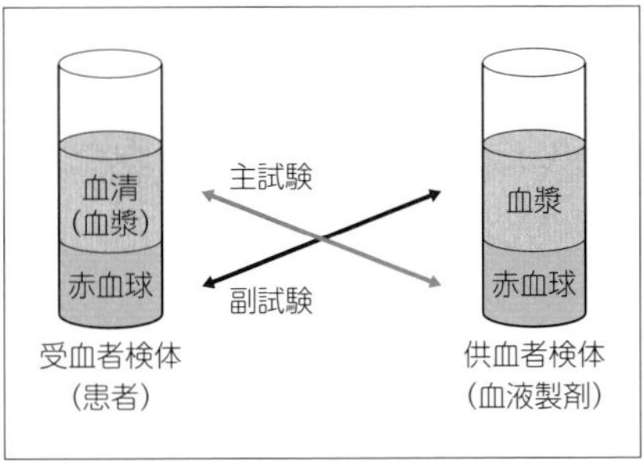

図7-3　交差適合試験（主試験，副試験）

表7-2　交差適合試験の結果の解釈

主試験	副試験	意　義	輸血の可否
＋	＋	①受血者血清中に供血者赤血球抗原に対する抗体が存在する ②供血者血清中にも受血者の赤血球抗原に対する抗体が存在する	不　可
＋	－	①受血者血清中に供血者赤血球抗原に対する抗体が存在する	不　可
－	＋	①供血者血清中に受血者赤血球抗原に対する抗体が存在する	原則的に不可 （洗浄赤血球なら可）
－	－	①受血者血清中に供血者赤血球抗原に対する抗体は存在しない ②供血者血清中に受血者赤血球抗原に対する抗体は存在しない	可

（新臨床検査技師教育研究会編：臨床検査知識の整理　臨床免疫学．p.258，医歯薬出版，2004）

②術式としては次の方法を組み合わせて行うが，37℃で反応する臨床的に意義のある不規則抗体を検出できる間接抗グロブリン法を含む適切な方法を組み合わせて実施する必要がある（**図7-4**）.

a）生理食塩液法

b）蛋白分解酵素法（ブロメリン法，フィシン法）

c）アルブミン法

d）間接抗グロブリン法（反応増強剤としてアルブミン，低イオン強度溶液（LISS），ポリエチレングリコール（PEG）のいずれかを組み合わせる）

e）各反応系において自己対照をおくことが望ましい.

③交差適合試験は条件により省略できる.

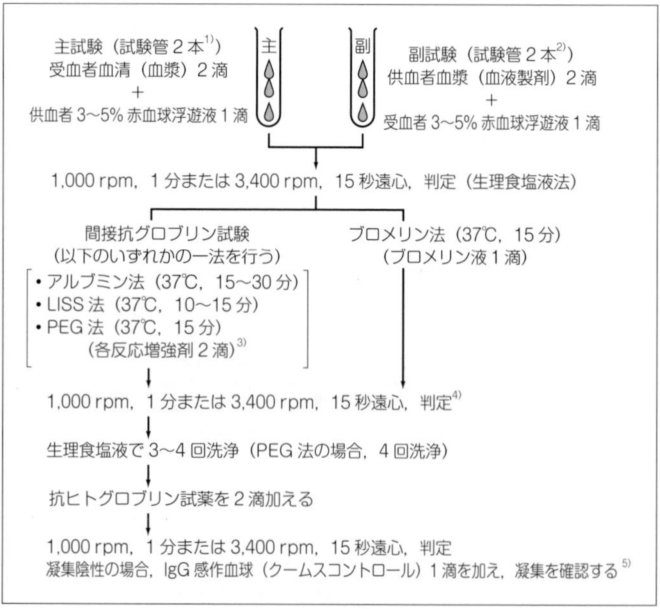

図7-4　交差適合試験の方法

1），2）間接抗グロブリン試験とブロメリン法用（試験管数は用いる方法の数にあわせる）.
3）反応時間および滴下量は，試薬の添付文書に従う.
4）PEG法の場合，遠心，判定せずにそのまま次の生理食塩液による洗浄操作に進む.
5）凝集を認めない場合は再検査が必要.
（松橋美佳：最新臨床検査学講座　免疫検査学（窪田哲朗・他編）．p.329，医歯薬出版，2017）

a）赤血球製剤との検査ではABO同型血液使用時の副試験を省略できる．

b）生後4カ月以内の乳児において抗Aまたは抗B抗体が検出されず，不規則抗体がない場合には，ABO同型血使用時の交差適合試験を省略できる．

c）血小板濃厚液と新鮮凍結血漿は赤血球をほとんど含まないため，交差適合試験を省略できる．原則としてABO同型血を使用する．

d）あらかじめ患者のABOおよびRhD血液型（RhD陽性）検査が実施され，不規則抗体がない場合には交差適合試験を省略し，コンピュータクロスマッチによって適合性や安全性を確認できる．

6 血液介在性感染症の検査（表7-3）

輸血を介して伝播する可能性のある主な疾患には，B型肝炎，C型肝炎，E型肝炎（2020年8月5日採血分よりNAT検査が開始された），後天性免疫不全症候群（AIDS），成人T細胞白血病（ATL），伝染性紅斑，梅毒があり，これらの疾患についてはその病原体に対する検査が日本赤十字社によって実施されている．また，基本的には検査は実施されていないが感染の可能性があるその他の疾患としてD型肝炎，ウエストナイル熱／ウエストナイル脳炎，敗血症，マラリア症，シャーガス病，トキソプラズマ症，バベシア症，リケッチア症，変異型クロイツフェルト・ヤコブ病（vCJD）などがある．

表7-3　日本赤十字社が実施している輸血用血液製剤の検査

病原体	疾患	検査方法**
B型肝炎ウイルス（HBV）	B型肝炎	HBs抗原：CLIA HBc抗体：CLIA HBs抗体：CLIA HBV-DNA：NAT（TMA法）
C型肝炎ウイルス（HCV）	C型肝炎	HCV抗体：CLIA HCV-RNA：NAT（TMA法）
E型肝炎ウイルス（HEV）	E型肝炎	HEV-RNA：NAT（TMA法）
ヒト免疫不全ウイルス-1/2（HIV-1/2）	後天性免疫不全症候群（AIDS）	HIV-1/2抗体：CLIA，WB HIV-RNA（HIV-1/2）：NAT（TMA法）
ヒトTリンパ球向性ウイルス-1（HTLV-1）	成人T細胞白血病（ATL） HTLV-1関連脊髄症/熱帯性痙性不全対麻痺症（HAM/TSP） HTLV-1関連ぶどう膜炎（HAU）	HTLV-1抗体：CLIA，LIA
ヒトパルボウイルスB19	伝染性紅斑	ヒトパルボウイルスB19抗原：CLIA
トレポネーマ・パリダム（TP）	梅毒	TP抗体：CLIA，RPR

**CLIA：Chemiluminescent Immunoassay（化学発光免疫測定法），NAT：Nucleic acid Amplification Test（核酸増幅検査），TMA：Transcription Mediated Amplification（TMA法），WB：Western blotting（ウエスタンブロット法），LIA：Line immunoassay（ラインブロット法），RPR：Rapid Plasma Reagin Test（RPR法），確認検査（WB，LIA，RPR）

（日本赤十字社北海道赤十字血液センターホームページ，一部改変）

セルフ・チェック

A 次の文章で正しいものに○，誤っているものに×をつけよ．

	○	×
1. 献血者血液は輸血用血液製剤としての基準に適合した血液のみが使用される．	□	□
2. 献血者血液のB型肝炎ウイルス検査は個別検体による核酸増幅検査が行われる．	□	□
3. HIV検査は核酸増幅検査が行われている．	□	□
4. 輸血前検査として患者血液と献血者血液との交差適合試験が行われる．	□	□
5. ABO血液型検査は輸血副作用（血管外溶血）の防止のために必要である．	□	□
6. RhD血液型検査は抗Dの産生による輸血副作用（血管外溶血）の回避が目的である．	□	□
7. 不規則抗体には明らかな免疫の機会がない人に検出されるIgGタイプの自然抗体がある．	□	□
8. 不規則抗体には輸血や妊娠などが免疫刺激となって産生されるIgMタイプの免疫抗体がある．	□	□
9. 37℃で反応するIgGタイプの不規則抗体は臨床的に重要である．	□	□
10. 不規則抗体スクリーニング検査では必ず直接抗グロブリン法を組み合わせる．	□	□
11. 不規則抗体検査スクリーニング用のパネル血球はAB型ヒト赤血球2～4本が1セットである．	□	□
12. 不規則抗体検査用パネル血球にはDi^{a}抗原を含む血球を選択する．	□	□
13. Rh系，MNSs系，Duffy，Kiddの抗原に対する抗体検出には量的効果を考える必要がある．	□	□

A 1-○，2-○，3-○，4-○，5-×（血管内溶血），6-○，7-×（IgM），8-×（IgG），9-○，10-×（間接），11-×（O型），12-○，13-○

14. 不規則抗体を推定する方法として，一般的には消去法が用いられる． □ □
15. 交差適合試験の主試験は患者血清と供血者赤血球との反応である． □ □
16. 交差適合試験で陰性の場合には輸血副作用は起こらない． □ □
17. 交差適合試験では必ず間接クームス試験を実施する． □ □
18. 交差適合試験の主試験は緊急時には省略できる． □ □
19. 日本赤十字社は輸血を介して伝播する可能性のある病原体検査を実施している． □ □
20. 日本赤十字社におけるB型肝炎やC型肝炎の検査は，免疫血清学的検査のみである． □ □

B

1．全献血者血液について行っている検査で**誤っている**のはどれか．
- □ ① 生化学検査
- □ ② 梅毒血清学的検査
- □ ③ HLA検査
- □ ④ B型肝炎ウイルス検査
- □ ⑤ 血液型検査

2．献血血液の核酸増幅検査（NAT）で**誤っている**のはどれか．
- □ ① HTLV-1検査
- □ ② HIV検査
- □ ③ 個別NAT検査
- □ ④ B型肝炎ウイルス検査
- □ ⑤ C型肝炎ウイルス検査

14-○，15-○，16-×（起こることがある），17-○，18-×（できない），19-○，20-×（核酸増幅検査もある）

B 1-③（一部の献血者），2-①

3．献血者の感染症検査の検査項目で正しいのはどれか．**2つ選べ．**

□ ① HBs抗原
□ ② HCV抗原
□ ③ HBs抗体
□ ④ TP抗原
□ ⑤ ヒトパルボウイルスB抗体

4．輸血前検査における血液型検査について正しいのはどれか．**2つ選べ．**

□ ① 赤血球膜上に存在するABO血液型抗原を検査する．
□ ② 血清中の不規則抗体を検査する．
□ ③ ABO不適合では血管外溶血反応が起こる．
□ ④ RhD血液型検査は抗Dの産生による血管内溶血の回避が目的の一つである．
□ ⑤ ABO血液型およびRhD血液型は輸血検査に必須である．

5．不規則抗体検査について**誤っている**のはどれか．

□ ① 不規則抗体にはIgG型の自然抗体がある．
□ ② 臨床的意義のある不規則抗体を検出できる間接抗グロブリン法を組み合わせる．
□ ③ 不規則抗体検査用パネル血球は，O型ヒト赤血球2～4本が1セットである．
□ ④ パネル血球は多くの血液型抗原およびDi^{a}抗原を含む血球を選択する．
□ ⑤ 不規則抗体の推定には量的効果を考慮して消去法を用いる．

6．不規則性抗体検査における間接抗グロブリン試験で正しいのはどれか．**2つ選べ**

□ ① 被検血清と血液型既知のパネル血球とを反応させる．
□ ② 血清を37℃，60分加温する．
□ ③ 判定が陰性のときはIgM感作血球を反応させる．
□ ④ クームス血清滴下後，15分程度反応させる．
□ ⑤ 冷式抗体による反応を重視する．

3-①と③（②HCV抗体，④TP抗体，⑤ヒトパルボウイルスB抗原），4-①と⑤（②規則抗体，③血管内，④血管外），5-①（自然抗体：IgM型，免疫抗体：IgG型），6-①と②（③IgG，④遠心・判定，⑤温式抗体）

7．不規則抗体スクリーニングの結果を表に示す．考えられる不規則抗体はどれか．

パネル血球 No.	パネル血球に含まれる抗原									凝集
	D	C	E	c	e	Le^a	Le^b	M	N	
Ⅰ	+	+	0	0	+	+	0	+	+	(−)
Ⅱ	+	0	+	+	0	0	+	+	0	(⧺)

□　① 抗C抗体
□　② 抗D抗体
□　③ 抗E抗体
□　④ 抗Le^{a}抗体
□　⑤ 抗e抗体

8．交差適合試験について**誤っている**のはどれか．
□　① 輸血時に起こる溶血性副作用やABO血液型不適合などを未然に防ぐ．
□　② 主試験は患者血清と供血者赤血球を組み合わせる．
□　③ 副試験は供血者血漿と患者赤血球とを組み合わせる．
□　④ 反応増強剤としてアルブミン，ポリエチレングリコールを用いる．
□　⑤ RhD不適合を検出することができる．

9．交差適合試験について**誤っている**のはどれか．
□　① 主試験は受血者血清と供血者赤血球を反応させる．
□　② 生理食塩液法でABO血液型不適合は検出できない．
□　③ 間接抗グロブリン法を組み合わせる．
□　④ 主試験に凝集を認めれば輸血してはならない．
□　⑤ 反応温度は37℃がよい．

10．交差適合試験について正しいのはどれか．**2つ選べ**．
□　① ブロメリン法では37℃，15分の反応後に判定する．
□　② 低イオン強度食塩液（LISS）は単独で用いる．
□　③ 適合供血者からの2回目の輸血時にも実施すべきである．
□　④ 主試験では患者の赤血球を用いる．
□　⑤ 生理食塩液法はIgG抗体を検出する．

7-③（可能性の高い抗体：抗E，抗c，抗Le^b），8-⑤（できない），9-②，10-①と③（②反応増強剤，④血清，⑤IgM）

11. AB型でRhD陽性患者の交差適合試験を行ったところ，主試験で凝集した．考えられるのはどれか．**2つ選べ．**

- □ ① 輸血用血液がA型である．
- □ ② 輸血用血液がO型である．
- □ ③ 患者に不規則抗体がある．
- □ ④ 供血者の直接抗グロブリン試験が陽性である．
- □ ⑤ 患者に抗HLA抗体がある．

12. 交差適合試験で主試験が不適合，副試験が適合となる血液型の組合せはどれか．**2つ選べ．**

	患者		赤血球製剤
□ ①	A型	――――	AB型
□ ②	A型	――――	B型
□ ③	B型	――――	O型
□ ④	O型	――――	B型
□ ⑤	AB型	――――	B型

13. 主な感染経路が血液感染でないのはどれか．

- □ ① B型肝炎
- □ ② A型肝炎
- □ ③ 後天性免疫不全症候群（AIDS）
- □ ④ C型肝炎
- □ ⑤ 梅毒

14. 輸血用血液で通常検査されないのはどれか．

- □ ① HBs抗体
- □ ② HCV抗体
- □ ③ HIV-1抗体
- □ ④ HTLV-Ⅰ抗体
- □ ⑤ CMV（サイトメガロウイルス）抗体

11-③と④，12-①と④，13-②（経口感染），14-⑤（一部の献血者）

B　血液型の検査

学習の目標

- □ ABO血液型(カラム凝集法を含む)
- □ ABO亜型(レクチン凝集法を含む)
- □ 分泌型と非分泌型
- □ Rh血液型(weak D，partial Dを含む)

1 ABO血液型(カラム凝集法を含む)

ABO血液型検査では，赤血球膜上のA，B抗原の有無を調べるオモテ検査および血清(血漿)中の抗A，抗Bの有無を調べるウラ検査を行い，両検査が一致したときに血液型を確定する．

①検査では，同一患者の二重チェック(同一患者から異なる時点で採取した2検体で，二重チェックを行う)と同一検体の二重チェック(同一検体について異なる2人の検査者がそれぞれ独立に検査し，二重チェックを行い，照合・確認に努める)が必要である．

②輸血検査は，試験管やスライドを用いて肉眼的に赤血球凝集反応の有無を判定する検査法が用いられているが，その判定には経験と熟練を必要とする．

③検査法は主に試験管法が用いられるが，亜型検出にはスライド法が有効である(凝集反応を経時的に判定，弱い凝集や部分凝集が検出しやすく，さらに凝集の開始時間が確認できる)．

④輸血検査も自動化が急速に普及し，現在，デキストランゲルあるいはガラスビーズを用いたカラム凝集法，あるいは直接凝集法と固相法を用いたマイクロプレート法による全自動輸血検査装置がある．

⑤カラム凝集法は操作法が簡便で試験管法に比べ判定が容易で，標準化・客観的な判定が可能であり，国内で多く利用されている．

2 ABO血液型の検査方法

ABO血液型検査は，既知の抗体（抗A，抗B）を用いて赤血球膜上のA，B抗原の有無を調べる「オモテ検査（血球側の検査）」および既知の抗原（A_1，B，O型血球）を用いて血清（血漿）中の抗A，抗Bの有無を調べる「ウラ検査（血清側の検査）」により判定を行い，両検査が一致したときはじめて血液型が確定される．オモテ・ウラ検査が一致しないときにはその原因を精査し，正しい血液型を判定する必要がある．

1．患者検体

患者検体は，凝固血または抗凝固血のどちらも使用可能である．血液を採血後，3,000 rpmで5～10分間遠心し，血球と血清（血漿）を分離し，患者名を記入した試験管に血清（血漿）を移す．

2．約10%および3～5%患者赤血球浮遊液の調製

スライド法には約10%患者赤血球浮遊液を，試験管法には3～5%患者赤血球浮遊液を調製する．

3．試薬

生理食塩液，オモテ検査用試薬［抗A：青色（ブリリアントクレシルブルーなどで着色），抗B：黄色（タートラジンなどで着色）］，ウラ検査用試薬（3% A_1，B，O血球：濃度はメーカーにより若干異なる），亜型検査用試薬（抗A_1レクチン，Hレクチン）を用いる．

4．オモテ検査（血球側の検査）：スライド法，試験管

(1) スライド法（図7-5）

①約10%患者赤血球浮遊液を調製する．

②スライドに患者名を記入した後，各ホールに試薬をそれぞれ1滴滴下し，その横に約10%患者赤血球浮遊液1滴を加え，竹串などでよく混合し，全体に広げる．

③スライドを前後左右に動かし，2分以内に凝集の有無および凝集の強弱を観察記録し，判定する．（凝集開始時間の遅延に注意し，亜型の可能性がある場合は5分まで判定を遅らせる）．

④亜型の可能性がある場合は，再検査をする（「抗A_1レクチン」および「抗Hレクチン」との反応性を確認する）．

(2) 試験管法（図7-6）

①3～5%患者赤血球浮遊液を調製する．

②2本の試験管にそれぞれ患者名と抗A，抗Bなどの必要事項を記

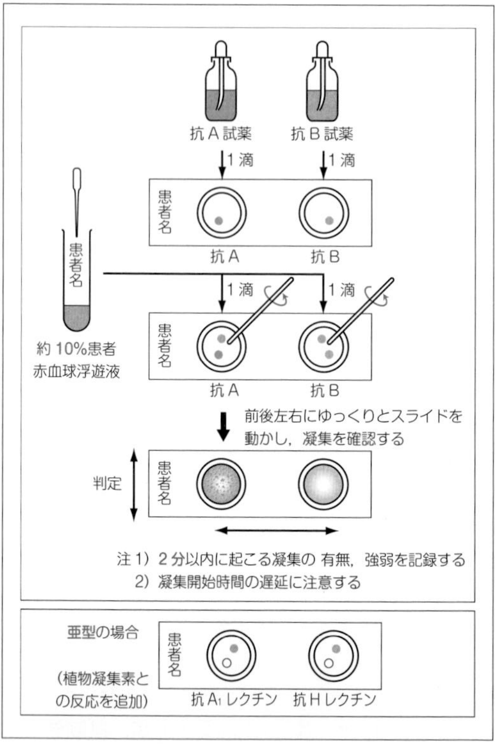

図7-5　ABO血液型検査（スライド法）

（細井英司：最新臨床検査学講座　免疫検査学（窪田哲朗・他編）．p.283，医歯薬出版，2017）

入した後，抗A試薬および抗B試薬をそれぞれ1滴ずつ滴下する．

③3〜5%患者赤血球浮遊液を各試験管に1滴ずつ滴下し，よく混和する．

④各試験管を3,400 rpm，15秒，または1,000 rpm，1分遠心後，ビューイングボックス上で，凝集の有無，凝集の強弱および溶血の有無を観察・記録し，判定する．試験管法における凝集反応は，凝集反応の分類に従い，判定する（**表7-4**）．

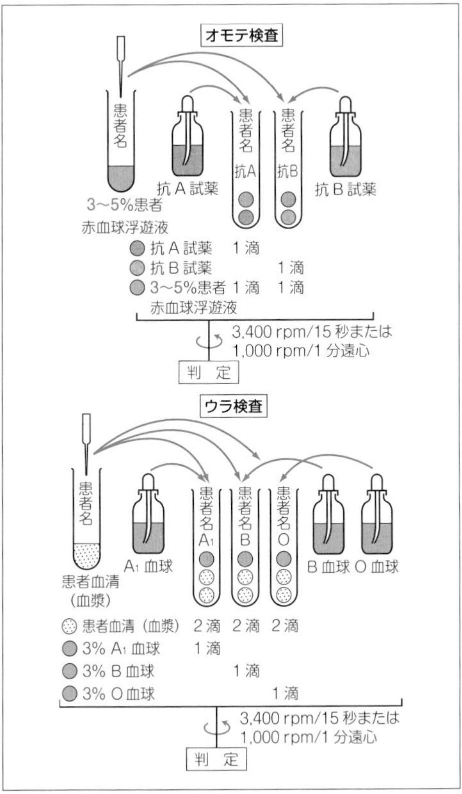

図7-6　ABO血液型検査（試験管法）

（細井英司：最新臨床検査学講座　免疫検査学（窪田哲朗・他編）．p.284，医歯薬出版，2017）

5．ウラ検査（血清側の検査）：試験管法

(1) 試験管法（図7-6）

①患者血清（血漿）を準備する．

②3本の試験管にそれぞれ患者名と「A_1」，「B」および「O」などの必要事項を記入後，患者血清（血漿）を各試験管に2滴滴下し，それぞれの試験管に3% A_1 血球，B血球，O血球を1滴ずつ加え，よく混合する．

表7-4 凝集反応の分類

反応強度	スコア	肉眼的特徴と外観	背景の色調
4+	12	1個の大きな凝集塊	透 明
3+	10	数個(2～3)の大きな凝集塊	透 明
2+	8	数多くの中程度の凝集塊	透 明
1+	5	非常に細かい凝集	赤く濁る
w+	2	ごくわずかな微小凝集	赤く濁る
0	0	凝集も溶血も見られない	赤く濁る
mf		部分凝集(凝集と非凝集の混在)	赤く濁る
H(PH)		完全溶血(部分溶血)	赤く透明(濁る)

mf：mixed field agglutination，H：hemolysis，PH：partial hemolysis
(Technical Manual 18th Edition AABB，2014，一部改変)

③各試験管を3,400 rpm，15秒，または1,000 rpm，1分遠心後，ビューイングボックス上で，凝集の有無，凝集の強弱および溶血の有無を観察・記録し，判定する．試験管法における凝集反応は，凝集反応の分類に従い，判定する(**表7-4**)．

④O血球を加えた試験管は，陰性対照とする．

6．留意点

(1) スライド法と試験管法に共通

①検体の取り違えがないように注意する．

②各患者赤血球浮遊液を作製するときは赤血球をよく洗浄する(凝集反応に影響をおよぼすものを除去する)．

③試薬滴下スポイトの先端がスライドガラスや試験管に触れないようにする．

④スポイトは垂直に1滴滴下したとき，約50 μLであることを確認する．

⑤患者赤血球濃度および各試薬量は，試薬の添付文書に従う．

(2) スライド法

①乾燥による誤判定がないように，2分以内に凝集の有無および凝集の強弱を観察・記録する．

②凝集の開始時間の遅延に注意する(亜型は通常の血液型に比べて開始時間が遅い)．

7．結果判定

ABO血液型は，オモテ検査およびウラ検査の結果からそれぞれ血

表7-5　ABO血液型の判定基準

オモテ試験			ウラ試験				
抗A	抗B	判定	A_1血球	B血球	O血球	判定	総合判定
+	0	A	0	+	0	A	A
0	+	B	+	0	0	B	B
0	0	O	+	+	0	O	O
+	+	AB	0	0	0	AB	AB

+：凝集あり，0：凝集なし
（細井英司：最新臨床検査学講座　免疫検査学（窪田哲朗・他編）．p.285，医歯薬出版，2017）

液型を判定し，両検査の判定結果を総合して確定する（**表7-5**）．

①ウラ検査においてO血球との反応は必須ではないが，凝集反応における陰性対照として用いる．O血球と凝集した場合には判定保留として，その原因を精査する（寒冷凝集素や不規則抗体などが考えられる）．

②オモテ検査およびウラ検査が不一致の場合は血液型を判定保留として，その原因を精査する．

③オモテ・ウラ検査が不一致となる主な原因を**表7-6**に示す．

8．自動輸血装置を用いた輸血検査

(1) カラム凝集法

ABO血液型，RhD血液型検査，不規則抗体検査，交差適合試験や直接抗グロブリン試験などの多くの検査項目を行うことができる．

①操作法が簡便で試験管法に比べ判定が容易であり，標準化・客観的な判定が可能であるため国内で最も多く使用されている．

②血液型判定用カラムは，ABO血液型のオモテ・ウラ検査用（4本），RhD血液型検査用およびコントロール用（陰性対照）の計6本のマイクロチューブを含むカードで構成されている．

③オモテ検査用マイクロチューブには抗A試薬，抗B試薬，RhD血液型検査用には抗D試薬が充填されている．

④コントロール用（陰性対照）を含む4本のマイクロチューブには被検赤血球浮遊液を分注し，ABO血液型のウラ検査用には患者血漿（血清）とA_1あるいはB血球をそれぞれ分注する．

⑤カード専用遠心機で遠心を行い，赤血球凝集の有無，凝集塊の程度から判定する．凝集が認められた場合にはその凝集塊の大きさに応じて遠心後に凝集塊がゲルの上部から中間部の位置にトラッ

表7-6　オモテ・ウラ検査が不一致となる主な原因

技術的要因	オモテ検査：赤血球側の要因	ウラ検査：血清側の要因
〈偽陽性〉 • 洗浄不十分な試験管などの使用 • 検査試薬（血球と血清など）の汚染 • 検査に用いる血球と血清の最適比のずれ • 判定時の遠心が強すぎる • 検体・材料の取り違え	〈偽陽性〉 • 汎血球凝集反応を呈している血球 • 直接抗グロブリン試験が陽性の血球 • 数カ月以内に輸血歴をもつヒトの血球 • acquired Bを呈した血球	〈偽陽性〉 • 血清蛋白の異常をきたした血清 • 高分子の血漿増量剤などを含む血清 • 血清中にウラ検査用血球と反応する不規則抗体をもつ血清 • 保存剤・浮遊液・試薬溶液などに含まれる成分に対する抗体を保有する血清
〈偽陰性〉 • 判定時の溶血反応の見逃し • 血球と血清の抗原抗体複合物の加温 • 検査に用いる血球と血清の最適比のずれ • 判定時の遠心が弱すぎる • 検体・材料の取り違え • 判定用抗体の入れ忘れ	〈偽陰性〉 • variant血球 • 白血病・悪性腫瘍により抗原活性が低下した血球 • 卵巣嚢腫などにより血清中の型物質が異常に多いヒトの全血	〈偽陰性〉 • 生後1年未満の新生児の血清 • 高齢者（抗A，抗B抗体価の著しく低下したヒト）の血清 • 免疫不全患者の血清

（永尾暢夫：改訂版日本輸血学会認定医制度指定カリキュラム．杏林舎，p.61, 2003，一部改変）

プされる（陽性像）．一方，凝集が起こらないと（非凝集）遠心後に底部に非凝集赤血球が移行する（陰性像）．

⑥カラム凝集法の判定基準（4+，3+，2+，1+，0および±，MF：mixed field agglutination）を**図7-7**に示す．また，ゲルカラム凝集を用いたABOとRhD血液型検査（A型，RhD陽性）の代表的な例を**図7-8**に示す．

⑦カラム凝集法における血液型判定用カードの抗A，抗B，抗Dやコントロール用の試薬はメーカーにより異なるため添付文書を確認する必要がある．

(2) マイクロプレート法

直接凝集法はABO血液型，RhD血液型検査，固相法では不規則抗体検査，交差適合試験や直接抗グロブリン試験を行うことができる．

反応像

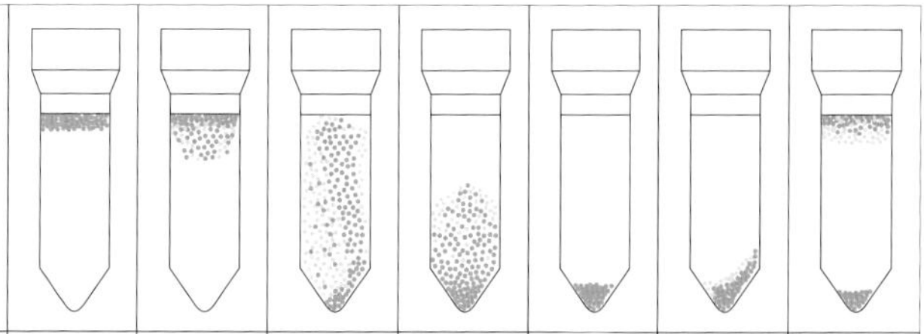

読み	4+	3+	2+	1+	0	±	MF
判定	陽性				陰性	判定保留	部分凝集

図7-7　カラム凝集法の判定基準

凝集の読みは，4+：すべての赤血球凝集塊がカラム最上部に残る，3+：ほぼすべての赤血球凝集塊がカラム上半部に分布，2+：赤血球凝集塊がカラム上部から底部まで全体に分布，1+：多くの赤血球がカラム底部に分布，かつ小さい凝集塊をカラム中に認める，0：赤血球がカラム底部に沈殿，±：陽性と陰性の中間に分類，カラム底部に弱い反応を認める，MF (mixed field agglutination)：部分凝集，カラム上層部に赤血球凝集塊と底部に赤血球が沈殿．

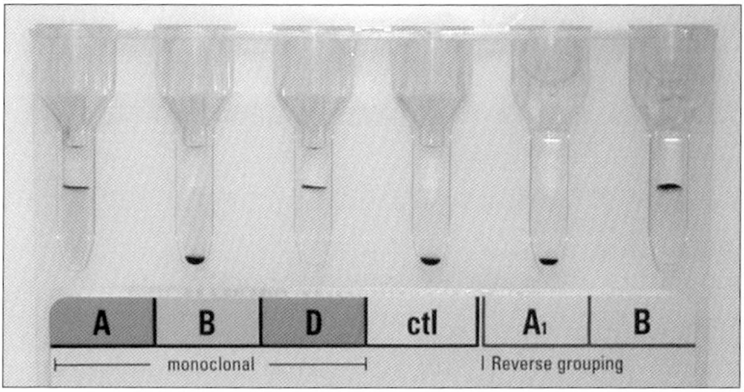

図7-8　ゲルカラム凝集法を用いたABOとRhD血液型検査(A型，RhD陽性)

A，D，右端B：凝集像，左B，ctl，A_1：非凝集像

(バイオ・ラッドラボラトリーズ社・小黒博之氏提供)

(細井英司：最新臨床検査学講座　免疫検査学(窪田哲朗・他編)．p.265，医歯薬出版，2017)

3 ABO亜型(レクチン凝集法を含む)

赤血球膜上のA，BあるいはH抗原が通常の抗原量に比べ少ない場合，対応する抗血清との反応が弱くなったり，あるいは反応しない場合がある．このような血液型を総称して亜型(subgroup)または変種

(variant) とよんでいる．

①亜型検査では，赤血球膜上のA，BおよびH抗原の抗原量，血清中の抗A，抗Bおよび不規則抗体の有無，血清中の糖転移酵素活性，唾液中の型物質の有無などが血清学的検査で確認される．

②亜型検査では抗原判定における反応試薬は重要である．特にA抗原量とH抗原量の判定では，抗A_1レクチン（ヒマラヤ原産フジマメの種子から抽出した植物凝素：A_1抗原に特異的に反応）と抗Hレクチン（ハリエニシダの種子から抽出した植物凝集素：H抗原に特異的に反応）を用いた検査は必須である．

4 分泌型と非分泌型

ABO血液型抗原は糖鎖抗原系であり，糖脂質あるいは糖蛋白として赤血球膜上に存在するほか，赤血球膜上以外にも体内の組織や体液（唾液，胃液，精液，血清，尿など）中に血液型物質（Ⅰ型糖鎖：ABH型物質）として認められる．体液中にABO（H）型物質を多く分泌しているヒトを分泌型，少ししか分泌していないヒトを非分泌型という．

①血液型物質の分泌は第19番染色体の長腕に位置する*Se*遺伝子と*se*遺伝子により制御される．

②分泌型の遺伝子型は*SeSe*または*Sese*，非分泌型の遺伝子型は*sese*である．

③この分泌型と非分泌型はLewis血液型と密接に相関している．

④日本人の約81.5％は分泌型である．

⑤分泌型のヒトは体液，特に唾液を用いてABO血液型の判定を行うことができ，亜型・変種の判定に重要な検査である．

5 Rh血液型（weak D，partial Dを含む）

抗D試薬を用い，D抗原の有無を検査する．この検査が陰性の場合には，すぐにRhD陰性と判定せず，判定保留とした後，D陰性確認試験（D陰性とweak D，partial Dの区別）を行う．（ただし，輸血実施において日本輸血・細胞治療学会の赤血球型検査（赤血球系検査）ガイドラインでは，D陰性確認試験は必須ではなく，この患者はD陰性と同様に取り扱い，輸血にはD陰性の輸血用血液製剤を用いるとしている）．

1．D抗原の検査方法

D抗原の検査には試験管法とスライド法があるが，weak D，partial Dなどの弱い抗原を検出するためには，間接抗グロブリン試験を用いる試験管法がよい．

(1) 試薬

生理食塩液，抗D試薬，Rhコントロール，抗ヒトグロブリン試薬，IgG感作血球(クームスコントロール)

(2) 試験管法(図7-9)

①3～5%患者赤血球浮遊液を調製する．

②2本の試験管にそれぞれ患者名と抗D，Rhなどの必要事項を記入する．試験管にそれぞれ抗D試薬，Rhコントロールを1滴ずつ滴下する．

③3～5%患者赤血球浮遊液を各試験管に1滴ずつ滴下し，よく混和した後，3,400 rpm，15秒または1,000 rpm，1分遠心する．

④遠心後，ビューイングボックス上で，凝集の有無，凝集の強弱および溶血の有無を観察・記録し，判定する．

⑤直後判定でRhコントロールが凝集陰性で，抗D試薬との判定が凝集陽性の場合は，D陽性と判定する(表7-7)．

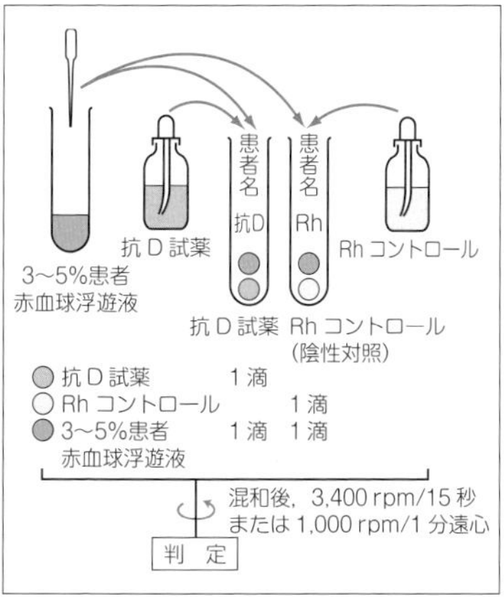

図7-9　RhD血液型検査(試験管法)
(細井英司：最新臨床検査学講座　免疫検査学(窪田哲朗・他編)．p.292，医歯薬出版，2017)

表7-7　RhD血液型の判定

抗D試薬	Rhコントロール	判　定
+	0	D陽性
0	0	判定保留*1
+	+	判定保留*2

+：凝集あり，0：凝集なし
*1：D陰性確認試験を行う
*2：再検査を行う

⑥Rhコントロールおよび抗D試薬の直後判定がともに凝集を認めない(陰性)の場合は，すぐにRhD陰性と判定せず，判定保留とした後，D陰性確認試験を行う．一方，Rhコントロールおよび抗D試薬がともに凝集陽性の場合には再検査を行う．

(3) D陰性確認試験(図7-10)

①3～5%患者赤血球浮遊液を準備する．

②2本の試験管にそれぞれ患者名と抗D，Rhなどの必要事項を記入する．試験管にそれぞれ抗D試薬，Rhコントロールを1滴ずつ滴下する．

③3～5%患者赤血球浮遊液を各試験管に1滴ずつ滴下し，よく混

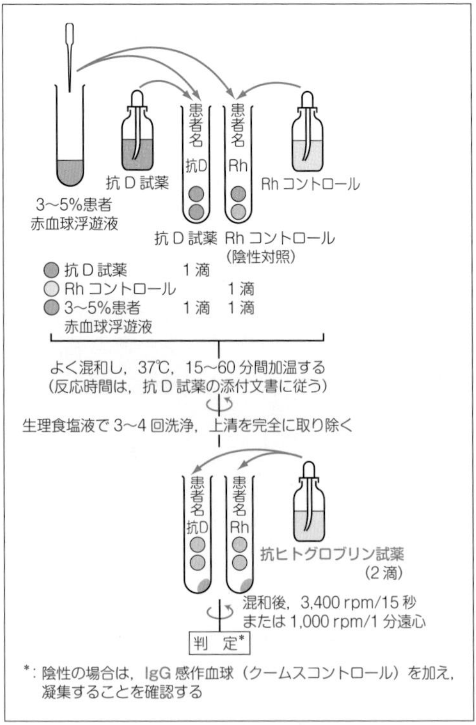

図7-10　D陰性確認試験

(細井英司：最新臨床検査学講座　免疫検査学(窪田哲朗・他編)．p.294，医歯薬出版，2017)

和した後，両試験管を37℃，15～60分間，恒温槽で加温する．

④両試験管を生理食塩液で3～4回洗浄後，上清を完全に除去した後，抗ヒトグロブリン試薬を各試験管に2滴ずつ滴下する．よく混和した後，3,400 rpm，15秒，または1,000 rpm，1分遠心し，ビューイングボックス上で，凝集の有無，凝集の強弱および溶血の有無を観察・記録し，判定する．

⑤凝集が陰性であったすべての試験管にIgG感作血球を1滴加えて，再度遠心し，凝集することを確認する．もし，凝集が起こらなければ，再検査を行う．

⑥表7-8のD陰性確認試験の判定に従い，Rhコントロールの判定が凝集陰性で，抗D試薬との判定が凝集陰性の場合はD陰性と判定する．

⑦Rhコントロールの判定が陰性で，抗D試薬との判定が凝集陽性の場合は，weak D（parital Dも含む）と判定する．なお，Rhコントロールと抗D試薬との判定がともに凝集陽性の場合は判定保留として，再検査を行う．

(4) スライド法

①患者血清（血漿）を用いて40～50%の患者赤血球浮遊液を準備する．

②ビューイングボックス上であらかじめ40～45℃に温めておいた患者名を記入したスライドの各ホールに抗D試薬，Rhコントロール（陰性対照）をそれぞれ1滴ずつ滴下する．

③スライドのホールの各試薬の横に患者血清で調製した40～50%患者赤血球浮遊液を，2滴滴下し，竹串などでよく混和して全体に広げる．

④ビューイングボックスをゆっくりと前後左右に揺り動かし，2分以内にスライド上の凝集の有無および凝集の強弱を観察・記録し，判定する．

表7-8 D陰性確認試験の判定

抗D試薬	Rhコントロール	判 定
0	0	D陰性
+	0	weak D，partial D
+	+	判定保留*[1]

+：凝集あり，0：凝集なし

*[1]：再検査を行う

⑤陰性対照が凝集せず，抗D試薬を加えたスライドに凝集を認めた場合にD陽性と判定し，凝集を認めなければD陰性確認試験（「試験管法」参照）を行う．もし，対照が凝集を起こしたときは，再検査を行う．

(5) 留意点

1．試験管法とスライド法に共通

①患者赤血球濃度，試薬の使用量および反応時間などの条件はメーカーにより異なるため添付文書に従う．

②抗D試薬には，ポリクローナル抗体，IgMモノクローナル抗体，IgGモノクローナル抗体があり，単独のもの，あるいはこれらの抗体をブレンドしたものがある．各抗体の性質と特徴を理解して使用する必要がある．

2．試験管法

①凝集反応の判定は，**表7-4**の凝集反応の分類に従い，凝集の強弱および背景の色調をもとに肉眼で判定する．

②D抗原の検査にはモノクローナル抗Dを用い，D陰性確認試験に使用する抗D試薬にはポリクローナル抗DとD抗原の検査に用いたモノクローナル抗Dを併用する（partial Dの検出目的）．

③抗D試薬がIgMモノクローナル抗体単独の試薬は，D陰性確認試薬に用いることができない．

④D陰性確認試験における洗浄操作が不十分であると抗ヒトグロブリン試薬が残っている血清蛋白などで中和され，偽陰性反応が起こる．その他の原因として抗ヒトグロブリン試薬の入れ忘れや劣化などが考えられる．

セルフ・チェック

A 次の文章で正しいものに○，誤っているものに×をつけよ．

	○	×
1. 赤血球膜上のA，B抗原の有無を調べるウラ検査という．	□	□
2. 血清中の抗A，抗Bの有無を調べるオモテ検査という．	□	□
3. オモテ検査とウラ検査の両検査が一致したときに血液型を確定する．	□	□
4. ABO血液型検査用の抗血清はポリクローナル抗体である．	□	□
5. ABO血液型検査では，同一患者の二重チェックと同一検体の二重チェックを行う．	□	□
6. 輸血検査では試験管やスライドを用いて肉眼的に赤血球凝集反応を判定する．	□	□
7. ABO血液型検査法は主に試験管法が用いられている．	□	□
8. 亜型検出は試験管法がスライド法より有効である．	□	□
9. Bm型ではオモテ・ウラ検査が不一致となる．	□	□
10. 輸血検査には，デキストランゲルやガラスビーズを用いたマイクロプレート法がある．	□	□
11. カラム凝集法には直接凝集法と固相法がある．	□	□
12. カラム凝集法は操作が簡便で試験管法に比べ判定が容易である．	□	□
13. 血液型検査の患者検体は凝固血または抗凝固血のどちらも使用可能である．	□	□
14. 試験管法におけるオモテ検査では約10%赤血球浮遊液を用いる．	□	□
15. オモテ検査用試薬の抗Aは青色，抗Bは黄色で着色してある．	□	□

A 1-×（オモテ検査），2-×（ウラ検査），3-○，4-×（モノクローナル抗体），5-○，6-○，7-○，8-×（スライド法が有効である），9-○，10-×（カラム凝集法），11-×（マイクロプレート法），12-○，13-○，14-×（3～5%），15-○

16. 亜型検査用試薬として抗Hレクチンが有用である． □ □

17. 抗A_1レクチンは，ハリエニシダの種子から抽出した植物性凝集素である． □ □

18. ABO血液型抗原は，赤血球膜上以外にも体内の組織や体液中に血液型物質として認められる． □ □

19. 体液中にABO（H）型物質を分泌しているヒトを分泌型という． □ □

20. 日本人の約81.5％は非分泌型である． □ □

21. D陰性確認試験には間接抗グロブリン試験が必須である． □ □

22. weak Dの確認試験には間接クームス法が必須である． □ □

23. 輸血検査の遠心条件は3,400 rpm／15秒または1,000 rpm／1分である． □ □

24. 汎血球凝集は血球側の原因でオモテ・ウラ検査が不一致となる． □ □

25. 不規則抗体陽性の場合には，ABO血液型のオモテ検査の結果を誤ることがある． □ □

26. 免疫不全症では，ABO血液型のウラ検査の判定を誤ることがある． □ □

27. RhD血液検査のスライド法では40～50％の患者生食浮遊血球を用いる． □ □

28. 抗D試薬がIgMモノクローナル抗体単独の試薬はD陰性確認試薬に用いることができない． □ □

29. D陰性確認試験における洗浄操作が不十分であると偽陽性が起こる． □ □

30. 間接クームス試験において洗浄が不十分であると抗ヒトグロブリン試薬が中和される． □ □

31. 間接クームス試験が陰性の場合は，IgG感作血球を加え凝集が起こることを確認する． □ □

16-○（その他，抗A_1レクチンがある），17-×（ヒマラヤ原産フジマメ），18-○，19-○，20-×（分泌型），21-○，22-○，23-○，24-○，25-×（ウラ検査），26-○，27-×（患者血清を用いた患者赤血球浮遊液），28-○，29-×（偽陰性），30-○，31-○

B

1．ABO血液型のオモテ検査で**誤っている**のはどれか．**2つ選べ．**

- □ ① 試験管法のオモテ検査での判定用血球濃度は3～5%である．
- □ ② 試験管法のオモテ検査は患者血清を用いる．
- □ ③ スライド法の血球濃度は3～5%がよい．
- □ ④ 反応温度は室温でよい．
- □ ⑤ 抗A試薬は青色に着色されている．

2．ABO血液型判定法について正しいのはどれか．**2つ選べ．**

- □ ① ウラ検査でO型血球を用いるのは陰性対照とするためである．
- □ ② スライド法は試験管法より感度が高い．
- □ ③ ボンベイ型の血球は抗Hレクチンで凝集しない．
- □ ④ 被検血清は不活性する．
- □ ⑤ スライドでの判定は5分以内に凝集の有無を判定する．

3．試験管法による血液型検査で正しいのはどれか．**2つ選べ．**

- □ ① 反応は37℃で行う．
- □ ② 15分間反応させる．
- □ ③ 判定は3,400 rpm，1分間遠心後に行う．
- □ ④ A亜型が考えられる場合にはA_1レクチンなどの植物凝集素を用いる．
- □ ⑤ 部分的凝集が認められたときは，亜型の可能性を考える．

4．ABO血液型検査においてオモテ検査：抗A血清(－)，抗B血清(－)，ウラ検査：A_1血球(卌)，B血球(－)，O血球(－)であった．(卌)は強い凝集，(－)は非凝集を示す．考えられるのはどれか．

- □ ① O型
- □ ② A型
- □ ③ cisAB型
- □ ④ A_2型
- □ ⑤ Bm型

B 1-②と③(②患者赤血球浮遊液，③通常，約10%)，2-①と③(②低い，④通常はしなくてよいが，溶血が起こった場合には不活化を行う，⑤2分以内)，3-④と⑤(①室温，②直後判定，③3,400 rpm/15秒)，4-⑤

5．ABO血液型判定の血球側の原因で誤判定となるのはどれか．**2つ選べ．**

- □　① acquired B
- □　② 寒冷凝集素
- □　③ 先天性無γ-グロブリン血症
- □　④ 直接抗グロブリン試験陽性
- □　⑤ 重症複合免疫不全症

6．ABO血液型検査で血清側の原因によってオモテ・ウラ不一致となるのはどれか．**2つ選べ．**

- □　① Bm型
- □　② 不規則抗体
- □　③ 後天性B
- □　④ 汎血球凝集
- □　⑤ 連銭形成

7．カラム凝集法による血液型検査の結果を写真で示す．正しい判定はどれか．

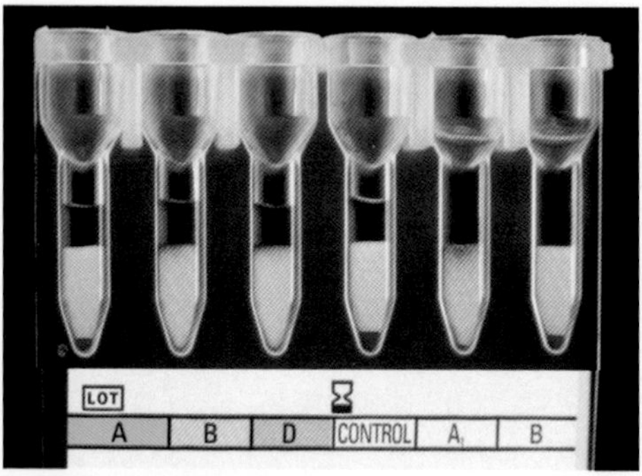

- □　① A型Rh(D)陽性
- □　② O型Rh(D)陰性
- □　③ B型Rh(D)陽性
- □　④ AB型Rh(D)陰性
- □　⑤ 判定保留

5-①と④(②，③，⑤血清側の原因)，6-②と⑤(①，③，④血球側の原因)，7-③

8．ABO血液型の亜型検査で実施される検査で**誤っている**のはどれか．
- □ ① 赤血球膜上のA，BおよびH抗原の抗原量
- □ ② 血清中の抗A，抗Bおよび不規則抗体の有無
- □ ③ 唾液中の糖転移酵素活性
- □ ④ 唾液中の型物質の有無
- □ ⑤ 抗A_1レクチンと抗Hレクチンとの反応性

9．ABO血液型の亜型が疑われるのはどれか．**2つ選べ**．
- □ ① 判定用抗A血清との反応が遅れ，抗A_1レクチンには反応しない．
- □ ② B型の新生児で抗Aが陰性である．
- □ ③ A型の骨髄腫患者で抗Bを欠如する．
- □ ④ 判定用抗A血清との反応で部分凝集を認める．
- □ ⑤ オモテ検査で抗Aと抗Bに凝集，ウラ検査でA型，B型およびO型血球に弱い凝集を認める．

10．血液型物質について**誤っている**のはどれか．
- □ ① 分泌型のヒト体液中に血液型物質が認められる．
- □ ② 非分泌型のヒトは唾液中にABO(H)型物質を少ししか分泌していない．
- □ ③ 血液型物質の分泌は第19番染色体の*Se*遺伝子と*se*遺伝子により制御される．
- □ ④ 分泌型と非分泌型はLewis血液型と密接に相関している．
- □ ⑤ 日本人の約18.5%は分泌型である．

11．Rh血液型について**誤っている**のはどれか．
- □ ① D陰性の確認には間接抗グロブリン試験を行う．
- □ ② weak Dの患者にはD陰性血を輸血する．
- □ ③ D陽性の両親からD陰性の児は生まれない．
- □ ④ 日本人のD陰性頻度は0.5%である．
- □ ⑤ D陽性患者にD陰性血液を輸血してもよい．

8-③(血清中)，9-①と④，10-⑤(非分泌型)，11-③(生まれる)

12. Rh血液型判定法として**誤っている**のはどれか．

- □ ① スライド法ではあらかじめスライドを40～45℃に温める．
- □ ② D陰性確認試験における抗D試薬はIgMタイプが用いられる．
- □ ③ スライド法では患者血清で調製した40～50％患者赤血球浮遊液を用いる．
- □ ④ 試験管法では3～5％患者赤血球浮遊液を用いる．
- □ ⑤ D陰性確認試験で陽性の場合にはweak D（partial Dを含む）と判定する．

13. Rh血液型検査で抗D，抗Cおよび抗E血清に凝集がみられ，抗cおよび抗e血清では凝集が認められなかった．考えられる表現型はどれか．

- □ ① CCDee
- □ ② CcDEe
- □ ③ CCDEE
- □ ④ ccDEE
- □ ⑤ ccDee

12-②（IgG），13-③

C　赤血球不規則抗体の同定

学習の目標

- □ パネル血球
- □ 間接抗グロブリン試験
- □ ブロメリン法(酵素処理法)
- □ アルブミン法(膠質溶液法)
- □ 生理食塩液法
- □ PEG・間接抗グロブリン試験
- □ LISS・間接抗グロブリン試験

不規則抗体スクリーニング検査で抗体が疑われた場合，その特異性を決定するため不規則抗体同定検査を実施する(術式等の詳細は，p.236　不規則抗体スクリーニングの項を参照).

1 パネル血球

不規則抗体検査同定用パネル血球は，O型ヒト赤血球10～20本を1セットとした血球試薬である．パネル血球はできるだけ多くの血液型抗原およびDi^a抗原を含む血球を選択する．

2 間接抗グロブリン試験(間接クームス試験)

間接抗グロブリン試験は，輸血や妊娠などによって産生された臨床的に意義のある不規則抗体(IgG)を検出する方法である．

①患者血清中に抗原性の明らかな不規則抗体スクリーニング用血球(パネル血球)を37℃で60分間反応させ，生理食塩液で3回洗浄後，抗ヒトグロブリン試薬を加えて赤血球凝集反応の有無をみる．

②輸血前の不規則抗体スクリーニング検査や輸血時の交差適合試験などにおける重要な検査法である．

③反応増強剤として，ウシアルブミン液，LISS，PEG液などを使用することで，反応時間を10～30分間に短縮できる．

3 ブロメリン法（酵素処理法）

①蛋白分解酵素として，ブロメリン，フィシン，パパインがよく用いられる．

②ブロメリンはパイナップルの茎から抽出される蛋白分解酵素である．赤血球膜上のシアル糖蛋白に作用し，負に荷電しているシアル酸（N-アセチルノイラミン酸）を減少させることで，赤血球表面の電気二重層界面電位（ゼータ電位）を低下させ，IgG抗体が反応しやすくなり，凝集が起こる．

③蛋白分解酵素処理ではRh系，Lewis，Kidd血液型などの抗原に対する各抗体の反応性は高まる反面，MNSs，Duffy，Xg血液型などの抗原は蛋白分解酵素によって破壊されるため，検出されなくなるか，あるいは反応が減弱する．

4 アルブミン法（膠質溶液法）

①アルブミンの陽イオンが赤血球の陰イオンを吸着し，電気二重層界面電位（ゼータ電位）を低下させる．その結果，赤血球間の反発が弱まり，IgG抗体が反応しやすくなり凝集が起こる．

②アルブミン法は検出感度が低いため，続けて行う間接抗グロブリン試験の検出感度を上げる反応増強剤としての役割が大きい．

③通常22％あるいは30％ウシアルブミン溶液が用いられるが，重合ウシアルブミンを用いると反応時間を短縮でき，検出感度が高まる．

④現在，臨床ではほとんど用いられていない．

5 生理食塩液法

主としてIgM抗体である冷式抗体を検出できるが，通常は輸血副作用を引き起こすIgG抗体を検出することができない．

①高力価のIgG抗体が存在する場合には，生理食塩液法でも検出されることがある．

②25℃以下で検出される不規則抗体（IgM抗体）は，臨床的意義が低い．

③自己対照で陽性が認められる場合，寒冷凝集や連銭形成による非

特異的凝集が疑われる.

6 PEG・間接抗グロブリン試験

①患者血清（血漿）とパネル血球との反応を生理食塩液法で判定後，反応増強剤としてポリエチレングリコール（polyethylene glycol：PEG）を加え37℃，10～15分間加温・洗浄後，間接抗グロブリン試験を行う.

②PEGには脱水作用（立体的排他現象）があり，赤血球膜表面に引き寄せられている水分子を除き，赤血球抗原と抗体分子を接近しやすくすることで結合性が増し，検出感度が高まる.

7 LISS・間接抗グロブリン試験

①患者血清（血漿）とパネル血球との反応を生理食塩液法で判定後，反応増強剤として低イオン強度溶液（LISS）を加え37℃ 10～15分間加温・洗浄後，間接抗グロブリン試験を行う.

②LISSは赤血球膜上の陽イオンを減少させ，赤血球抗原と抗体分子を接近しやすくすることで結合性が増し，検出感度が高まると考えられている.

セルフ・チェック

A 次の文章で正しいものに○，誤っているものに×をつけよ．

○ ×

1. 不規則抗体同定用の血球試薬はO型パネル血球2～4本を1セットとする． □ □
2. 不規則抗体検査用パネル血球にはDi^{a}抗原を含む血球を選択する． □ □
3. 不規則抗体同定には，一般的に消去法が用いられる． □ □
4. 反応増強剤を加えない間接抗グロブリン試験は37℃，30分間で反応させる． □ □
5. 間接抗グロブリン試験では患者血球を用いる． □ □
6. 反応増強剤としてウシアルブミン液やLISSを使用することで反応時間を短縮できる． □ □
7. 蛋白分解酵素として，ブロメリン，フィシン，パパインがよく用いられる． □ □
8. ブロメリンは赤血球表面の電気二重層界面電位（ゼータ電位）を低下させIgM抗体を反応しやすくする． □ □
9. 蛋白分解酵素処理ではRh系，Lewis，Kidd血液型などの抗原に対する各抗体の反応性を高める． □ □
10. MNSs，Duffy，Xg血液型の抗原は，蛋白分解酵素によって破壊される． □ □
11. アルブミンの陽イオンは赤血球の陰イオンを吸着することでIgG抗体が反応しやすくする． □ □
12. 生理食塩液法では主としてIgG抗体である冷式抗体が検出できる． □ □
13. ポリエチレングリコールは，間接抗グロブリン試験の反応増強剤として使われる． □ □
14. 25℃以下で検出される不規則抗体（IgM抗体）は，臨床的意義が低い． □ □

A 1-×（10～20本），2-○，3-○，4-×（60分間），5-×（患者血清），6-○，7-○，8-×（IgG），9-○，10-○，11-○，12-×（IgM），13-○，14-○

15. 自己対照が陽性の場合には，寒冷凝集や連銭形成による非特異的凝集が疑われる. □ □
16. 不規則抗体検査では，PEG・間接抗グロブリン試験がよく使われる. □ □
17. LISSは，赤血球膜上の陽イオンを増やして検出感度を高める低イオン強度溶液の反応増強剤である. □ □

B

1．不規則抗体検査同定用パネル血球について正しいのはどれか. **2つ選べ.**
- □ ① パネル血球は2～3本を1セットとした血球試薬である.
- □ ② パネル血球はできるだけ多くの血液型抗原を含む血球を選択する.
- □ ③ パネル血球はAB型ヒト赤血球である.
- □ ④ 血球試薬にDi^a抗原陽性の血球を含む必要がある.
- □ ⑤ パネル血球は約10％赤血球浮遊液である.

2．不規則抗体の検出で正しいのはどれか. **2つ選べ.**
- □ ① 蛋白分解酵素処理でMNSs血液型の抗原に対する抗体の反応性が高まる.
- □ ② 室温で凝集し，37℃加温により凝集が消失する抗体がある.
- □ ③ IgMクラスの抗体が臨床的に重要である.
- □ ④ 日本人では抗E抗体が最も多く検出される.
- □ ⑤ 輸血歴がない人では検出されない.

3．間接抗グロブリン試験でIgG感作血球との反応が陰性であった. **誤っている**のはどれか.
- □ ① 洗浄不十分による抗グロブリン試薬の中和
- □ ② 抗グロブリン試薬の劣化
- □ ③ 患者検体の入れ忘れ
- □ ④ 抗グロブリン試薬の入れ忘れ
- □ ⑤ IgG感作血球の劣化

15-○，16-○，17-×（陽イオンを減少させて）

B 1-②と④（①10～20本，③O型，⑤3％），2-②と④（①反応が減弱するか，あるいは検出されなくなる．③IgG，⑤される場合がある），3-③（患者検体の入れ忘れは陰性とは無関係）

4．間接抗グロブリン試験について**誤っている**のはどれか．

- □ ① 37℃で反応する臨床的意義の高い不規則抗体の検出に重要である．
- □ ② 洗浄不十分であると偽陽性になる．
- □ ③ 凝集陰性の場合，IgG感作血球を加える．
- □ ④ ポリエチレングリコールは，検出感度を高める反応増強剤である．
- □ ⑤ 抗ヒトグロブリン試薬を用いる．

5．不規則抗体同定検査におけるブロメリン法（酵素処理法）で抗体の反応性が高まるのはどれか．**2つ選べ**．

- □ ① Rh系抗原
- □ ② MNSs抗原
- □ ③ Duffy抗原
- □ ④ Kidd抗原
- □ ⑤ Xg血液型

6．不規則抗体同定検査におけるブロメリン法（酵素処理法）で**誤っている**のはどれか．

- □ ① 蛋白分解酵素としてフィシンがある．
- □ ② 赤血球表面の電気二重層界面電位（ゼータ電位）を上昇させる．
- □ ③ 蛋白分解酵素処理でXg血液型などの抗原が破壊される．
- □ ④ 赤血球膜上の負に荷電しているシアル酸を減少させる．
- □ ⑤ 蛋白分解酵素処理では，Rh系の抗原に対する各抗体の反応性は高まる．

7．不規則抗同定検査におけるブロメリン法（酵素処理法）で陰性，間接抗グロブリン試験が陽性となるのはどれか．

- □ ① 抗Fy^{b}
- □ ② 抗Jk^{a}
- □ ③ 抗D
- □ ④ 抗E
- □ ⑤ 抗C

4-②（偽陰性），5-①と④，6-②（低下させる），7-①（Dutty血液型のFy^{b}抗原はブロメリンにより破壊される）

8．不規則抗体同定検査におけるアルブミン法（膠質溶液法）で**誤っている**のはどれか．

☐ ① アルブミン処理は電気二重層界面電位（ゼータ電位）を低下させる．

☐ ② アルブミン法は検出感度が高い．

☐ ③ 間接抗グロブリン試験の反応増強剤としての役割が大きい．

☐ ④ 重合ウシアルブミンを用いると反応時間を短縮できる．

☐ ⑤ 22％ウシアルブミン溶液を用いる．

9．間接抗グロブリン試験における反応増強剤について**誤っている**のはどれか．

☐ ① ポリエチレングリコール（PEG）を用いる．

☐ ② 低イオン強度溶液（LISS）を用いる．

☐ ③ フィシンを用いる．

☐ ④ 間接抗グロブリン試験の反応時間を短縮できる．

☐ ⑤ 間接抗グロブリン試験の抗体検出を高める．

8-②（低い），9-③（蛋白分解酵素は用いない）

D　血小板抗体の同定

学習の目標

□ 混合受身凝集反応（MPHA法）

血小板輸血や妊娠によって産生された血小板上の同種抗原に対する同種抗体は，血小板減少症の原因となる．同種抗体が関与する病態として，新生児血小板減少症〔血小板特異抗原（HPA）に対する抗HPA抗体が関与〕，血小板輸血不応（主として抗HLA抗体と一部抗HPA抗体が関与），輸血後紫斑病（抗HPA抗体が関与）などがあり，代表的な抗血小板抗体検査法として混合受身凝集反応（mixed passive hemagglutination：MPHA法）がある．

1 混合受身凝集反応（MPHA法）（図7-11）

MPHA法は，血小板を固相したU底マイクロプレートに患者血清を加

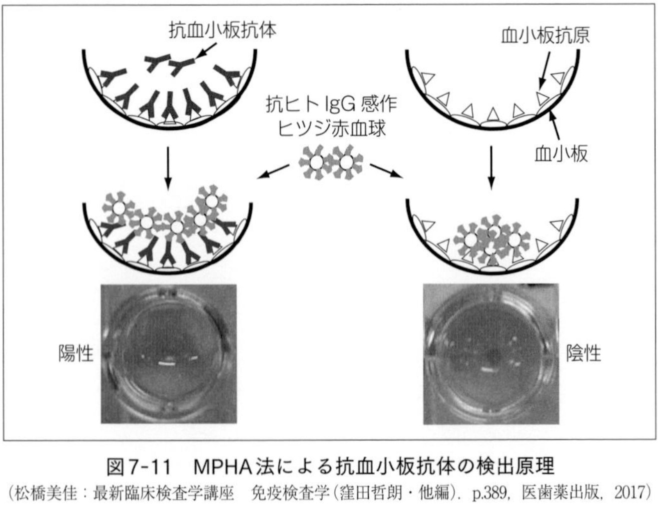

図7-11　MPHA法による抗血小板抗体の検出原理

（松橋美佳：最新臨床検査学講座　免疫検査学（窪田哲朗・他編）．p.389，医歯薬出版，2017）

え，抗ヒトIgG感作ヒツジ赤血球を用いて反応を確認する方法である．

①血清中に抗血小板抗体がない場合には，抗ヒトIgG感作ヒツジ赤血球はUプレートの中心に集まるが，抗体が存在する場合には膜状に拡散したような像が確認できる．

②血小板上に存在する同種抗原には，ヒト血小板特異抗原（human platelet antigen：HPA）と血小板以外の細胞または組織にも発現するHLAクラスⅠ抗原やABO抗原，Lewis抗原，P抗原などがある．

③抗HPA抗体と抗HLA抗体の鑑別にはクロロキン溶液が用いられる．

a）Uプレートに固相された血小板をクロロキン処理することにより，膜上のHLA抗原を減弱させることで鑑別が可能となる．

b）検査を実施する場合には，クロロキン未処理とクロロキン処理のプレートを併用することが望ましい．

c）高力価の抗HLA抗体保有の場合は，陽性となることがあるため判定には注意が必要である．表7-9にMPHA法の結果の解釈を示す．

表7-9　MPHA法の結果の解釈

クロロキン未処理	クロロキン処理	判　定
−	−	陰性
＋	−	抗HLA抗体（＋）
＋	＋	抗HPA抗体（＋） または 抗HLA抗体（＋）＋抗HPA抗体（＋）

（松橋美佳：最新臨床検査学講座　免疫検査学（窪田哲朗・他編）．p.390，医歯薬出版，2017）

セルフ・チェック

A 次の文章で正しいものに○，誤っているものに×をつけよ．

○ ×

1. 混合受身凝集反応（MPHA法）は，血小板を固相したU底マイクロプレートを用いる．　□ □

A 1-○

2. 混合受身凝集反応では抗ヒトIgM感作ヒツジ赤血球を用いる.　□　□
3. 血小板上に存在する同種抗原には，ヒト血小板特異抗原(HPA)がある.　□　□
4. 血小板膜上にはHLAクラスⅠ抗原やABO抗原などが存在しない.　□　□
5. 血小板輸血不応では，主として抗HLA抗体と一部抗HPA抗体が関与する.　□　□
6. 新生児血小板減少症では，母体産生の抗血小板抗体が胎児血小板を破壊する.　□　□
7. 輸血後紫斑病は，受血者が保有する抗HLA抗体が原因で血小板が減少する.　□　□

B

1．混合受身凝集反応(MPHA法)について**誤っている**のはどれか.

- □ ① 血小板抗体検査法である.
- □ ② 血小板を固相したU底マイクロプレートを用いる.
- □ ③ 検体は患者血清である.
- □ ④ 抗ヒトIgG感作ヒツジ赤血球を用いる.
- □ ⑤ 抗体が存在する場合はUプレートの中心に赤血球が集まる.

2．血小板上に存在する同種抗原について**誤っている**のはどれか.

- □ ① ヒト血小板特異抗原(HPA)
- □ ② HLAクラスⅡ抗原
- □ ③ ABO抗原
- □ ④ Lewis抗原
- □ ⑤ P抗原

2-×(IgG)，3-○，4-×(存在する)，5-○，6-○，7-×(抗HPA-a抗体)

B　1-⑤(膜状に拡散する)，2-②(HLAクラスⅠ抗原)

8　輸血管理

A　成分輸血療法の適応

学習の目標

☐ 赤血球液　☐ 新鮮凍結血漿
☐ 血小板濃厚液

1　輸血の適応決定

輸血療法の目的は，血液成分の欠乏あるいは機能不全により臨床上問題となる症状を認めるときに，その成分を補充して症状の軽減を図ることにある（補充療法）．

1．赤血球液の使用指針[1)]

赤血球液（red blood cells：RBC）は，急性あるいは慢性の出血に対する治療および貧血の急速な補正を必要とする病態に使用される．

赤血球液の投与目的は，組織や臓器への酸素供給と循環血液量の維持にある．

〈適応〉

①慢性貧血に対する適応
②急性出血に対する適応
③周術期の輸血
④敗血症患者の貧血に対する適応

2．血小板濃厚液の使用指針[1)]

血小板濃厚液（platelet concentrate：PC）の輸血は，血小板数の減少または機能の異常により，重篤な出血や出血が予測される病態に対して，血小板成分を補充することにより止血を図り（治療的投与），出血を防止すること（予防的投与）である．

〈適応〉

①血小板減少による出血時

---

1) 厚生労働省HP：https://www.mhlw.go.jp/content/11127000/000493546.pdf

②外科手術の術前状態，侵襲的処置の施行前
③大量出血時
④播種性血管内凝固（disseminated intravascular coagulation：DIC）
⑤血液疾患
⑥血小板輸血不応状態（HLA適合血小板輸血の適応）：HLA抗体が検出される場合，HLA適合血小板濃厚液を使用する．

3．新鮮凍結血漿の使用指針[1]

新鮮凍結血漿（fresh frozen plasma：FFP）の輸血は，血漿因子の欠乏による病態の改善を目的に行う．凝固因子を補充することにより，止血の促進効果（治療的投与）をもたらす．新鮮凍結血漿の適応は，複合的な凝固因子の補充である．

〈適応〉
①凝固因子の補充
a）複合型凝固障害
（i）肝障害，（ii）L-アスパラギナーゼ投与関連，（iii）播種性血管内凝固，（iv）大量出血時
b）濃縮製剤のない凝固因子欠乏症
c）クマリン系薬剤（ワルファリンなど）効果の緊急補正
②血漿因子の補充
a）血栓性血小板減少性紫斑病（TTP），溶血性尿毒症症候群（HUS）

（参考）凝固因子の補充の際にトリガー値となる検査値

①PT：（i）INR 2.0以上，または（ii）30%以下．
②APTT：（i）各医療機関における基準の上限の2倍以上，または（ii）25%以下．
③フィブリノゲン値：150 mg/dL以下，またはこれ以下に進展する危険性がある場合．

2　血液製剤の種類と投与量の決定

1．赤血球液の投与量

予測上昇Hb値（g/dL）＝投与Hb量（g）/循環血液量（dL）
循環血液量（dL）＝70 mL/kg×体重（kg）/100

（参考）400 mL献血由来の照射赤血球液のHb量は53 g.

2．血小板濃厚液の投与量

患者の血小板数，循環血液量，重症度などから，目的とする血小板数の上昇に必要とされる投与量を決める．血小板輸血直後の予測血小板増加数(/μL)は以下の計算式により算出する．

$$予測血小板増加数(/\mu L) = \frac{輸血血小板総数}{循環血液量(mL) \times 10^3} \times \frac{2}{3}$$

(2/3：輸血された血小板が脾臓に捕捉されるための補正係数)

(参考)10単位の照射血小板濃厚液の含有血小板総数は2.0×10^{11}個以上

3．新鮮凍結血漿の投与量

生理的な止血効果を期待するために必要な最少の凝固因子活性値は，正常の20～30％程度とする．

循環血漿量は，循環血液量×(1－Ht/100)で計算されることから，体重1 kgあたりの循環血液量を70 mL/kg, Ht値43％としたとき，体重1 kgあたりの循環血漿量は70 mL/kg×(1－43/100)＝約40 mL/kgとなる．

患者の凝固因子活性値を約20～30％上昇させる際，補充された凝固因子の血中回収率を仮に100％とすれば，患者の体重1 kgあたり約8～12 mL/kg(40 mL/kgの20～30％)の血漿が必要である．

人全血液の適応

成分輸血が導入されて既に30年以上が経過し，この間全血が使われていた症例について，赤血球が単独で用いられるようになり，優れた臨床効果を得られることが確認されている．令和元年の血液事業統計では，照射赤血球製剤が約300万本供給されたのに対して，照射全血製剤は50本しか供給されていない．

血栓性血小板減少性紫斑病(TTP)

血小板輸血により症状の悪化をみることがあるので，予防的に血小板濃厚液を輸血することは推奨されていない．しかし，後天性TTPでは，von Willebrand因子特異的切断酵素(ADAMTS13)の補充を目的として，新鮮凍結血漿を用いた血漿交換療法が推奨されている．

セルフ・チェック

A　次の文章で正しいものに○，誤っているものに×をつけよ．

	○	×
1. 輸血は根治療法である．	□	□
2. 人全血液輸血の適応は，エビデンスが得られていない．	□	□
3. 新鮮凍結血漿輸血の適応は，循環血液量の維持である．	□	□

B

1．赤血球液輸血の適応について**誤っている**のはどれか．

□　①　組織や臓器への酸素供給

□　②　敗血症患者の貧血に対する輸血

□　③　鉄欠乏性貧血に対する輸血

□　④　循環血液量の維持

□　⑤　周術期の輸血

2．血小板濃厚液輸血の適応について**誤っている**のはどれか．

□　①　止血の促進を図る治療的投与

□　②　出血を防止する予防的投与

□　③　血栓性血小板減少性紫斑病（TTP）

□　④　播種性血管内凝固（DIC）

□　⑤　血液疾患

3．新鮮凍結血漿輸血の適応について**誤っている**のはどれか．

□　①　止血の促進を図る治療的投与

□　②　栄養補給

□　③　複合的な凝固因子の補充

□　④　血栓性血小板減少性紫斑病（TTP）

□　⑤　血漿因子の補充

A　1-×（補充療法），2-○，3-×（複合的な凝固因子の補充）

B　1-③（原則として赤血球輸血は行わない），2-③（血小板輸血により症状が悪化することがある），3-②（栄養補給が目的の輸血はしない）

B　供血者と患者との適合性

学習の目標

- □ 抗原陰性血
- □ HLA適合血小板
- □ 内部精度管理
- □ 外部精度管理

1 供血者と患者との適合性

1．抗原陰性血

患者が臨床的意義のある不規則抗体を保有する場合，対応する抗原陰性血と交差適合試験を実施し，適合を確認のうえ輸血しなければならない．**表8-1**に抗原陰性血の適合率を示す．

2．HLA適合血小板

①血小板上にはHLAクラスⅠ抗原が発現しているため，血小板を頻回に輸血される患者はHLA抗体を産生することがある．

②HLA抗体を産生した患者に血小板を輸血すると，輸注された血小板上のHLA抗原と患者のHLA抗体が反応を起こし，血小板輸血不応（platelet transfusion refractoriness：PTR）に陥ることがある．

③患者の保有するHLA抗体と，HLA抗原の適合した供血者から得られたHLA適合血小板製剤を輸血することで，有効な臨床効果が得られる．

2 輸血検査の精度管理

1．臨床検査室の国際規格（ISO15189）

臨床検査室が検査結果の品質を保証するために必要な要求事項が記載されている．

①マネジメント要求事項（一部抜粋）

a）文書管理

b）是正処置

表8-1　不規則抗体の臨床的意義と日本人血液との適合率

血液型	不規則抗体	反応性*			臨床的意義	遅発性副作用	適合率(%)
		Sal	Enz	IAT			
Rh	抗D	△	◎	◎	あり		0.5
	抗C	△	◎	◎	あり	あり	12
	抗c	△	◎	◎	あり	あり	44
	抗E	△	◎	◎	あり	あり	50
	抗e	△	◎	◎	あり	あり	9
Duffy	抗Fy^a		×	◎	あり	まれ	1
	抗Fy^b		×	◎	あり	まれ	80
Kidd	抗Jk^a		○	◎	あり	あり	27
	抗Jk^b		○	◎	あり	あり	23
Diego	抗Di^a			◎	あり	まれ	90
	抗Di^b			◎	あり	まれ	0.2
Xg	抗Xg^a		×	◎	無		20
MNS	抗M	◎	×	△	まれ		22
	抗N	◎	×	△	無		28
	抗S		×	◎	あり	まれ	89
	抗s		×	◎	あり	まれ	0.3
Lewis	抗Le^a	◎	○	△	まれ		78
	抗Le^b	◎	○	△	無		32
P	抗P1	◎	○	△	無		65

*Sal；生理食塩液法，Enz；酵素法，IAT；間接抗グロブリン試験
◎；よくある，○；ある，△；時にある，×；ない

c) 継続的改善
d) 記録の管理
e) 評価及び監査（PDCAサイクル）

②技術的要求事項（一部抜粋）

a) 検査結果の品質の確保
内部精度管理
外部精度管理

2．検体検査における精度の確保のために設けるべき基準（医療法）

精度管理とは，臨床検査を行う検査施設において，測定値が正しい結果になるように検査機器の保守点検や測定法の管理などを行うことである．

①精度の確保に係る責任者の配置
②精度の確保に係る各種標準作業書・日誌などの作成
　a）検査機器保守管理標準作業書
　b）測定標準作業書
　c）検査機器保守管理作業日誌
　d）測定作業日誌
　e）試薬管理台帳
　f）統計学的精度管理台帳
　g）外部精度管理台帳
③検体検査の精度の確保のために管理者の努めるべき事項
　a）内部精度管理の実施
　b）外部精度管理調査の受検
　c）適切な研修の実施，人材育成

3．輸血機能評価認定（I&A）

輸血の専門学会である日本輸血・細胞治療学会では，各施設において適切な輸血管理が行われているか否かを第三者によって点検し，安全を保証する輸血機能評価認定（I&A）を実施している．視察チェックリストの一部を**表8-2**に示す．

表8-2　視察チェックリスト

Ⅲ．輸血検査	
A．精度管理，検査手順書	
Ⅲ-A-1	検査用試薬および検査機器の精度管理方法をマニュアル化し，定期的に実施して記録を残している
Ⅲ-A-2	ABO血液型検査，Rh（D）抗原検査，不規則抗体検査，交差適合試験の検査結果報告は文書（または電子ファイル）で行っている
B．血液型検査	
Ⅲ-B-1	ABO血液型はオモテ試験，ウラ試験を行って決定し，文書化されたマニュアルを整備している
Ⅲ-B-2	Rh（D）抗原検査は，管理された試薬を用いて決定し，文書化されたマニュアルを整備している
Ⅲ-B-3	ABO血液型検査，Rh（D）血液型検査は異なる時点で採血した検体を用いて2回実施し決定している

表8-2　つづき

C．不規則抗体検査	
Ⅲ-C-1	不規則抗体検査は，文書化されたマニュアルを整備し，実施している
D．交差適合試験	
Ⅲ-D-1	交差適合試験は，緊急時対応も含めて文書化されたマニュアルを整備し，実施している
Ⅲ-D-2	コンピュータクロスマッチ実施施設では，マニュアルを整備し，実施している
Ⅲ-D-3	コンピュータクロスマッチを行っている施設では，結果の不一致や製剤の選択が誤っている場合には警告を発する
Ⅲ-D-4	コンピュータクロスマッチを行っている施設では，輸血用血液製剤の血液型を再確認している
E．24時間検査体制	
Ⅲ-E-1	輸血検査業務は検査技師による24時間体制を実施している
Ⅲ-E-2	夜間休日に輸血非専任技師が輸血部門業務を行う場合，必要な輸血部門業務教育を行っている
Ⅲ-E-3	輸血非専任技師が対応困難な状況の場合，輸血専任技師による応援体制を構築している

（日本輸血・細胞治療学会「輸血機能評価認定制度（I & A 制度）について」より）

セルフ・チェック

A　次の文章で正しいものに○，誤っているものに×をつけよ．

○　×

1. 不規則抗体と反応する抗原がない赤血球製剤であれば交差適合試験を省略できる．　□　□
2. 臨床的意義のある不規則抗体は，間接抗グロブリン試験で検出される．　□　□
3. 濃厚血小板を頻回に輸血される患者は，HLA抗体を産生することがある．　□　□

A　1-×（省略できない），2-○，3-○

4. 検査室において内部精度管理を実施していれば問題はない. □ □
5. ISO15189には，検査結果の品質を保証するために臨床検査室が実施すべき内容が記載されている. □ □

B

1．血清中にIgGの抗Eを保有しているA型患者に輸血できる赤血球製剤はどれか.
- □ ① A，CDe/CDe
- □ ② A，CDe/cDE
- □ ③ B，CDe/cde
- □ ④ O，CDe/cdE
- □ ⑤ O，cDE/cdE

2．抗原陰性の赤血球製剤を**選択しなくてよい**不規則抗体はどれか.
- □ ① 抗e
- □ ② 抗Di^a
- □ ③ 抗Jk^b
- □ ④ 抗Fy^b
- □ ⑤ 抗Xg^a

3．ISO15189による臨床検査室の評価及び監査について，4つのサイクルに含まれないのはどれか.
- □ ① 計画(plan)
- □ ② 処置・改善(action)
- □ ③ 確認・評価(check)
- □ ④ 実行(do)
- □ ⑤ 施設間比較(comparison)

4-×(外部精度管理も必要)，5-○

B 1-①，2-⑤，3-⑤

C　輸血副作用・合併症

学習の目標

- □ 急性（即時性）溶血性輸血副作用
- □ メジャーミスマッチ
- □ 遅発性溶血性輸血副作用
- □ 二次免疫応答
- □ 輸血後GVHD（PT-GVHD）
- □ HLA一方向適合
- □ キメリズム
- □ アレルギー反応
- □ 輸血関連急性肺障害（TRALI）
- □ 輸血関連循環過負荷（TACO）
- □ 輸血後紫斑病（PTP）
- □ 輸血後感染症
- □ ウインドウ期間
- □ 核酸増幅検査（NAT）
- □ 細菌感染症

1 溶血性輸血副作用

体内でみられる溶血反応は，免疫学的な要因（血液型不適合輸血など）と非免疫学的な要因（赤血球製剤の細菌汚染，輸血時の不適切な加温や加圧，薬剤との同時輸血など）に分けられる．

（1）急性（即時性）溶血性輸血副作用（acute hemolytic transfusion reaction：AHTR）

①輸血後24時間以内に起こる．

②主として，ABO血液型不適合輸血でみられる血管内溶血である．

③抗Aや抗Bを保有するO型の受血者に対して，A型・B型・AB型の赤血球製剤を輸血した場合や，A型にB型，AB型，B型にA型，AB型の赤血球製剤を輸血した場合に起こる（メジャーミスマッチ）（**図8-1**）．

④発熱・悪寒などさまざまな症状のほか，呼吸困難，血圧低下，ショック，播種性血管内凝固（DIC）など重篤な症状も少なくはない．

⑤ヘモグロビン血症やヘモグロビン尿症を起こす．

⑥血清中のヘモグロビン，ハプトグロビンは低値，間接ビリルビ

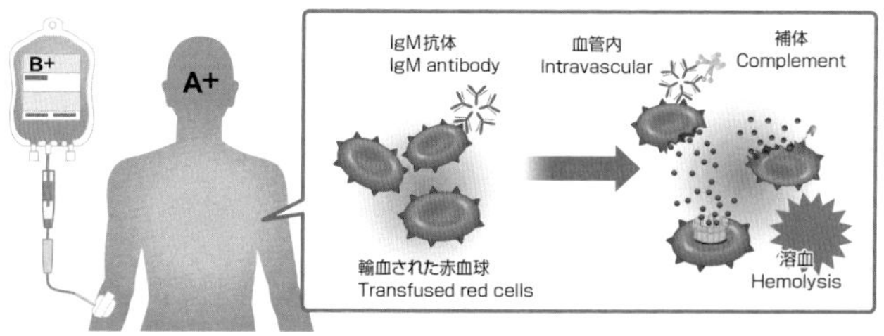

ABO不適合輸血では，輸血された不適合赤血球が赤血球抗体（抗A，抗B）の反応と補体により血管内で急速に破壊される．補体の活性化，サイトカインの産生により，播種性血管内凝固（DIC），血圧低下，腎不全をもたらす．

図8-1　ABO不適合輸血の病態
（Pathophysiology of ABO-incompatible Blood Transfusion）
（日本輸血・細胞治療学会：安全な輸血療法ガイド，p23，日本輸血・細胞治療学会，2012）

ン，乳酸脱水素酵素（LD），AST，カリウムは高値を示す．

⑦血清中のハプトグロビンは，赤血球から遊離したヘモグロビンと結合して低下する．

⑧腎不全を合併すれば血清クレアチニンや尿素窒素も高値を示す．

⑨播種性血管内凝固（DIC）を合併すれば，血小板減少やFDPの増加が認められる．

⑩輸血した赤血球製剤が残存している場合は，直接抗グロブリン試験が陽性になる．

(2) 遅発性溶血性輸血副作用（delayed hemolytic transfusion reaction：DHTR）

①輸血後24時間以降に起こる．主として，ABO血液型以外の不適合輸血でみられる血管外溶血である．

②臨床的意義のある不規則抗体を保有する受血者に対して，不規則抗体に対応する抗原をもつ赤血球製剤を輸血した場合に起こる．

③受血者が過去に輸血や妊娠によって不規則抗体を産生したが，時間の経過とともに抗体価が下がり，不規則抗体スクリーニングや交差適合試験などの輸血前検査では検出されない場合に起こる．

④交差適合試験で適合と判断された赤血球製剤を輸血後，再度同じ抗原により免疫刺激を受け二次免疫応答により輸血後3～14日程度で抗体価が急激に上昇し，輸血された赤血球製剤と反応して

溶血を起こす．

⑤まれに血管内溶血を起こすことがある．

⑥不規則抗体スクリーニングや交差適合試験の検出限界以下の不規則抗体であっても，二次免疫応答により溶血反応を起こすことがあるので，遅発性溶血性輸血副作用を未然に防ぐことは困難である．

⑦原因となる不規則抗体は，抗 Jk^a，抗 Jk^b，抗C，抗c，抗E，抗eなどである．

⑧血清中のヘモグロビン低値，総ビリルビン高値，LD高値などを示す．

⑨腎不全や播種性血管内凝固（DIC）を合併することは少ない．

2 輸血後GVHD（PT-GVHD）

①輸血した血液製剤中の供血者リンパ球が排除されず，受血者の体内で生着し，受血者の骨髄，皮膚，肝臓などの体組織を攻撃する細胞性免疫反応によって起きる．

②輸血後1～2週間で高熱，紅斑が出現し，肝障害，下痢，下血などの症状が続いた後，最終的に骨髄無形成，汎血球減少，多臓器不全を呈し，輸血後1か月以内にほとんどの症例が死亡する（図8-2）．

③危険因子

a）供血者リンパ球を排除できない免疫不全状態にある受血者．

b）外科手術，重篤な外傷，急性の大量出血，高齢者などの受血者．

c）新鮮な血液の輸血により，免疫応答と分裂増殖能力のある供血者リンパ球が輸注された受血者．

d）HLA一方向適合の組み合わせになる受血者：受血者がHLAヘテロ接合体（a/b）で，供血者がHLAホモ接合体（a/a）の場合は，受血者がHLAを適合と認識して排除しないため，供血者リンパ球が受血者の体組織を攻撃する．

④マイクロサテライトDNA

a）ゲノム上の2～数塩基を1単位とした配列の繰り返し領域で，その繰り返しには多型性がある．

b）輸血前と輸血後の受血者血液または爪をサンプルとして，特異的なプライマーを用いたポリメラーゼ連鎖反応（PCR）で増幅する．電気泳動度が異なれば，受血者血液中に供血者血液

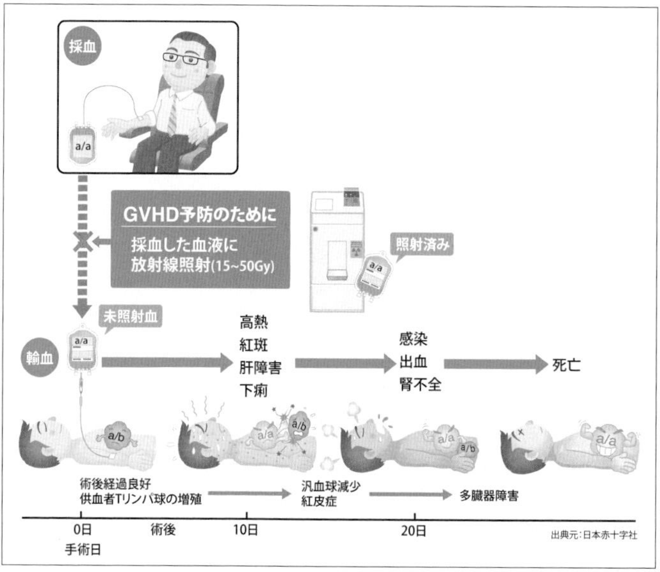

図8-2　輸血後GVHDの病態

（日本輸血・細胞治療学会：輸血副作用対応ガイドver.1.0．p25，日本輸血・細胞治療学会，2011）

の増殖（キメリズム）が証明され，GVHDと診断される．

c）輸血後GVHDの予防のためには，血液製剤（新鮮凍結血漿を除く）に15〜50 Gyの放射線を照射してリンパ球を死滅させる．血液製剤は製造工程のなかで白血球を除去しているが，残存リンパ球が輸血後GVHDを起こす可能性があるからである．

d）その他のGVHD予防策は，自己血輸血などである．

3 その他の非溶血性輸血副作用

1．アレルギー反応

①皮膚粘膜症状のみを呈するアレルギー反応から，重篤なものには，昇圧剤の投与を必要とする血圧低下や，嚥下障害，喘鳴，呼吸困難，低酸素血症などがある．

②輸血中〜輸血後4時間以内に発症する．

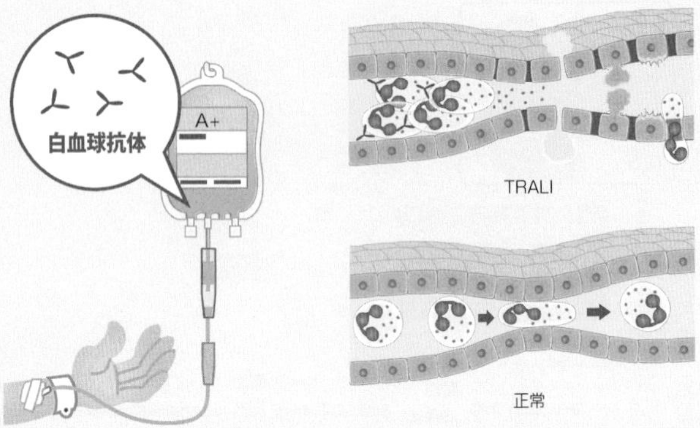

血液製剤中の白血球抗体（HLA抗体，好中球抗体）と患者白血球との抗原抗体反応により，好中球の凝集と肺の毛細血管の透過性亢進が起こる

図8-3　TRALI発症のメカニズム

（日本輸血・細胞治療学会：輸血副作用対応ガイド Ver.1.0．p20，日本輸血・細胞治療学会，2011）

③輸血後アレルギー反応のほとんどは原因不明である．

④ハプトグロビン欠損でハプトグロビン抗体を保有する受血者に血漿成分の輸血が行われた場合には，アナフィラキシーショックなどの重篤な副作用を生じることがある．日本人の約4,400人に1人の割合でハプトグロビン欠損症が認められる．欧米ではIgA欠損症によるアナフィラキシー反応が多い．

2．輸血関連急性肺障害（transfusion related acute lung injury：TRALI）（図8-3）

〔臨床症状〕

①輸血中～輸血後6時間以内に胸部X線で両肺野浸潤影，低酸素血症などの急性呼吸困難を発症する．呼吸困難に伴う頻脈，発熱，血圧低下なども起こすことがある．

②TRALIに関係のある輸血以外の急性肺障害の危険因子がない場合，および循環過負荷を認めない場合とされる．

③輸血副作用による死亡の主要な原因である．

〔発症原因〕

①血液製剤中の白血球抗体（HLA抗体，好中球抗体）と，受血者白

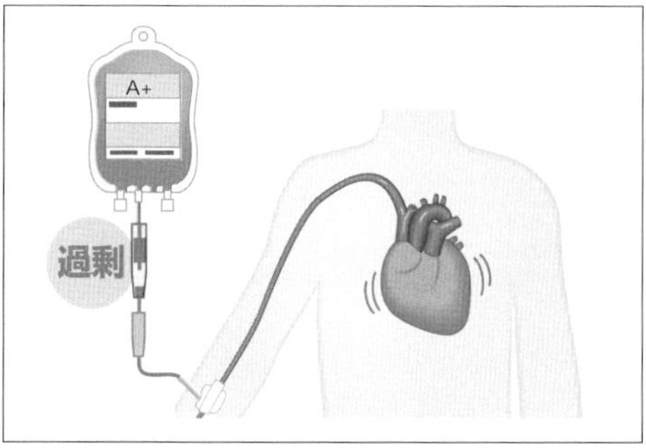

図8-4　TACO定義（輸血に伴って起こる循環負荷のための心不全）
（日本輸血・細胞治療学会：輸血副作用対応ガイド Ver.1.0. p22，日本輸血・細胞治療学会，2011）

血球の抗原抗体反応により補体が活性化され，好中球の凝集と肺の毛細血管の透過性亢進が起こる（図8-3）.

②多くの場合は，血液製剤中の白血球抗体が原因となるが，受血者血液中に白血球抗体が検出される場合もある.

③原因の特定は，血液製剤中のHLA抗体，好中球抗体の有無と，抗体が検出されれば受血者白血球との交差適合試験を実施する.

④好中球が活性化される受血者側の要因（敗血症などの感染症，術後状態，G-CSF投与）も重要である.

⑤予防としては，男性ドナー由来の血液製剤を優先的に使用する.

3. 輸血関連循環過負荷（transfusion associated circulatory overload：TACO）（図8-4）

①輸血中～輸血後6時間以内に発症する輸血に伴って起こる循環過負荷のための心不全で，呼吸困難を伴う副作用である.

②急性呼吸不全，頻脈，血圧上昇，胸部X線上の急性肺水腫または肺水腫の悪化，水分バランス超過などを起こす.

③脳性ナトリウム利尿ペプチド（BNP）の上昇は診断の補助になる.

④問題となる受血者：幼児，高齢者，循環器・呼吸機能の障害，血漿量が増加している慢性貧血.

4. 輸血後紫斑病（post-transfusion purpura：PTP）

①受血者血液中の血小板抗体が輸血した血小板製剤中の血小板抗原（HPA）と反応して，輸血後5～12日以内に著明な血小板減少に

表8-3　推定ウインドウ期間

ウイルス	個別NAT	血清学的検査
HBV	21日	36日
HCV	3～5日	65日
HIV	5日	19日

ウインドウ期間（window period）；感染初期の供血者から採血された血液は，あらゆる検査を実施しても陽性が検出されない時期がある．

よる紫斑が生じる．

②HLA抗体が原因となる血小板輸血不応とは異なり，受血者自身の血小板も巻き込み急激に減少し，出血傾向（粘膜出血，血尿，全身多発性出血斑など）を呈する．

③原因の特定は，受血者血液中にHPA抗体を認め，供血者血小板と反応すること，受血者と供血者のHPAタイピングで不適合を確認することである．

④血小板数が著明に減少するため，ITP，TTP，DICなど他の血小板減少症との鑑別が重要である．

4 輸血後感染症

輸血後感染症は輸血用の血液製剤中に存在する病原体（ウイルス，寄生虫，細菌など）によって受血者が感染する副作用である．

1．ウイルス感染症

①輸血によって感染する主なウイルスには，B型肝炎ウイルス（HBV），C型肝炎ウイルス（HCV），E型肝炎ウイルス（HEV），ヒト免疫不全ウイルス-1/2（HIV-1/2），ヒトT細胞白血病ウイルス1型（HTLV-1）などがある．

②血液製剤は抗原や抗体などの血清学的検査に加えて，HBV・HCV・HIV・HEVに対しては核酸増幅検査（Nucleic acid Ampli-

ウインドウ期間

ウインドウ期間の血液製剤でも輸血後感染症は起こるため適正使用の更なる推進が必要である．

fication Test：NAT）が導入され，感染から検査結果が陽性になるまでの空白期間であるウインドウ期間（window period）が短縮している（表8-3）.

③HBV，HCV，HIVの輸血後ウイルス感染症は減少している.

④HEVの核酸増幅検査も開始され，輸血後感染症の減少が期待される.

2．細菌感染症

①輸血中～輸血後4時間以内に発熱（39℃以上もしくは2℃以上の上昇），悪寒，頻脈，収縮期血圧の変化を認める．死亡症例もある.

②血液製剤中のグラム陽性菌やグラム陰性菌が原因である.

③原因となる血液製剤の多くは血小板製剤である.

④細菌汚染に対する安全対策は，問診の強化，皮膚消毒，初流血除去，保存前白血球除去，外観検査（スワーリングの消失，色調異常，凝集・浮遊・沈殿物など）である.

セルフ・チェック

A 次の文章で正しいものに○，誤っているものに×をつけよ.

	○	×
1. 溶血性輸血副作用の原因は，免疫学的な要因と非免疫学的な要因に分けられる.	□	□
2. 溶血性輸血副作用の非免疫学的な要因は，赤血球製剤輸血時の不適切な加温や加圧による.	□	□
3. 溶血性輸血副作用の非免疫学的な要因は，赤血球製剤の細菌汚染による.	□	□
4. 急性溶血性輸血副作用は，輸血後6時間以内に起こる.	□	□
5. 急性溶血性輸血副作用は，ABO血液型のメジャーミスマッチで起こる.	□	□

A 1-○，2-○，3-○，4-×（24時間以内），5-○

6. 急性溶血性輸血副作用は，播種性血管内凝固（DIC）を合併することはない．　□　□
7. 遅発性溶血性輸血副作用を未然に防ぐことは困難である．　□　□
8. 輸血後GVHDでは，マイクロサテライトDNAにキメリズムがみられる．　□　□
9. 輸血後GVHDでは，輸血から1カ月以内にほとんどの症例が死亡する．　□　□
10. 輸血副作用のなかでは，非溶血性輸血副作用の発生頻度が最も多い．　□　□
11. 輸血関連急性肺障害（TRALI）の発症は，供血者より受血者の保有する白血球抗体が原因になる．　□　□
12. 輸血関連急性肺障害（TRALI）の予防には，女性供血者由来の血漿製剤を使用する．　□　□
13. 輸血関連循環過負荷（TACO）の発症は，輸血製剤の過剰な投与が原因である．　□　□
14. 輸血後感染症は，核酸増幅検査（NAT）の導入後には発生しない．　□　□
15. 輸血後肝炎には，E型肝炎ウイルスによる輸血後感染症がある．　□　□

B

1．輸血用血液製剤に核酸増幅検査（NAT）が実施されていないのはどれか．

□　① HBV
□　② HCV
□　③ HEV
□　④ HIV
□　⑤ HTLV-1

6-×（合併することがある），7-○，8-○，9-○，10-○，11-×（受血者より供血者の保有する白血球抗体が原因），12-×（男性），13-○，14-×（発生する），15-○

B　1-⑤

2．輸血副作用とその予防策または対処法の組合わせで**誤っている**のはどれか．

- □ ① 溶血性輸血副作用 ──── 不規則抗体検査
- □ ② 細菌感染症 ──── 外観検査
- □ ③ 輸血後肝炎 ──── 核酸増幅検査（NAT）
- □ ④ 輸血関連急性肺障害 ──── HPA抗体検査
- □ ⑤ 輸血後GVHD ──── 放射線照射

3．輸血関連急性肺障害はどれか．

- □ ① GVHD
- □ ② TRALI
- □ ③ AIDS
- □ ④ AIHA
- □ ⑤ DHTR

4．輸血用血液製剤に対するHIV検査について正しいのはどれか．

- □ ① 献血血液の核酸増幅検査（NAT）は，実施されていない．
- □ ② ウエスタンブロット法は，HIV抗体スクリーニングである．
- □ ③ ウイルスは，DNAが検出される．
- □ ④ 感染直後は，ウイルスや抗体が検出できないウインドウ期間がある．
- □ ⑤ HIV抗体検査は，HIV-1～HIV-6までを検出する．

5．溶血性輸血副作用の原因となるのはどれか．

- □ ① 赤血球製剤の細菌汚染
- □ ② ハプトグロビン抗体
- □ ③ 顆粒球抗体
- □ ④ 血小板抗体
- □ ⑤ HLA抗体

2-④（男性献血者由来の血漿および血小板の使用），**3**-②（①移植片対宿主病，③後天性免疫不全症候群，④自己免疫性溶血性貧血，⑤遅発性溶血性輸血副作用），**4**-④（①実施されている，②HIV抗体の確認検査，③RNA，⑤HIV-1～HIV-2），**5**-①〔②アナフィラキシーショックなどの非溶血性輸血副作用，③輸血関連急性肺障害（TRALI）など，④輸血後紫斑病（PTP），血小板輸血不応（PTR），新生児血小板減少症（NAIT）など，⑤血小板輸血不応（PTR），輸血関連急性肺障害（TRALI），発熱反応など〕

6．輸血後GVHDの予防策として適切なのはどれか．**2つ選べ．**

- □ ① 免疫抑制薬の輸血前投与
- □ ② 近親者からの輸血
- □ ③ 新鮮血の輸血
- □ ④ 血液製剤の放射線照射
- □ ⑤ 自己血輸血

7．免疫学的機序によって起こる輸血副作用はどれか．**2つ選べ．**

- □ ① 輸血後GVHD
- □ ② 輸血後肝炎
- □ ③ 輸血関連循環過負荷（TACO）
- □ ④ 敗血症
- □ ⑤ アナフィラキシーショック

8．細胞性免疫反応によって起こる輸血副作用はどれか．

- □ ① 急性溶血性輸血副作用
- □ ② 遅発性溶血性輸血副作用
- □ ③ 輸血後GVHD
- □ ④ 輸血関連急性肺障害（TRALI）
- □ ⑤ 輸血関連循環過負荷（TACO）

9．急性溶血性輸血副作用の血液検査結果で**誤っている**のはどれか．

- □ ① ヘモグロビン低値
- □ ② ハプトグロビン高値
- □ ③ 間接ビリルビン高値
- □ ④ 乳酸脱水素酵素（LD）高値
- □ ⑤ カリウム高値

6-④と⑤（①，②，③は輸血後GVHDを起こしやすい），7-①と⑤（②輸血によるB型肝炎ウイルス，C型肝炎ウイルス，E型肝炎ウイルスの感染，③輸血製剤の量や輸血速度がかかわる循環過負荷，④輸血由来の病原体が血液内で増殖し発症），8-③（①，②，④抗体が関与する，⑤循環過負荷），9-②（低値）

10．遅発性溶血性輸血副作用について**誤っている**のはどれか．

- □ ① ABO血液型以外の不適合輸血でみられる．
- □ ② 交差適合試験が適合でも起こる．
- □ ③ 輸血後3～14日で起こる．
- □ ④ 原因となる不規則抗体は，抗Le^bである．
- □ ⑤ 腎不全や播種性血管内凝固(DIC)を合併することは少ない．

11．HIVのウインドウ期間について正しいのはどれか．

		個別核酸増幅検査(NAT)	血清学的検査
□	①	5日	19日
□	②	10日	39日
□	③	15日	59日
□	④	20日	79日
□	⑤	25日	99日

10-④(抗Jk^aや抗Jk^bなど)，11-①

D　自己血輸血

学習の目標

- □ 貯血式自己血輸血
- □ 回収式自己血輸血
- □ 希釈式自己血輸血

自己血輸血は，院内での実施管理体制が適正に確立している場合は，同種血輸血の副作用を回避しうる最も安全な輸血療法であり，待機的手術患者における輸血療法として，積極的に推進することが求められる．

1　自己血輸血の方法，適応，採血基準

1．方法

(1) 貯血式自己血輸血（図8-5）

①手術の2～3週間前から自己血を採血し，液状保存あるいは凍結保存して，必要時には採血した自己血を返血する．

②採血による貧血を防止するために，鉄剤やエリスロポエチン製剤が投与される．

(2) 希釈式自己血輸血（図8-6）

①全身麻酔開始後，手術開始直前に自己血を採血し，その後に人工膠質液（デキストラン製剤，HES製剤など）の輸液を行い，患者体内の血液濃度を薄めることによって，出血時の影響を少なくする．

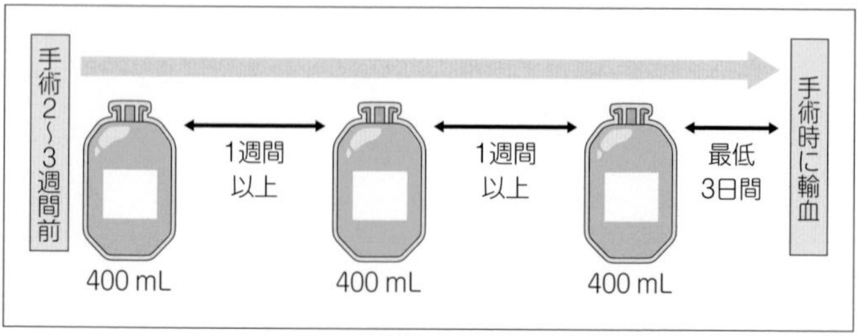

図8-5　貯血式自己血輸血

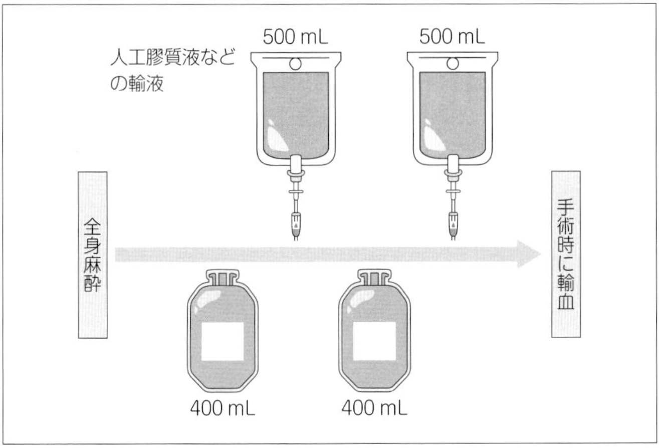

図8-6　希釈式自己血輸血

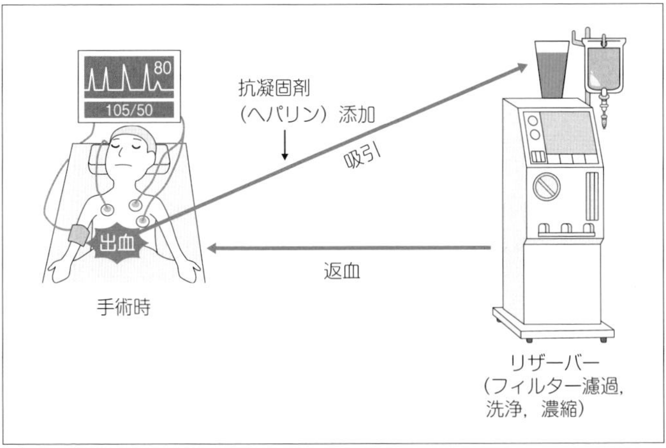

図8-7　回収式自己血輸血

②必要時には採血した自己血を返血する．

(3) 回収式自己血輸血（図8-7）

①手術時に患者の術野から出血した血液を吸引し，抗凝固剤であるヘパリンを添加する．

②血液をリザーバーに回収後，フィルターなどで濾過し，その後洗浄・濃縮して患者に返血する．

2．疾患別の自己血輸血の適応（血液製剤の使用指針）

①整形外科手術：人工膝関節置換術，人工股関節置換術，脊椎側弯症手術など．

②婦人科手術：子宮筋腫，子宮癌の手術など．

③産科手術：前置胎盤の症例など．

④心臓血管手術：開心術など．

⑤外科手術：大腸切除や肝臓切除など．

3．貯血式自己血輸血の適応，採血基準，禁忌

(1) 適応

①全身状態がほぼ良好で緊急を要しない待機手術（ASA Ⅰ度およびⅡ度，心疾患のある外来患者の場合はNYHA Ⅰ度およびⅡ度を原則とする）．

②輸血が必要と考えられる場合（循環血液量の15％以上の出血が予想される場合）．

③まれな血液型や不規則抗体がある場合．

④患者が自己血輸血の利点を理解し協力ができる場合．

(2) 採血基準

①年齢制限：制限はない．高齢者は合併症に，また若年者は血管迷走神経反射（VVR）に注意する．

②Hb値：11.0 g/dL以上を原則とする．

③血圧：収縮期圧180 mmHg以上，拡張期圧100 mmHg以上の高血圧あるいは収縮期圧80 mmHg以下の低血圧の場合は慎重に採血する．

④体温：有熱者（平熱時より1℃以上高熱あるいは37.2℃以上）は採血を行わない．採血可否の決定にはCRP値と白血球数も参考にする．

⑤目標貯血量：最大血液準備量（maximal surgical blood order schedule：MSBOS）あるいは外科手術血液準備式（surgical blood order equation：SBOE）に従う．

⑥1回採血量：上限は400 mLとする．体重50 kg以下の患者は，400 mL×患者体重／50 kgを参考とする．

⑦採血間隔：採血間隔は原則として1週間以上とする．手術予定日の3日以内に採血は行わない．

(3) 禁忌

①治療が必要な皮膚疾患・感染創・熱傷のある患者，1か月以内の重症の下痢発症患者，抜歯後3日以内の患者など，菌血症の可能性がある細菌感染患者．

②不安定狭心症・中等度以上の大動脈弁狭窄症（AS）・NYHA Ⅳ度などの心疾患患者．

③ASA Ⅳ度やⅤ度の患者

4．自己血輸血の利点

①輸血後感染症の防止

②輸血後GVHDの防止

③同種血の削減（少子高齢化に伴う輸血用血液不足への対応が可能）

④同種免疫の防止

⑤免疫学的副作用の防止

セルフ・チェック

A 次の文章で正しいものに○，誤っているものに×をつけよ．

	○	×
1. 貯血式自己血輸血はまれな血液型の患者には，積極的な適応となる．	□	□
2. 貯血式自己血輸血の年齢制限は，15歳以上である．	□	□
3. 貯血式自己血輸血の採血間隔は，原則2週間以上とする．	□	□
4. 菌血症の可能性がある全身的な細菌感染患者は，原則的に貯血式自己血輸血の適応から除外する．	□	□
5. 人工関節置換術においては，貯血式自己血輸血が推奨されている．	□	□
6. 出血量の多い産科手術においては，貯血式自己血輸血が有効である．	□	□

A 1-○，2-×（年齢制限はない），3-×（1週間以上），4-○，5-○，6-○

B

1．自己血輸血について正しいのはどれか．**2つ選べ**．

□ ① 待機的手術患者には，貯血式自己血輸血を積極的に推進する．

□ ② 貯血式自己血輸血の1回採血量は，400 mLが上限である．

□ ③ 貯血式自己血輸血の採血後は，輸液を行い出血時の影響を少なくする．

□ ④ 希釈式自己血輸血は，手術時に出血した血液を返血する．

□ ⑤ 回収式自己血輸血は，手術の2～3週間前から採血を行い，手術時に返血する．

2．自己血輸血について**誤っている**のはどれか．

□ ① 血液製剤の取り違えを防止できる．

□ ② 輸血後感染症の防止ができる．

□ ③ 輸血後GVHDの防止ができる．

□ ④ 同種免疫の防止ができる．

□ ⑤ 同種血の節約ができる．

B　1-①と②（③希釈式，④回収式，⑤貯血式），2-①（取り違えのリスクがあるので，院内での実施管理体制を適正に確立する）

E　輸血用血液製剤の保存と管理

学習の目標

- □ 貯法
- □ 有効期間
- □ 保存液
- □ CPD液
- □ ACD-A液
- □ MAP液
- □ 重炭酸リンゲル液
- □ 自記温度記録計
- □ 警報装置

1　血液製剤（赤血球・血小板・血漿）の保存法，保護液，有効期間，管理法

1．血液製剤（赤血球・血小板・血漿）の種類

(1) 赤血球製剤

①200 mL献血と400 mL献血の全血献血からは，「人全血液」，「赤血球液」，「新鮮凍結血漿」の3製剤が製造される．輸血用の赤血球製剤は，「人全血液」と「赤血球液」になる（**図8-8**）．

②輸血用赤血球製剤の多くは，「人全血液」から白血球除去後，遠心操作によって分離された赤血球にMAP液を添加した「赤血球液」が使用されている．

③その他の赤血球製剤は，「赤血球液」の二次製剤として，血漿成分による非溶血性副作用の回避を目的とした「洗浄赤血球液」，まれな血液型の患者に対応した「解凍赤血球液」，ABO血液型不適合妊娠による胎児・新生児溶血性疾患に対応した「合成血液」がある（**図8-9**）．

④輸血用の赤血球製剤は，輸血後GVHDを防止するため，すべて放射線照射されている．

(2) 血小板製剤

①輸血用の血小板製剤は，成分献血によって採取・製造されている（**図8-8**）．

②成分献血は，1人の献血者から高単位の血小板を採取して，赤血

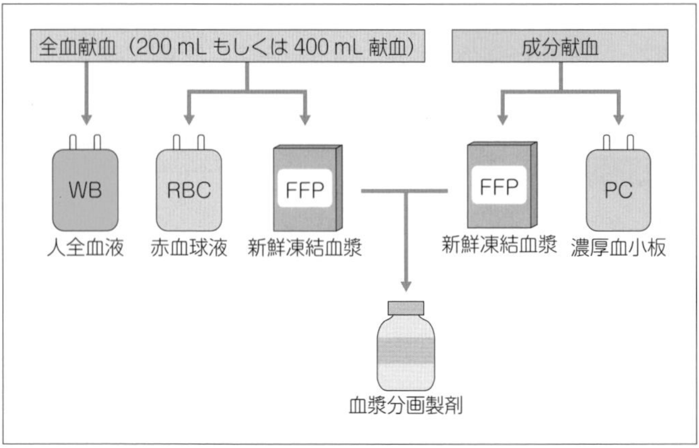

図8-8　全血献血と成分献血からできる血液製剤
（認定輸血検査技師制度協議会カリキュラム委員会編集：スタンダード輸血検査テキスト第3版．p167，医歯薬出版，2017）

球は体内へ返血することができるので，献血者は貧血になる危険性が少なく複数回献血も可能である（**図8-8**）．

③血小板製剤は，含有血小板数の異なる1単位～20単位までの「濃厚血小板」がある．

④輸血用の血小板製剤は，輸血後GVHDを防止するため，すべて放射線照射されている．

(3) 血漿製剤

①輸血用の血漿製剤は，「人全血液」から赤血球を取り除いた後に製造された「新鮮凍結血漿」と，成分献血によって採取・製造された「新鮮凍結血漿」がある（**図8-8**）．

②200 mLと400 mLの「人全血液」から製造される「新鮮凍結血漿」の容量は，それぞれ120 mLと240 mLである（**図8-9**）．

③成分献血から製造される「新鮮凍結血漿」の容量は480 mLである（**図8-9**）．

④成分献血から製造される「新鮮凍結血漿」は，血漿交換時の使用や，血液凝固第Ⅷ因子製剤・アルブミン製剤・グロブリン製剤など血漿分画製剤の原料として必要な製剤である．

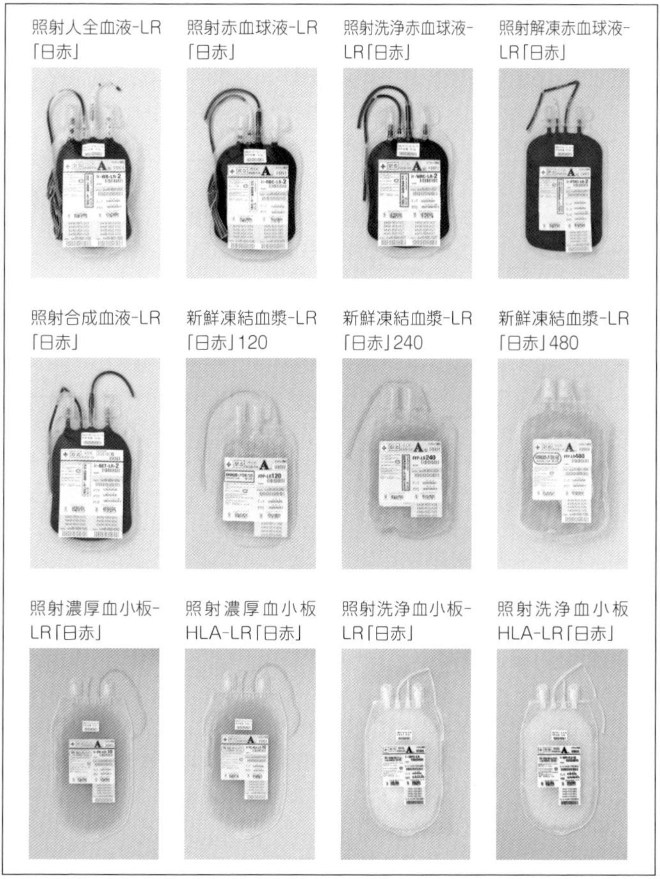

図8-9　輸血用血液製剤の種類（日本赤十字社ホームページ輸血用血液製剤資料集の製剤写真を引用）

（坊池義浩，西尾久英：最新臨床検査学講座 免疫検査学（窪田哲朗・他編）．p.249，医歯薬出版，2017）

新鮮凍結血漿が放射線照射されていない理由

新鮮凍結血漿は，製剤中にほとんどリンパ球が含まれておらず，保存温度が−20℃以下でリンパ球が死滅することから，輸血後GVHDを防止するための放射線照射は行われていない．

表8-4　血液製剤の貯法と有効期間

輸血用血液製剤	貯法	有効期間
赤血球液	2～6℃	採血後21日間
濃厚血小板	20～24℃・要振とう	採血後4日間
新鮮凍結血漿	－20℃以下	採血後1年間

表8-5　抗凝固剤および保存液の組成

組成	CPD液*	ACD-A液*	MAP液*
クエン酸ナトリウム水和物	26.30 g	22.0 g	1.50 g
クエン酸水和物	3.27 g	8.0 g	0.20 g
ブドウ糖	23.20 g	22.0 g	7.21 g
リン酸二水素ナトリウム	2.51 g	0 g	0.94 g
D-マンニトール	0 g	0 g	14.57 g
アデニン	0 g	0 g	0.14 g
塩化ナトリウム	0 g	0 g	4.97 g

*注射用水を加えて溶かし，全量を1,000 mLとする．
（認定輸血検査技師制度協議会カリキュラム委員会編集：スタンダード輸血検査テキスト 第3版，p175，医歯薬出版，2017）

2．血液製剤の貯法と有効期間（表8-4）

3．保護液（表8-5）

(1) CPD液

①ACD-A液に含まれていないリン酸二水素ナトリウムは，ATP（アデノシン5'-三リン酸）の産生に利用されて生物活性が良好になる．

②CPD液は，抗凝固作用に加えて赤血球機能向上のために使用されている．

③200 mL，400 mLの全血採血で使用される．

(2) ACD-A液

①クエン酸ナトリウムは，血漿中のCa^{2+}とキレート結合し，凝固カスケードのCa^{2+}依存性の機序を抑制して凝固を防止する．

②クエン酸はpHを下げることによって赤血球の老化を抑制する．

③ブドウ糖は解糖系を通してATP産生を維持する．

④血漿および血小板の成分採血で使用される．

(3) MAP液

①D-マンニトールは赤血球膜の浸透圧抵抗性を亢進して赤血球の溶血を防止する．

②アデニンはATP合成の基質となる.

③ACD-A液とCPD液は，凝固防止と保存液の役割をもつが，MAP液は赤血球を良好な状態で保存することを目的としている.

④赤血球成分の輸血で最も多く使用される照射赤血球液-LR「日赤」は，CPD液を使用して採血された人全血液から赤血球と血漿に遠心分離後，赤血球にMAP液を添加してさらに保存状態をよくしている.

4．血液製剤の管理法

(1) 赤血球製剤

①赤血球製剤は，自記温度記録計と警報装置が付いた輸血用血液専用保冷庫で，2～6℃で冷蔵保存する.

(2) 血小板製剤

①血小板製剤は，血小板振とう器を用いて20～24℃で穏やかに水平振とうする(約60回/分).

②血小板製剤のバッグには適度なガス透過性があり，振とう保存することで乳酸と重炭酸との平衡反応により生じた二酸化炭素がバッグ外に放出されやすくなり，適切なpHを保つことができる.

(3) 血漿製剤

①血漿製剤は，自記温度記録計と警報装置が付いた輸血用血液専用冷凍庫で，−20℃以下で凍結保存する.

②血漿中の凝固因子は温度に不安定なことから，使用する分のみ冷凍庫から取り出し，適切な方法で融解後，直ちに使用する．直ちに使用できない場合は，2～6℃で冷蔵保存し，融解後24時間以内に使用する.

③一度融解したものは，再凍結して使用することはできない.

④新鮮凍結血漿は，凍った状態で血液バッグが非常にもろくなっており破損しやすいので，取り扱いは細心の注意を要する(図8-10).

(4) 血液製剤の保管管理

①輸血用血液専用保冷庫は，自記温度記録計と警報装置付きで自家発電の電源に接続する.

②自記温度記録計のチェックは1回/日，保守点検は1回/月などの頻度で実施し記録するとよい.

③血液製剤(輸血用血液製剤および血漿分画製剤)が特定生物由来製品に該当し，将来，当該血液製剤の使用により患者へのウイルス感染などのおそれが生じた場合に対処するため，診療録とは別

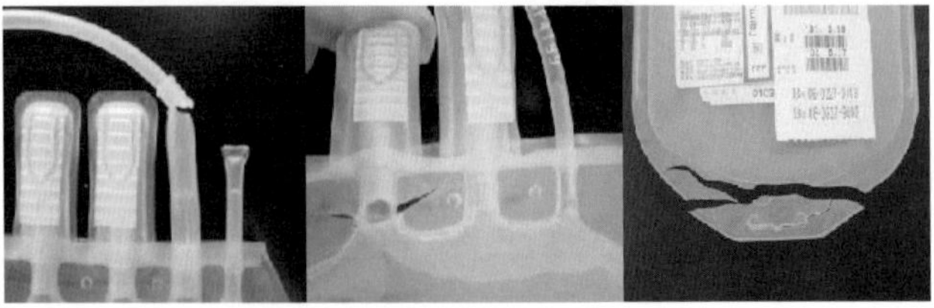

セグメントチューブ　輸血口　底部

図8-10　新鮮凍結血漿の主な破損部位
（日本赤十字社：輸血用血液製剤取り扱いマニュアル，p14，日本赤十字社，2018）

に，血液製剤に関する以下の記録を作成する．

- 患者氏名・住所
- 製品名（販売名）および製造番号（ロット番号）
- 使用日
- その他，保健衛生上の危害の発生または拡大を防止するために必要な事項（これらは紙媒体での記録でなくてもよい）

③作成した記録は，診療録とは別に，少なくとも使用日から20年を下回らない期間保管する必要がある．

5．注意点

①輸血用血液製剤の搬入時・搬出時・輸血前には，製剤の溶血・凝集・変色および色調異常，異物混入，汚れ，バッグ不良・破損，スワーリングの消失などの異常を確認して記録する．

2 血液バッグのセグメントチューブ

①各輸血用血液製剤には，その一部が交差適合試験用のセグメントチューブとして付属されている．

②輸血による細菌感染が疑われる症例の解析においては，原因究明のために血液バッグに加えてセグメントチューブによる細菌培養試験が有効な場合がある．

③血液バッグ本体とセグメントチューブの色調に明らかな差がある場合には，保存中のエルシニア・エンテロコリチカ（*Yersinia enterocolitica*）による黒変を疑う（図8-11）．

④遅発性溶血性輸血副作用は，輸血後3～14日経過後に起こるの

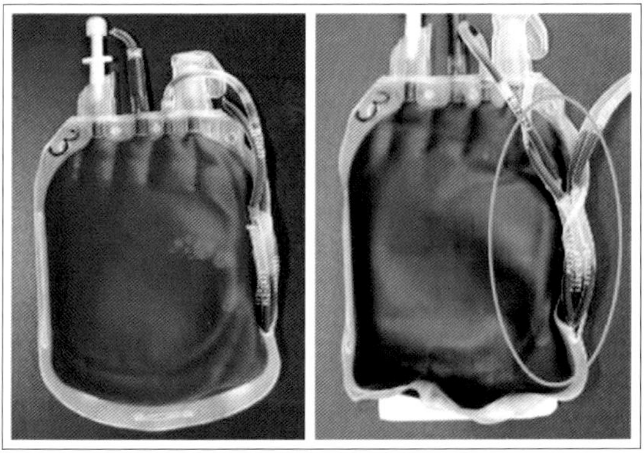

図8-11　血液製剤本体とセグメントの比較
（日本輸血・細胞治療学会：輸血副作用対応ガイド Ver.1.0，p.34，日本輸血・細胞治療学会，2011）

で，原因究明のために輸血前後の患者血清と一緒にセグメントチューブを2週間程度保管する．

3 濃厚血小板

①血小板製剤は20～24℃の常温で振とう保存するため，まれに大腸菌や黄色ブドウ球菌などの細菌が増殖し，重篤な輸血後副作用を起こすことがある．細菌が増殖した場合は，スワーリングの消

血小板製剤を振とう保存する理由

血小板製剤を静置保存しておくと，血小板の代謝によって生じる乳酸が原因でpHが低下する．その結果，血小板に傷害が起こり輸血効果は低下する．

スワーリングとは

血小板の形態が良好に保たれているときに，血小板製剤を蛍光灯にかざし，ゆっくりと撹拌すると確認できる渦巻き状のパターンをいう．混入した細菌の増殖によりpHが低下し，血小板が球形化することで，スワーリングが消失することがある．

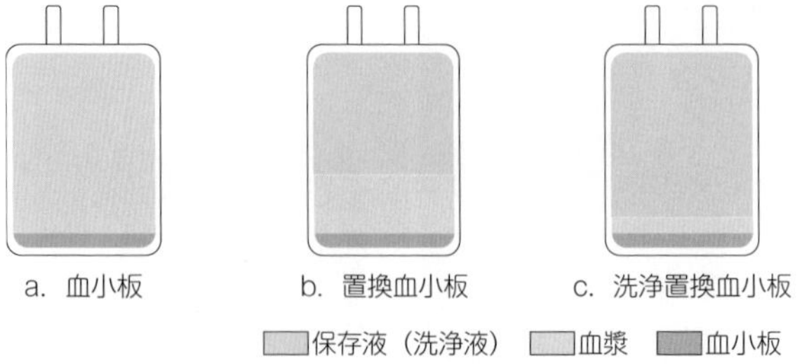

図8-12　洗浄・置換血小板製剤

表8-6　血小板保存液の組成

組成	ACD-A液*	重炭酸リンゲル液*
クエン酸ナトリウム水和物	22.0 g	0.20 g
クエン酸水和物	8.0 g	0 g
ブドウ糖	22.0 g	0 g
塩化ナトリウム	0 g	5.84 g
塩化カリウム	0 g	0.30 g
塩化カルシウム水和物	0 g	0.22 g
塩化マグネシウム	0 g	0.20 g
炭酸水素ナトリウム	0 g	2.35 g
血小板保存液中の比率	1	20

*注射用水を加えて溶かし，全量を1,000 mLとする．
（認定輸血検査技師制度協議会カリキュラム委員会編集：スタンダード輸血検査テキスト．第3版．p176，医歯薬出版，2017）

失，凝集物，浮遊物，沈殿物，色調異常などが認められる．

②輸血副作用の発生率が高い血小板製剤の輸血では，ACD-A液1容に対して重炭酸リンゲル液20容を混合した保存液（洗浄液）で製剤中の血漿成分を除去した「洗浄血小板」が使用される．

③置換血小板は，血小板製剤を遠心後に上清を除去して保存液を加えている．洗浄置換血小板は，血小板製剤に保存液を加えてから遠心を行い，その後上清を除去して再度保存液を加えている．洗浄置換血小板は血漿成分の除去効果が高い（図8-12）．

④「洗浄血小板」は自動血球洗浄装置で洗浄，製造されている．「濃厚血小板」の二次製剤として，血漿成分による非溶血性副作用の

回避を目的とした「洗浄血小板」，患者保有HLA抗体による血小板輸血不応などに対応した「濃厚血小板HLA」，「洗浄血小板HLA」がある．

⑤血小板保存液（表8-6）

輸血副作用のなかで最も報告率が高い血小板製剤は，製剤中の血漿成分を除去する洗浄液かつ保存液として，ACD-A液1容に対して重炭酸リンゲル液20容を混合した液を使用している．

セルフ・チェック

A 次の文章で正しいものに○，誤っているものに×をつけよ．

	○	×
1. 解凍赤血球液は，まれな血液型の患者に使用される．	□	□
2. 合成血液の適応は，ABO血液型不適合妊娠による胎児・新生児溶血性疾患の患児に対する輸血である．	□	□
3. 濃厚血小板の振とう保存は，有効期間を延長するために行う．	□	□
4. 新鮮凍結血漿は，400 mLの全血献血と成分献血の2つがある．	□	□
5. CPD液は，抗凝固作用と赤血球機能向上の効果がある．	□	□
6. MAP液は，赤血球を良好な状態で保存することを目的としている．	□	□
7. *Yersinia enterocolitica*は，2～6℃の低温でも増殖する．	□	□
8. スワーリングは，血小板の形態が良好に保たれていることを示す．	□	□
9. 赤血球製剤は，自記温度記録計と警報装置が付いた専用の保冷庫で管理する．	□	□
10. 新鮮凍結血漿は，使用前に自然解凍する．	□	□

A 1-○，2-○，3-×（pHを適切に維持するため），4-×（200 mLの全血献血もある），5-○，6-○，7-○，8-○，9-○，10-×（37℃で融解）

11. 新鮮凍結血漿は，バッグが破損しやすいので取り扱いには注意する. □ □
12. 血液バッグのセグメントチューブは，交差適合試験に使用する. □ □
13. 血液バッグのセグメントチューブは，輸血後すぐに廃棄してもよい. □ □

B

1．血液製剤の貯法で**誤っている**のはどれか.
- □ ① 人全血液 ―――― 2～6℃
- □ ② 赤血球液 ―――― 2～6℃
- □ ③ 濃厚血小板 ――― 20～24℃で振とう保存
- □ ④ 新鮮凍結血漿 ―― 20℃以下
- □ ⑤ アルブミン製剤 ― 室温

2．血液製剤の有効期間で**誤っている**のはどれか.
- □ ① 人全血液 ―――― 採血後21日間
- □ ② 赤血球液 ―――― 採血後21日間
- □ ③ 濃厚血小板 ――― 採血後1週間
- □ ④ 新鮮凍結血漿 ―― 採血後1年間
- □ ⑤ アルブミン製剤 ― 検定合格日から2年間

3．赤血球製剤について正しいのはどれか. **2つ選べ**.
- □ ① 人全血液は，使用頻度の高い赤血球製剤である.
- □ ② 赤血球液は，保存液としてMAP液が添加されている.
- □ ③ 洗浄赤血球液は，非溶血性輸血副作用防止のため血漿成分を洗浄除去している.
- □ ④ 解凍赤血球液は，O型の赤血球とAB型の血漿を組み合わせたものである.
- □ ⑤ 赤血球液と新鮮凍結血漿との併用は，輸血後肝炎のリスクを低下させる.

11-○，12-○，13-×（遅発性溶血性輸血副作用の発生時の調査のために2週間程度保管する）

B 1-④（－20℃以下），2-③（採血後4日間），3-②と③（①使用頻度の極めて低い，④合成血液，⑤増加させる）

4．新鮮凍結血漿で**誤っている**のはどれか．

□ ① 全血献血と成分献血の両方によって採取される．

□ ② 輸血後GVHDを予防するために放射線照射されている．

□ ③ 血液凝固第Ⅷ因子製剤の原料になる．

□ ④ アルブミン製剤の原料になる．

□ ⑤ グロブリン製剤の原料になる．

5．血小板製剤で**誤っている**のはどれか．

□ ① 濃厚血小板は，全血献血と成分献血によって採取される．

□ ② 濃厚血小板は，含有血小板数の異なる1単位から20単位までの製剤がある．

□ ③ 輸血後GVHDを防止するために放射線照射されている．

□ ④ 洗浄血小板は，非溶血性輸血副作用防止のために血漿成分を洗浄除去している．

□ ⑤ 血小板輸血不応に対応するため濃厚血小板HLAがある．

6．MAP液の組成**でない**のはどれか。

□ ① クエン酸ナトリウム

□ ② リン酸二水素ナトリウム

□ ③ 炭酸水素ナトリウム

□ ④ D-マンニトール

□ ⑤ アデニン

4-②（照射されていない），5-①（成分献血のみ），6-③

9　移植免疫と検査

A　移植免疫

学習の目標

- □ 自家移植
- □ 同種移植
- □ 主要組織適合抗原遺伝子複合体（MHC）
- □ ヒト白血球抗原（HLA）
- □ 超急性拒絶反応
- □ 急性拒絶反応
- □ 慢性拒絶反応
- □ 移植片対宿主病（GVHD）
- □ 移植片対白血病（GVL）効果
- □ 免疫抑制

1 移植の原理と分類

1．原理

①移植とは，病気や事故などが原因で体の機能が低下および廃絶した患者に，機能の改善・向上を図り生命を維持するために，罹患部位を健康な臓器・組織・細胞と交換することである．

②移植が行われる部位

- 臓器：心臓，腎臓，肝臓，肺，膵臓など．
- 組織：角膜，皮膚，心臓弁，血管，骨，軟骨など．
- 細胞：骨髄・臍帯血・末梢血からの造血幹細胞，神経細胞，膵ランゲルハンス島細胞など．

③近年では，iPS細胞（人工多能性幹細胞）からつくられた網膜色素上皮細胞，角膜上皮細胞，心筋細胞，神経細胞，軟骨組織などの移植が進められている．

④移植する臓器・組織・細胞を移植片（graft），移植片の提供者をドナー（donor），移植を受ける患者をレシピエント（recipient）という．

2．分類

①自家移植：患者の移植片を患者本人に移植すること．

②同系移植：一卵性双生児など遺伝的背景が同系の個体間で移植す

ること．

③同種移植：②以外の血縁者や非血縁者など同種間（ヒトからヒトなど）で移植すること．

④異種移植：異種間（サルからヒトなど）で移植すること．

2 拒絶反応の機序

拒絶反応の1つに，レシピエントが移植片を非自己と認識することで引き起こされる免疫反応がある．拒絶の原因は，レシピエントとドナー間の主要組織適合抗原遺伝子複合体（MHC）の違いで，レシピエントがもたない抗原がドナーの移植片に存在する場合に拒絶反応が起こる．ヒトの場合，MHCはヒト白血球抗原（human leukocyte antigen：HLA）である．

1．拒絶反応の分類

拒絶反応は，細胞性免疫によるTリンパ球関連型拒絶反応と，液性免疫による抗体関連型拒絶反応（antibody mediated rejection：AMR）に大別される．

(1) 超急性拒絶反応

①移植後24時間以内に起こる反応である．

②液性免疫による抗体関連型拒絶反応である．

③レシピエントがドナーのHLAに反応する既存のHLA抗体を保有している場合などに認められる．

④有効な治療法はない．

(2) 急性拒絶反応

①移植後1週間～3カ月頃に起こる反応である．

②主な拒絶反応はTリンパ球関連型拒絶反応である．

③レシピエントの抗原提示細胞が移植片のHLAをヘルパーT細胞に提示し，ヘルパーT細胞がそれを認識することによってインターロイキン2（IL-2）が産生される．IL-2によって活性化されたレシピエントの細胞傷害性T細胞は，移植片上のHLAを標的として攻撃・破壊していく．

④治療には免疫抑制薬が用いられる．

(3) 慢性拒絶反応

①移植後3カ月以降，月単位から年単位で起こる反応である．

②抗体関連型拒絶反応とTリンパ球関連型拒絶反応があるが，主な

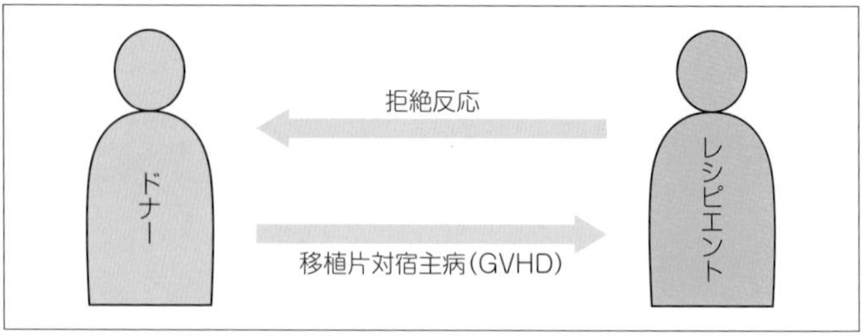

図9-1　同種造血幹細胞移植における拒絶反応とGVHD

拒絶反応は抗体関連型拒絶反応である.

③移植後*de novo*ドナー特異的HLA抗体によって起こる.

④治療には免疫抑制薬が用いられるが，あまり有効ではない.

2．拒絶反応と移植片対宿主病(図9-1)

①拒絶反応とは，レシピエントからドナーに向かって免疫反応を起こすことである.

②移植におけるドナー特異的抗体(donor specific antibody：DSA)の重要性については，腎臓移植，肝臓移植，心臓移植などでもすでに多数報告されている．DSAは補体を活性化してC4dが沈着すると，移植臓器の機能低下や廃絶の大きな要因となる.

③移植片対宿主病(graft versus host disease：GVHD)とは，ドナーからレシピエントに対して免疫反応を起こすことである.

3 移植における組織適合性とHLA抗原

①造血幹細胞移植や臓器移植では，自己のHLAと異なるものは，すべて異物(非自己)と認識して攻撃するため，HLAの適合性は非常に重要である.

②HLAの適合性が高いドナーでは，臓器の生着率が高く，特に腎臓移植では，HLAのA座，B座，DR座の適合性と生着率に明確な相関がある.

③造血幹細胞移植におけるHLAの適合性(**図9-2**)

a)HLAのA座，B座，C座，DR座という4座8抗原の一致する割合が重要であるが，A座，B座，DR座の3座6抗原一致という考え方もある.

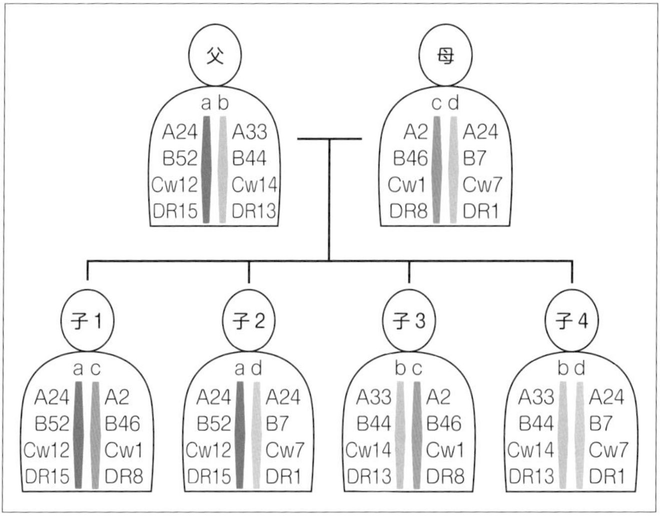

図9-2　血縁者間のHLA適合性

b）HLAは両親から各座半分ずつのハプロタイプを遺伝的に受け継ぐため，兄弟姉妹から造血幹細胞移植を行う場合，HLAの完全一致率は4分の1の確率になる．

c）非血縁者から造血幹細胞移植を行う場合，HLAの一致率は数百～数万分の1の確率になる．

4 造血幹細胞移植とGVHD

①造血幹細胞移植では，悪性腫瘍細胞の根絶と生着不全を予防するために，レシピエントに対して放射線照射や化学療法などの前処置を行うことから，免疫力は低下する．

ハプロタイプ

各HLA抗原の遺伝子座は，1つの染色体上に近接して存在し，各遺伝子座はワンセットで遺伝する．このワンセットをハプロタイプとよぶ．

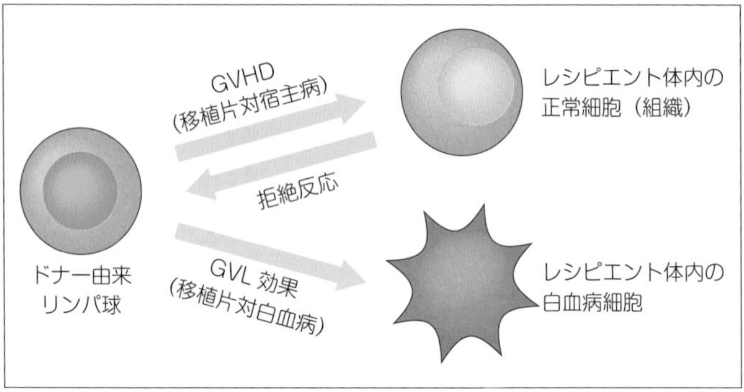

図9-3　GVHDとGVL効果

②造血幹細胞を豊富に含む骨髄中には，種々の正常な免疫細胞が存在するので，移植されたドナーのリンパ球がレシピエントの組織を非自己と認識して攻撃する移植片対宿主病（GVHD）が起こる（図9-3）．

③急性GVHD：移植後100日以内に発症する．レシピエントの消化管，肝臓，皮膚などがドナー由来のリンパ球により攻撃されるので，下痢，黄疸，皮疹，発熱などの症状を示す．

④慢性GVHD：移植後100日以降に発症する．レシピエントの多臓器がドナー由来のリンパ球により攻撃されるので，肝障害，皮疹，唾液や涙液の分泌低下などの自己免疫性疾患に類似した症状を示す．

⑤GVHDは同種移植の重篤な合併症であるが，レシピエントの体内に残存している白血病細胞をドナー由来のリンパ球が攻撃して排除する移植片対白血病（graft versus leukemia：GVL）効果は白血病の再発リスクを低減する．同様に移植片対腫瘍（graft versus tumor：GVT）効果は悪性リンパ腫や多発性骨髄腫など血液疾患

造血幹細胞移植におけるGVHD

レシピエントの造血幹細胞は，ドナー型のものに置き換わっているため，輸血後GVHDのように汎血球減少が起こり致死的な結果が起こることは少ない．

表9-1　免疫抑制薬の種類と作用

種類	代表的な薬剤名	作用
ステロイド薬	プレドニゾロン	マクロファージやリンパ球の機能を抑制 抗炎症作用
カルシニューリン阻害薬	シクロスポリン，タクロリムス	Tリンパ球の増殖と活性化を抑制 サイトカインの産生抑制
代謝拮抗薬	ミコフェノール酸モフェチル	リンパ球の増殖に必要なDNA合成を抑制
mTOR阻害薬	エベロリムス	リンパ球の増殖を抑制
抗ヒト胸腺細胞ウサギ免疫グロブリン	サイモグロブリン	Tリンパ球に対する細胞傷害 GVHDの予防と治療

の再発リスクを低減するために重要な役割を果たす．

5 免疫抑制薬（表9-1）

①HLAを一致させた造血幹細胞移植であっても，拒絶やGVHDを完全に回避することはできないため，移植前から免疫抑制薬を投与する．

②拒絶反応を抑える免疫抑制薬は，1つの免疫抑制薬だけではなく，作用機序の異なる何種類かを組み合わせて投与する（表9-1）．

セルフ・チェック

A 次の文章で正しいものに○，誤っているものに×をつけよ．

	○	×
1. 主要組織適合抗原遺伝子複合体（MHC）は，ヒトの場合HLAである．	□	□

A 1-○

2. ドナー特異的抗体（DSA）は，移植臓器の拒絶反応にかかわる. □ □
3. 移植における超急性拒絶反応は，細胞性免疫を主体とした反応である. □ □
4. 移植における超急性拒絶反応では，免疫抑制薬が有効である. □ □
5. 造血幹細胞移植の最適なドナー選択は，HLAの4座8抗原を一致させることである. □ □
6. 兄弟姉妹では，HLAが完全一致したドナーが2分の1の確率でみつかる. □ □
7. 移植片対白血病（GVL）効果は，拒絶反応の防止に関係する. □ □
8. 免疫抑制薬の投与は，拒絶反応が起こらないようにするためである. □ □
9. 免疫抑制薬の投与は，複数の薬剤を使用してはいけない. □ □

B

1．移植について正しいのはどれか．**2つ選べ．**

□ ① 移植片対宿主病（GVHD）は，移植されたドナー由来のリンパ球がレシピエントの組織を攻撃する.

□ ② 拒絶反応の原因になるのは，ドナー由来の細胞傷害性Tリンパ球である.

□ ③ 造血幹細胞移植時の移植片対宿主病（GVHD）は，汎血球減少が起こって致死的な結果をもたらすことが多い.

□ ④ 骨髄移植では，臓器移植より高いHLA適合性が求められる.

□ ⑤ 骨髄移植では，HLAの4座4抗原の一致が重要である.

2-○，3-×（液性免疫），4-×（有効な治療法はない），5-○，6-×（4分の1），7-×（白血病の再発リスクを低減する），8-○，9-×（複数の薬剤を組み合わせて）

B 1-①と④（②患者由来，③輸血後GVHD，⑤4座8抗原の一致が重要）

2．移植免疫で**誤っている**のはどれか．

- □ ① ブタとヒトの間で行われる移植を異種移植という．
- □ ② 超急性拒絶反応は，抗体関連型拒絶反応である．
- □ ③ 移植後1週間〜3か月頃に起こる拒絶は，急性拒絶反応である．
- □ ④ 移植後3か月以降に起こる拒絶は，慢性拒絶反応である．
- □ ⑤ 兄弟間の移植では免疫抑制薬は不要である．

3．HLA型に**関連しない**のはどれか．

- □ ① 臍帯血移植
- □ ② 新生児重症黄疸
- □ ③ ベーチェット（Behçet）病
- □ ④ 血小板輸血
- □ ⑤ 親子鑑定

4．移植について**誤っている**のはどれか．

- □ ① 移植片の提供者をドナーという．
- □ ② 移植片を受ける患者をレシピエントという．
- □ ③ 同種移植とは，一卵性双生児など遺伝的に同系の個体間で移植をすることである．
- □ ④ 異種移植とは，サルからヒトなどに移植をすることである．
- □ ⑤ 自家移植とは，患者の移植片を患者本人に移植することである．

5．造血幹細胞移植について**誤っている**のはどれか．

- □ ① レシピエントに対しては，化学療法などの前処理を行う．
- □ ② GVHDは重篤な合併症である．
- □ ③ GVL効果は白血病の再発リスクを低減する．
- □ ④ GVT効果は悪性リンパ腫の再発リスクを低減する．
- □ ⑤ 慢性GVHDは移植後60日以降に発症する．

2-⑤（HLAの一致しない兄弟間では免疫抑制薬を使わないと拒絶反応を起こす），3-②（①臍帯血移植はHLA一致が重要である，③HLA-B51と疾患感受性がある，④血小板上にはHLAクラスⅠ抗原がある，⑤HLAは多型性に富んでいるため有用である），4-③（同系移植），5-⑤（移植後100日以降）

B 造血幹細胞移植の検査

学習の目標

- □ 細胞表面抗原
- □ CD34
- □ フローサイトメトリ
- □ 培養法（コロニーアッセイ法）
- □ 骨髄移植
- □ 末梢血幹細胞移植（PBSCT）
- □ 臍帯血移植

1 造血幹細胞の分離と同定

造血幹細胞の同定・定量の方法としては，細胞表面抗原を用いる方法と培養を行う方法の2つがある．培養は従来コロニーアッセイ法が行われてきたが，結果が出るまで2週間程度を要することから，迅速かつ簡便なフローサイトメトリを使用して造血幹細胞を同定することが一般的である．

1．細胞表面抗原を用いる方法

①造血幹細胞に特徴的な細胞表面抗原はCD34である．

②細胞を蛍光標識モノクローナル抗体で染色しフローサイトメトリで解析する．

③通常CD34陽性細胞はリンパ球の0.03〜0.09％である．

2．培養法（コロニーアッセイ法）

①半固形培地のなかに細胞と造血に関与する各種サイトカインを添加し，実際にコロニーを形成させてその数をカウントする．

②真のコロニー形成能をもつ細胞数がわかる反面，培養条件に細心の注意を払う必要があり，2週間程度を要することから迅速性に欠ける．

2 血液型キメラ

①造血幹細胞移植は，臓器移植と異なりABO血液型が不一致でも

影響は少ない.

②ABO血液型不適合移植の場合，移植後は血液型キメラの状態になるため，ドナー，レシピエントいずれの型の赤血球も溶血させないようなABO血液型の輸血用血液製剤を選択する.

3 造血幹細胞移植の適応（表9-2）

1．骨髄移植

①古くから行われている標準的な造血幹細胞移植の方法である.

②造血幹細胞の採取は全身麻酔のもとで行われる．ドナーの造血幹細胞は腸骨から採取する（成人患者に移植を行う場合は600～900 mLの骨髄液が必要）.

③移植はドナーから採取した造血幹細胞を含む骨髄液を患者の静脈内に投与する.

④移植幹細胞が生着して造血を開始するまでには2～3週間かかる.

⑤可能な限りHLAの適合したドナーを選択する必要がある.

2．末梢血幹細胞移植（PBSCT）

①通常，末梢血中には造血幹細胞がほとんど含まれていないため，造血因子である顆粒球コロニー刺激因子（G-CSF）を投与すると，骨髄から造血幹細胞が末梢血中に流れ出す．そのタイミングで，成分採血により効率よく造血幹細胞を回収できる.

②末梢血に流れ出す造血幹細胞は，やや分化傾向を有するものが多いため，骨髄移植より移植後の造血回復が速やかである.

3．臍帯血移植

①臍帯と胎盤の中には，造血幹細胞を含む胎児由来の臍帯血が50～150 mL程度含まれている.

②臍帯血バンクでは，事前に文書による同意を得た上で，母親の分娩時に臍帯血を回収して凍結保存している．ドナーには全く負担がかからずタイミングよく移植ができる.

③臍帯血中の造血幹細胞は未分化な傾向が強く，骨髄移植や末梢血幹細胞移植と比べて造血回復には時間がかかる.

④成人に移植を行う場合には，造血幹細胞量の不足を考慮する.

⑤近年，非血縁者間の臍帯血移植の件数が増加している（図9-4）.

表9-2　同種移植における骨髄移植・末梢血幹細胞移植・臍帯血移植の比較

項目	骨髄	末梢血	臍帯血
採取時の侵襲	大きくある	ある	ない
採取時の麻酔	ある	ない	ない
G-CSFの投与	ない	ある	ない
得られる細胞数	十分	十分	少ない
GVHD	中程度	中程度～強度	軽度
造血の回復	やや遅い	早い	遅い
移植までの期間	長い	短い	短い
HLA適合度（3座）	5/6・6/6抗原	5/6・6/6抗原	4/6～6/6抗原

＊□：メリット

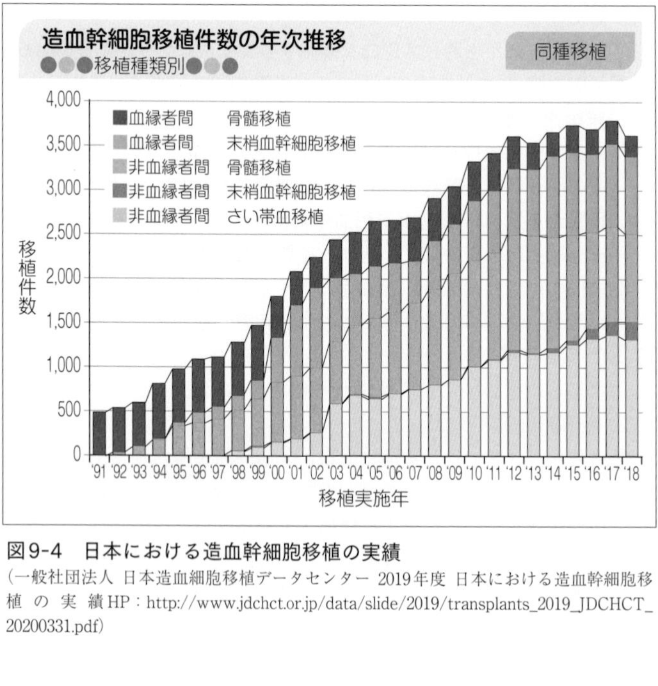

図9-4　日本における造血幹細胞移植の実績

（一般社団法人 日本造血細胞移植データセンター 2019年度 日本における造血幹細胞移植の実績HP：http://www.jdchct.or.jp/data/slide/2019/transplants_2019_JDCHCT_20200331.pdf）

4 同種移植におけるHLA検査

①ヒトの場合はMHCがHLAで，HLAはヒトゲノムのなかで最も高度な多型性をもつ．

②HLA遺伝子は，第6染色体の短腕に存在する．

③HLAクラスⅠは，α鎖（α1，α2，α3）とβ_2-ミクログロブリンの非共有結合により形成される．HLAクラスⅡは，α鎖（α1，α2）とβ鎖（β1，β2）の非共有結合により形成される．

④HLAは疾患感受性がある．強直性脊髄炎とHLA-B27，ベーチェット（Behçet）病とHLA-B51，ナルコレプシーとHLA-DR2などがよく知られている．

⑤造血幹細胞移植や臓器移植では，患者（レシピエント）とドナーのHLAがある程度一致しなければ，すべて異物と認識して攻撃してしまうため，HLAの適合性が重要視されている．

⑥HLAは，HLA-A, -B, -CなどからなるクラスⅠと，HLA-DR, -DQ, -DPなどからなるクラスⅡに大別される（6章図6-4参照）．クラスⅠ抗原は，ほとんどの有核細胞や血小板に発現しているが，赤血球には発現していない．クラスⅡ抗原は，Bリンパ球，マクロファージ，樹状細胞などの抗原提示細胞に発現している（表9-3）．

⑦HLAタイピングは，以前から血清学的検査が行われてきたが，現在では高度な遺伝的多型性を検査できるDNAタイピングが行われている．

⑧抗凝固剤入りの血液から全リンパ球を分離して，さらにナイロンウールカラム法やイムノビーズ法によってT・Bリンパ球の分離を行う．

⑨血清学的検査は，リンパ球細胞傷害性試験（Lymphocyte Cytotoxicity Test；LCT）を行う．Tリンパ球もしくは全リンパ球でHLAクラスⅠを，Bリンパ球でHLAクラスⅡを検査する．

⑩DNAタイピングでは，HLAクラスⅠ遺伝子群はα1およびα2の多型性を示す領域を対象とし，HLAクラスⅡ遺伝子群はα1およびβ1の多型性を示す領域を対象としている．

⑪DNAタイピングは種々のPCR法が開発されているが，PCR-reverse SSO法として蛍光ビーズマイクロアレイシステム法（Luminex法）が用いられている．

表9-3　ヒト血液細胞表面のHLA分布

細胞＼HLA	クラスⅠ			クラスⅡ		
	A	B	C	DR	DQ	DP
赤血球	×	×	×	×	×	×
血小板	○	○	○	×	×	×
顆粒球	○	○	○	×	×	×
Tリンパ球	○	○	○	×	×	×
Bリンパ球	○	○	○	○	○	○
マクロファージ	○	○	○	○	○	○
樹状細胞	○	○	○	○	○	○

○：発現　×：発現していない

セルフ・チェック

A　次の文章で正しいものに○，誤っているものに×をつけよ．

	○	×
1. 造血幹細胞の同定は，コロニーアッセイ法が主流である．	□	□
2. 造血幹細胞移植では，HLAクラスⅠとHLAクラスⅡを検査する．	□	□
3. ABO血液型不適合移植の場合は，移植後は血液型キメラの状態になる．	□	□
4. 造血幹細胞移植には，骨髄移植，末梢血幹細胞移植，臍帯血移植がある．	□	□
5. 骨髄移植の造血幹細胞採取を行う前には，造血因子である顆粒球コロニー刺激因子（G-CSF）を投与する．	□	□
6. 骨髄移植の造血幹細胞採取は，全身麻酔をして腸骨から採取する．	□	□

A　1-×（フローサイトメトリで細胞表面抗原を検査する方法），2-○，3-○，4-○，5-×（末梢血幹細胞移植），6-○

7. 末梢血幹細胞移植の造血幹細胞採取は，末梢血からの成分採血で効率よく回収する. □ □
8. 臍帯血移植の造血幹細胞採取は，分娩時に得られた臍帯や胎盤からの血液を回収する. □ □

B

1．造血幹細胞移植に関する検査について正しいのはどれか.
- □ ① Bリンパ球は，HLAクラスII抗原を発現する.
- □ ② HLAクラスIは，HLA-DR，-DQ，-DP抗原である.
- □ ③ HLAクラスIIは，HLA-A，-B，-C抗原である.
- □ ④ 造血幹細胞移植のドナーは，移植前の感染症検査を実施しなくてもよい.
- □ ⑤ 造血幹細胞の表面抗原は，CD35である.

2．HLAについて正しいのはどれか．**2つ選べ**.
- □ ① HLAクラスII抗原は，血小板に発現する.
- □ ② HLAクラスI抗原は，リンパ球混合培養試験で検査される.
- □ ③ Tリンパ球を用いてHLAクラスIIのタイピングを行う.
- □ ④ 遺伝子は，第6染色体の短腕上にある.
- □ ⑤ HLAは疾患感受性がある.

3．HLAについて正しいのはどれか.
- □ ① HLA型の分布に人種間差はない.
- □ ② HLAの各抗原は，独立して遺伝する.
- □ ③ HLAクラスII抗原は，CD8陽性T細胞の抗原提示に関わる.
- □ ④ HLA抗体は，移植成績に影響しない.
- □ ⑤ HLAは，DNAタイピングで検査される.

7-○，8-○

B 1-①（②HLAクラスII，③HLAクラスI，④実施しなければならない，⑤CD34），**2**-④と⑤（①クラスI，②リンパ球細胞傷害性試験（LCT），③Bリンパ球），**3**-⑤（①ある，②連鎖して（ハプロタイプ）遺伝する，③CD4陽性T細胞，④影響する）

4．造血幹細胞移植について正しいのはどれか．**2つ選べ．**

□ ① 末梢血幹細胞移植は，臍帯血移植より移植後の造血回復が遅い．

□ ② 臍帯血移植は，骨髄移植よりHLAの適合度が厳しい．

□ ③ 成人への臍帯血移植は，造血幹細胞量が不足することがある．

□ ④ 骨髄移植で起こるGVHDは，臍帯血移植より軽症である．

□ ⑤ 骨髄移植は，移植の決定から実施までに数か月を要する．

5．HLA検査について**誤っている**のはどれか．

□ ① ナイロンウールカラム法 ―― T・Bリンパ球の分離

□ ② リンパ球細胞傷害性試験 ―― HLAクラスⅠタイピング

□ ③ リンパ球細胞傷害性試験 ―― HLAクラスⅡタイピング

□ ④ イムノビーズ法 ―― RNAタイピング

□ ⑤ 蛍光ビーズマイクロアレイシステム法 ―― DNAタイピング

4-③と⑤（①早い，②許容される，④臍帯血移植の方が軽症），5-④（T・Bリンパ球の分離）

10 母児不適合妊娠

A 血液型不適合妊娠

学習の目標

- □ 胎児・新生児溶血性疾患
- □ 血管内溶血
- □ 血管外溶血
- □ 抗D人免疫グロブリン製剤
- □ 間接抗グロブリン試験
- □ 直接抗グロブリン試験
- □ 新生児重症黄疸

1 血液型不適合妊娠と胎児・新生児溶血性疾患

①胎児・新生児溶血性疾患（hemolytic disease of the fetus and newborn：HDFN）は，新生児溶血性疾患（hemolytic disease of the newborn：HDN）ともよばれる．

②血液型不適合妊娠による胎児・新生児溶血性疾患は，胎児赤血球が母体血液中に流入することで，胎児の赤血球抗原が免疫原となり，母体がIgG抗体を産生し，そのIgG抗体が経胎盤的に能動輸送されて児の赤血球と反応することで起こる（**図10-1**）．

③胎児赤血球の母体血液中への流入は，分娩時に最も起こりやすい．そのため，胎児・新生児溶血性疾患は第2子から起こることが多い．

④輸血などの免疫ですでにIgG抗体を保有している場合は，第1子から胎児・新生児溶血性疾患が起こる可能性があり注意が必要である．

⑤抗体が結合した児の赤血球は，血管内溶血を起こすのではなく，多くの場合は網内系でFcγレセプターをもつマクロファージに捕捉されて溶血を起こす血管外溶血である．

⑥原因となる抗体は，ABO血液型の抗Aや抗B，Rh血液型の抗体，その他，Kidd血液型・Duffy血液型・Diego血液型・Kell血液型・MNS血液型の不規則抗体などである．

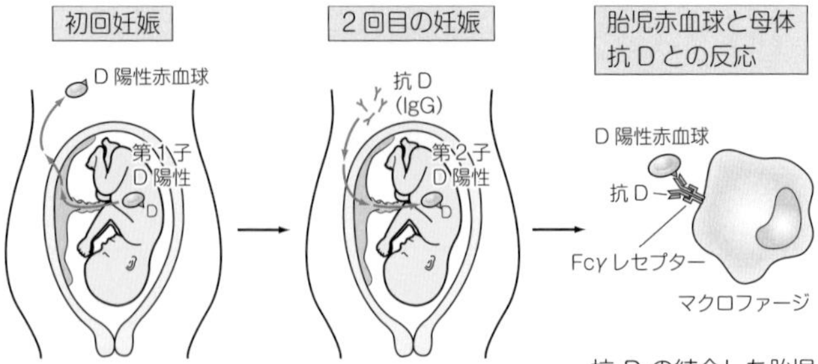

妊娠の経過中や分娩時に胎児のD陽性赤血球がD陰性の母体へ移行する.
母体は抗Dを産生する

母体が保有している抗D（IgG）が胎盤を通過して胎児に移行し，胎児赤血球上のD抗原と結合する

抗Dの結合した胎児赤血球は，網内系のマクロファージのFcγレセプターと結合する.
マクロファージは，赤血球を貪食し破壊する

図10-1　胎児・新生児溶血性疾患の発生機序（Rh不適合の場合）
（梶原道子：最新臨床検査学講座 免疫検査学（窪田哲朗・他編）. p.339，医歯薬出版，2017を改変）

2 母児の血液型

1．ABO血液型検査（表10-1）

①ABO血液型不適合による胎児・新生児溶血性疾患を引き起こす母児の血液型組合せは，母体O型で児A型もしくはB型の組み合せが多い．母体がAB型の場合，抗Aおよび抗Bを産生しないので，児の血液型にかかわらず，胎児・新生児溶血性疾患を起こすことはない．また，児がO型の場合，A抗原およびB抗原を有さないので，母体の血液型にかかわらず，胎児・新生児溶血性疾患を起こすことはない．

②血液型不適合妊娠の多くはABO血液型不適合であるが，胎児・新生児溶血性疾患の症状は，RhD血液型不適合よりも臨床的には軽症である．

2．RhD血液型検査

①日本人のRhD陰性頻度は0.5％であるため，通常は母体がRhD陰

表10-1　HDFNを引き起こす母児のABO血液型組合せ

母体の血液型	児の血液型
O型*	A型
	B型
A型	B型
	AB型
B型	A型
	AB型

*母体がO型の場合，AB型（CisAB以外）の児は生まれない．

性で夫と胎児がRhD陽性の組み合わせとなる．

②RhD血液型不適合妊娠による胎児・新生児溶血性疾患の症状はABO血液型不適合妊娠よりも重症であるため，妊娠中の管理は重要である（**表10-2**）．

3．不規則抗体検査

①胎児・新生児溶血性疾患の原因となる抗体は，約66％がABO血液型不適合の抗Aや抗Bであるが，次いで多いのはRh血液型不適合の抗D，抗E，抗c，抗C，抗eなどである．

②日本人の場合は，抗M，抗Di^{a}，抗S，抗Fy^{b}，抗Jr^{a}などの報告例があり，白人の場合はKell血液型の抗体にも注意が必要である．

③母体の検査は，IgGの不規則抗体を検出する目的で，必ず間接抗グロブリン試験を実施する．

IgGとIgMの鑑別

DTTおよび2-ME処理によりIgMは失活する．

ABO血液型不適合妊娠が軽度である理由

①原因となる母体中の抗Aや抗BのIgGサブクラスがマクロファージのFcγレセプターと結合しにくいIgG$_2$であることが多い．

②児の赤血球のA抗原やB抗原が未発達である．

③児の組織や分泌液中には可溶性のA抗原やB抗原が存在し，母体からの移行抗体の抗Aや抗Bが中和される．

表10-2　ABO不適合妊娠とRh不適合妊娠の違い

	ABO不適合	Rh不適合
直接抗グロブリン試験	陰性例が多い．陽性例でも弱い	強陽性となる例が多い
児のビリルビンの値	低値を示す例が多い	高値を示す例が多い
交換輸血の必要性	ほとんどない	ほとんどの例で行う必要あり
光線療法での対処	可能	不可能
児の貧血	軽度	高度
末梢血中の赤芽球出現	ない	多い
抗体検査によるHDFNの予測	不可能	可能

（梶原道子：最新臨床検査学講座 免疫検査学（窪田哲朗・他編）．p.340，医歯薬出版，2017）

④間接抗グロブリン試験が陽性となった場合は，不規則抗体の特異性を同定するとともに，ジチオトレイトール（DTT）や2-メルカプトエタノール（2-ME）を用いてIgGもしくはIgMの鑑別を行う．
⑤不規則抗体の性状によっては胎児に重篤な症状を引き起こすため，母児ともに厳重な管理が必要である．
⑥すべての不規則抗体の抗体価が重症度を反映しているわけではないが，一般的には抗体価が8～32倍以上で重症胎児貧血を発症する可能性がある．

3 母体血の間接抗グロブリン試験（表10-3）

①初診時のRhD血液型検査の結果，妊婦がRhD陰性の場合は，抗原感作のリスクが高くなる妊娠28週前後に再度間接抗グロブリン試験を含む不規則抗体スクリーニングを実施する．
②妊婦に抗Dが検出されれば，妊娠後半期は4週に1回程度抗体価の測定を行う．
③抗Dの抗体価が8～32倍以上あれば高値と判断され，妊娠後半期は1～2週ごとの超音波検査などにより胎児水腫や胎児貧血などの有無について，正確に評価する．

4 臍帯・児血の直接抗グロブリン試験（表10-3）

①胎児・新生児溶血性疾患の原因を確認するために，臍帯・児血で

表10-3　不適合妊娠時の母体血と児血の検査

	母体血	児血
直接抗グロブリン試験	×	○
解離試験	×	△
血液型検査	○	○
父親赤血球との間接抗グロブリン試験	○	○
抗体スクリーニング[*1]	○	△
抗体同定[*1]	○	△
抗体価測定[*1]	○	△

○：実施する必要あり　×：実施する必要なし　△：検体量があれば実施する
＊1：間接抗グロブリン試験を実施する.

直接抗グロブリン試験を行うことは有効である.

②抗Dやその他の不規則抗体による胎児・新生児溶血性疾患では，直接抗グロブリン試験が陽性となる.

③抗Aや抗BによるABO血液型不適合では，直接抗グロブリン試験が弱陽性もしくは陰性を示すことがある.

④臍帯・児血の直接抗グロブリン試験の陽性は，児の赤血球が母体からのIgG抗体で感作されていることを示す．感作されているIgG抗体の特異性を検査することは，児に交換輸血の必要性がある場合には必須である.

⑤酸解離などで児の赤血球からIgG抗体を解離させ，試薬赤血球との反応や，必要に応じて父親の赤血球との反応で，解離液中の抗体特異性を決定することができればよいが，量的に難しい.

5 交換輸血時の適合性検査（表10-2）

①RhD血液型不適合妊娠は，ABO血液型不適合妊娠に比べて重症で，交換輸血を必要とすることが多い.

②ABO血液型不適合妊娠では，交換輸血を必要とすることは少なく，重症度によって光線療法の治療が行われる.

③交換輸血の目的は，新生児重症黄疸の治療によって核黄疸の発生を防止することである.

④出生後に著しいビリルビン上昇がある場合には，児の交換輸血を行う．その目的として，以下のことが挙げられる.

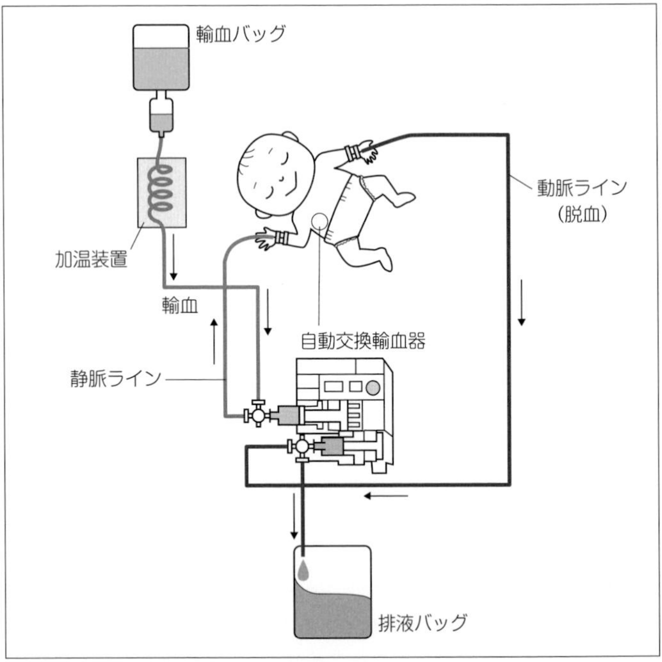

図10-2　自動交換輸血の必要器具

a）ビリルビンの除去
b）IgG感作赤血球の除去
c）母体から移行した抗体の除去
d）溶血毒性副産物の除去
e）移行抗体と反応しない赤血球の補充

合成血液である理由

ABO血液型不適合による交換輸血で，児と同型の赤血球成分を輸血すると，母体からの移行抗体により，さらに症状の悪化をみることがある．輸血される赤血球上のABO血液型抗原は，児の未熟な抗原とは異なり抗原量が多いからである．よって，A抗原とB抗原のないO型赤血球と，抗Aと抗BのないAB型血漿からつくられる合成血を用いる．

⑤1947年に開発された臍帯静脈を使用したダイアモンド法が広く普及したが，その後は末梢動脈から脱血し，同時に末梢静脈から返血する自動交換輸血が実施されるようになった(**図10-2**).

⑥RhD血液型不適合の場合は，RhD陰性かつABO血液型は児と同型の血液で交換輸血を行う.

⑦ABO血液型不適合の場合は，合成血液(O型赤血球とAB型血漿を合わせたもの)で交換輸血を行う.

⑧その他の不規則抗体による不適合の場合は，その抗体と反応しない対応抗原陰性かつABO血液型は児と同型の血液で交換輸血を行う.

6 胎児・新生児溶血性疾患の予防

①母体がRhD陰性で抗Dを保有せず，かつ胎児がRhD陽性の場合は，分娩時母体に流入する児のRhD陽性赤血球による感作を起こさないようにするため，分娩後72時間以内に母体の筋肉内に抗D人免疫グロブリン製剤を投与する．静脈内に注射してはならない.

②妊娠中でも微量の胎児母体間出血が起こり得るので，抗D陰性のときには，妊娠28週前後に抗D人免疫グロブリン製剤の投与を行う．抗D人免疫グロブリン製剤は流産後，人工妊娠中絶後，妊娠中の検査・処置後，腹部打撲後にも72時間以内に投与する.

RhD陰性の母体に抗Dが産生される確率

抗D人免疫グロブリン製剤を妊娠28週前後と分娩後の2回投与すると，抗Dの産生される確率は0.1%程度である.

抗D人免疫グロブリン製剤投与時の検査の注意点

妊娠28週前後に抗D人免疫グロブリン製剤を投与した場合，間接抗グロブリン試験が陽性になる．分娩時でも妊婦の15～20%は，低値(4倍以下)ではあるが抗D陽性になる．抗D人免疫グロブリン製剤1瓶約2 mL中の抗D抗体価は約1,000倍である.

セルフ・チェック

A　次の文章で正しいものに○，誤っているものに×をつけよ．

	○	×
1. 胎児・新生児溶血性疾患は，第1子から起こることが多い．	□	□
2. 抗体が結合した児の赤血球は，網内系でFcγレセプターをもつマクロファージに捕捉され溶血を起こす．	□	□
3. 血液型不適合妊娠の多くは，RhD血液型不適合である．	□	□
4. 児赤血球のA抗原やB抗原は，成人に比べて未発達である．	□	□
5. 児の組織や分泌物の可溶性A抗原やB抗原は，移行抗体を中和する．	□	□
6. 胎児・新生児溶血性疾患は，ABO血液型不適合とRhD血液型不適合以外では起こらない．	□	□
7. RhD血液型不適合妊娠では，胎児・新生児溶血性疾患を予防するため妊娠28週前後に抗D人免疫グロブリンを投与する．	□	□
8. 児の直接抗グロブリン試験陽性赤血球の解離液と父親赤血球との反応をみることは，母児不適合妊娠の診断に有用である．	□	□

B

1．母児間血液型不適合による胎児・新生児溶血性疾患について正しいのはどれか．**2つ選べ．**

□　①　母親の間接抗グロブリン試験が陽性になる．
□　②　児の直接抗グロブリン試験が陽性になる．
□　③　ABO血液型不適合は，児の血液型がO型で起こる．
□　④　ABO血液型不適合は，RhD血液型不適合より重症になる．
□　⑤　児の赤血球は，血管内で溶血する．

A　1-×（第2子），2-○，3-×（ABO血液型不適合），4-○，5-○，6-×（起こる），7-○，8-○

B　1-①と②（③母体の血液型にもよるが児はO型以外，④軽症，⑤血管外）

2．胎児・新生児溶血性疾患の原因となるのはどれか．

□ ① IgA
□ ② IgD
□ ③ IgE
□ ④ IgG
□ ⑤ IgM

3．直接抗グロブリン試験が有用であるのはどれか．**2つ選べ．**

□ ① D陰性確認試験
□ ② RhD陰性赤血球輸血を受けたRhD陽性患者の検査
□ ③ 温式自己免疫性溶血性貧血患者の検査
□ ④ 胎児・新生児溶血性疾患を起こした患児の検査
□ ⑤ 母児間血液型不適合による母親の不規則抗体検査

4．胎児・新生児溶血性疾患の患児へ赤血球を輸血するときに**必要ない**検査はどれか．

□ ① 父親の血液型
□ ② 父親の不規則抗体
□ ③ 母親の血液型
□ ④ 母親の不規則抗体
□ ⑤ 児の血液型

5．患児に対する交換輸血の**目的でない**のはどれか．

□ ① ビリルビンの除去
□ ② IgG感作赤血球からの抗体解離
□ ③ 母体から移行した抗体の除去
□ ④ 移行抗体と反応しない赤血球の補充
□ ⑤ 溶血毒性副産物の除去

2-④，3-③と④（①，⑤間接抗グロブリン試験を行う，②特になし），4-②，5-②（交換輸血は抗体解離が目的ではない）

索 引

和 文

あ

い

う

え

お

か

き

く

け

こ

さ

し

す

せ

そ

た

ち

て

わ

ギリシャ文字

欧　文

A

B

C

D

E